続 終末期の苦痛が
なくならない時、
何が選択できるのか？

苦痛緩和のための鎮静〔セデーション〕

森田達也
聖隷三方原病院 副院長／緩和支持治療科

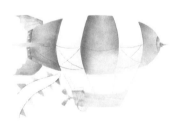

医学書院

森田達也
Tatsuya MORITA

1992年京都大学医学部卒業。1994年聖隷三方原病院ホスピス科，2003年緩和ケアチーム医長，2005年緩和支持治療科部長，2014年副院長。緩和治療の専門医として，「時期を問わない」緩和治療，緩和ケアに携わる。2012年より京都大学臨床教授。
著書に『死亡直前と看取りのエビデンス』『エビデンスからわかる患者と家族に届く緩和ケア』（ともに共著，医学書院），『緩和ケア・コミュニケーションのエビデンス ああいうとこういうはなぜ違うのか？』『もやもやした臨床の疑問を研究するための本 緩和ケアではこうする』（医学書院），『緩和ケアで鍵となる研究 先を見通す背景読みスキル』（青海社），『緩和治療薬の考え方，使い方 ver.3』（共著，中外医学社），他。
Textbook of Palliative Medicine and Supportive Care (Second Edition) をBruera E, Higginson I, von Gunten CFと共同編集。
Journal of Pain Symptom Management, Journal of Palliative Medicineの編集委員 (editorial board)。

続　終末期の苦痛がなくならない時、何が選択できるのか？
―苦痛緩和のための鎮静〔セデーション〕

発　行　2022年9月1日　第1版第1刷©

著　者　森田達也

発行者　株式会社　医学書院
　　　　代表取締役　金原　俊
　　　　〒113-8719　東京都文京区本郷 1-28-23
　　　　電話　03-3817-5600（社内案内）

印刷・製本　アイワード

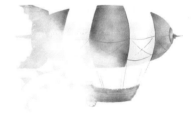

はじめに

　本書は，『終末期の苦痛がなくならない時，何が選択できるのか？ 苦痛緩和のための鎮静〔セデーション〕』（2017年）の続編にあたる。前著において，筆者は，終末期に緩和する手段がない苦痛が生じた時に選択肢となる鎮静（苦痛緩和のための鎮静，palliative sedation）について現状を整理し，解決するべき課題を提示した。あれから5年——世界では鎮静の位置づけを見直そうという動きが広がっている。もともと鎮静は，死亡直前期の耐えがたい身体的苦痛に長くても数日間行われるのが通例で，最後の手段（last resort）の位置づけであった。しかし今日，患者の希望に応じて，また，精神的苦痛に対して，さらには，まだ生じていない苦痛を予防する手段として鎮静を行う実践が報告され始めている。象徴的な出来事として，フランスでは「（治療中止と同時に）持続的深い鎮静を死亡まで行うこと」が法律に明記された。これらの動きは，死の権利，少なくとも死の過程をコントロールする権利を求める社会の動きを反映したものであるが，安楽死の代替手段としての鎮静に道を拓くともいえるため国際的に大きな議論がある。

　本書では，前著で検討が不十分だった点に加え，この5年間に新しく生じたことについてまとめた。その結果，向こう10年くらいの間，鎮静について，または，鎮静と安楽死のボーダーラインについては，これくらいをおさえておけば議論はできるだろうという集大成とすることができたと思っている。特に，国内法（刑法）における考え方，フランスにおける鎮静の立法化の私たちにとっての意味，「あれは鎮静か？これは鎮静じゃないのか？」のすれ違いの起きる理由に関するイギリス式鎮静・イタリア式鎮静という視点からの分析，耐えがたい苦痛としての精神的苦痛の区分，鎮静薬の投与方法の違いによって実際に患者や家族に生じる影響，50を超える文献の系統的レビューなど，新しい知見を著者の知る限り盛り込んだ。これをふまえて，最終的に，最も保守的に考えてできる鎮静と，少し幅を広げてできる鎮静を明示する試みを行ってみた（ここはすべてを書き終わったいまの段階でも，実はないほうが議論が進む上ではいいのかなという気持ちにもなっているが）。本書全体を通して，鎮静の背景に横たわる問題を多方面から見ることにつながることを期待したい。

　ところで，筆者が（よりにもよって）どうして鎮静を主な研究領域の1つにしているのかを少し書いておきたい。

　筆者は特段「鎮静」そのものに思い入れがあるわけではない。臨床医としての緩和ケア医のアイデンティティは「患者の望むように苦痛を減らすこと」である。苦痛を減らしたい，苦痛を減らしたい…これを日々考えていると2つの領域にたどり着く。

　1つは，個々の苦痛を最小にするにはどうしたらいいか？ を突き詰めていく領域である。筆者の場合，臨床では，痛み，呼吸困難，悪心・嘔吐，せん妄，精神的苦痛

が主戦場になり，研究領域としてはせん妄や実存的苦痛（いわゆるスピリチュアルペイン）を扱ってきた。痛みや呼吸困難はランダム化試験が必要なこともあり，あまり積極的に研究領域としては扱ってはこなかった（いま振り返ると，もう少ししておいてもよかったなとは思うが）。

　もう１つは「どんなにやっても苦痛が緩和しない時にどうしたらいいのか？」の領域である。特別な医学介入を行わないという決断をするにしても，臨床医として，取りきれない苦痛を前に「何かの決断」をしなければならない。ここに，鎮静の選択肢が登場する。研究者として見た時に，鎮静にはよくある医学領域とは違った特徴がある。それは，未知のことばかりである，多領域が複合している，解が１つではない，といった点である。鎮静は比較的新しく出現した医学領域であり，ゼロから考える内容（誰も調べたこと，誰も系統化したことがないこと）が多い。また，思考を進めるには，医学に加えて，倫理学，法学，比較人類学や医療社会学（っぽいそれぞれの地域での有り様）などの広範な学問体系の合わせ技が必要になる。医学だけでも，緩和医学，疼痛学，麻酔学，精神医学，心理学など複数の領域にまたがる知識を自分の中で統合していく必要がある。さらに，たどり着く正解が１つということはなく，複数の正解があってもよい。これを面倒だと思う研究者も少なくないが，筆者には「ややこしくて考えがいがある」領域であった。

　筆者が「鎮静」に初めて出会ったのは研修医の頃，「身体がだるくてだるくてしかたない，１日が長い，なんとかしてほしい」という方に，日中に３時間ほど就眠できるように睡眠薬を点滴で投与したところ，「気持ちよく寝れた，これはいい」と言ってもらえたのが印象的だった（いまでいうところのrespite sedationである）。あれから30年，社会情勢も緩和ケアを取り巻く環境も変わっている。本書が「これから」を進んでいく読者諸氏の参考になれば幸いである。

　最後になるが，本書の多くの部分は筆者だけで成り立ったものではない。専門外の知識について，数年間にわたり共に議論を積み重ねてくれた友人たちに感謝したい（どの内容をどなたと検討したかは各Chapterに記載しました）。あわせて，筆者の他の書籍と同じように，本書でも共同執筆者のごとくにサポートしてくれた医学書院の品田暁子さんに感謝します。

2022年6月

森田達也

目次

Prologue | 1

Chapter 1
鎮静をめぐる世界の動き | 7
死亡直前の他に緩和手段のない苦痛に対する最後の手段 (last resort)
から「患者の権利」へ?

Chapter 2
フランスにおける「持続鎮静法」 | 23
先見の明か天下の愚策か?

Chapter 3
苦痛緩和のための鎮静の概念の違い | 39
イギリスとイタリアを比較すると何が見えるか?

Chapter 4
安楽死・自殺幇助の合法化の国際的動きが鎮静の議論にもたらすもの | 65

Chapter 5
苦痛緩和のための鎮静の実態に関する系統的レビュー | 81
何がどこまでわかったのか?

Chapter 6
鎮静は生命予後を短縮するのか? に関する医学的知見の蓄積 | 103
本当に知りたいことは何か?

Chapter 7

鎮静を「目に見える薬の使い方」で定義する
という考え方の進展｜119

Chapter 8

鎮静中の患者の苦痛を評価する
医学研究のチャレンジ｜139

Chapter 9

「耐えがたい精神的苦痛」に対する
理解を深める提案｜153
精神的苦痛に対する鎮静の是非

Chapter 10

法学における鎮静に関する議論の深化｜177

Chapter 11

鎮静をめぐる倫理的な議論の深化｜197

Chapter 12

終末期の苦痛がなくならない時，
どこまでできるのか？｜219

Epilogue｜234

索引｜236

ブックデザイン◉遠藤陽一（デザインワークショップ ジン）
イラスト◉ふるやまなつみ

Prologue

あなたは，以下のそれぞれの状態で，「鎮静薬の投与」を選択肢に入れるだろうか。

患者さんの背景もわからないのにそんなの答えようもない…もっともなことだが，この患者さんにいま鎮静薬を使うかどうかではなくて，「自分は選択肢として持っていいのかどうか」を考え，自分なら選択肢として持つと思えるなら括弧内に○を，思えないなら×を入れてみてほしい。

死亡直前期（時間～日の単位）

 事例1 死亡直前期の身体的苦痛

患者は呼吸不全でSpO$_2$も上昇せず，呼吸困難に苦しんでいる。生命予後は時間の単位，がんばって数日である。モルヒネを持続投与しているが，呼吸困難は緩和しない（これ以上モルヒネを増量しても効果はなさそうだ）。患者は「このまま数日くらいで死ぬのはわかっている。1日中苦しい。いまより眠くなってもいいので，ぐっすり眠ってでももっと楽にしてもらいたい」と言っている。

❶（　）苦しい時だけ鎮静薬（睡眠薬）を投与する。

❷（　）鎮静薬を少量から開始して，苦痛が取れるまで増量する（うとうとしているくらいで苦痛が取れたら，それ以上増量しない）。

❸（　）鎮静薬を深い鎮静になるように持続投与する。日に2回程度鎮静の深さが適切かを見直し，場合によっては浅くする。

❹（　）鎮静薬を深い鎮静になるように投与し，死亡まで維持する。

 事例2 死亡直前期の身体的苦痛に合併した精神的苦痛

患者は呼吸不全でSpO$_2$も上昇せず，呼吸困難に苦しんでいる。生命予後は時間の単位，がんばって数日である。モルヒネを持続投与しているが，呼吸困難は緩和しない。患者は，息ができないことで不安が強くなり，呼吸困難と強い不安を同時に訴え

るようになった。発作時には,「苦しい, こわい, 息ができない, こわいこわい…,何とかして!!」と呼吸困難と不安によるパニック発作になる。複数の抗不安薬を使用しているが, 十分な緩和は得られない(これ以上増量したり変更しても効果はなさそうだ)。落ち着いている時には,「このまま数日くらいで死ぬのはわかっている。1日中苦しいし, 不安がおそってきてこわい。いまより眠くなってもいいので, ぐっすり眠ってでももっと楽にしてほしい」と言っている。

( )苦しい時だけ鎮静薬(睡眠薬)を投与する。
( )鎮静薬を少量から開始して, 苦痛が取れるまで増量する(うとうとしているくらいで苦痛が取れたら, それ以上増量しない)。
( )鎮静薬を深い鎮静になるように持続投与する。日に2回程度鎮静の深さが適切かを見直し, 場合によっては浅くする。
( )鎮静薬を深い鎮静になるように投与し, 死亡まで維持する。

 事例3 死亡直前期の精神的苦痛(身体的苦痛は伴わない)

　患者は肺がんの脳転移で, 脳圧が亢進して意識がもうろうとし始めている。生命予後は時間の単位, がんばって数日である。意識がしっかりしている時から, 死に対する不安を伝えており,「死ぬのがこわい, どうなるのかな, その時になったら平気でいられるかな」と重ねて言っていた。患者は, 意識がぼんやりとしながらも強い不安を訴えるようになった。発作時には,「こわい, こわい, こわい, 何とかして!!」と不安によるパニック発作になる。不安に対して複数の抗不安薬を使用しているが, 十分な緩和は得られない(これ以上の効果はなさそうだ)。身体的には苦痛が耐えがたいとのはっきりした訴えはないが, 呼吸困難はあり, モルヒネを持続投与している。落ち着いている時には,「もし自分が数日くらいで死ぬような時になって, なにか苦しそうにしていたら, 眠くなってもいいので, ぐっすり眠ってでももっと楽にしてほしい」と言っていた。

( )苦しい時だけ鎮静薬(睡眠薬)を投与する。
( )鎮静薬を少量から開始して, 苦痛が取れるまで増量する(うとうとしているくらいで苦痛が取れたら, それ以上増量しない)。
( )鎮静薬を深い鎮静になるように持続投与する。日に2回程度鎮静の深さが適切かを見直し, 場合によっては浅くする。
( )鎮静薬を深い鎮静になるように投与し, 死亡まで維持する。

事例 4 死亡直前期のこれから生じる苦痛の予防

　患者は呼吸不全で，酸素を投与してようやくSpO$_2$が90％前後を維持している。呼吸困難はモルヒネの持続投与で緩和されているが，身体をベッド上で少し動かしただけではあはあとなり，休んでも呼吸困難がおさまらない時は，モルヒネの臨時投与をして落ち着けている。ある日，「私はこのまま数日くらいで死ぬのはわかっている。父も肺がんで，最期は苦しそうだった。これから苦しいのが増えたらそのつど対応してくれるのはわかっているけど，できれば，いまのうちから，これから来る苦しさを感じなくて済むようにずっと眠るようにしてもらえませんか」と依頼された。

> （　）苦しい時だけ鎮静薬（睡眠薬）を投与する。
> （　）鎮静薬を少量から開始して，苦痛が取れるまで増量する（うとうとしているくらいで苦痛が取れたら，それ以上増量しない）。
> （　）鎮静薬を深い鎮静になるように持続投与する。日に2回程度鎮静の深さが適切かを見直し，場合によっては浅くする。
> （　）鎮静薬を深い鎮静になるように投与し，死亡まで維持する。

生命予後2〜3週間以上

 事例 5 生命予後2〜3週間以上の身体的苦痛

　患者は頸髄に直接浸潤した腫瘍による四肢の神経障害性疼痛を訴えている。患者の余命が長いことから，がん疼痛の診療経験の豊富なチームで，複数のオピオイドや鎮痛補助薬を含む薬物療法，放射線治療やインターベンショナル治療を検討・実施したが有効なものが見つかっていない（見つからない見込みである）。痛みが強い時はオピオイドの注射に加えて，睡眠薬を使用することで数時間眠ってやり過ごしている。それでも，日に数回，なかなかおさまらない痛みが反復している。患者は，「もう自分は1〜2か月の命だっていうことはわかっている。毎日痛みで気の休まることがない。いまより眠くなってもいいので，ぐっすり眠ってでももっと楽にしてもらいたい」と依頼した。

（　）苦しい時だけ鎮静薬（睡眠薬）を投与する。

（　）鎮静薬を少量から開始して，苦痛が取れるまで増量する（うとうとしているくらいで苦痛が取れたら，それ以上増量しない）。

（　）鎮静薬を深い鎮静になるように持続投与する。日に2回程度鎮静の深さが適切かを見直し，場合によっては浅くする。

（　）鎮静薬を深い鎮静になるように投与し，死亡まで維持する。

 事例 6　生命予後2～3週間以上の精神疾患による精神的苦痛

　患者は胃がんの肺転移による呼吸不全が徐々に進んでいるが，いまのところ酸素投与でSpO$_2$は90%台を維持できている。胃がんによるがん性腹膜炎のため消化管閉塞となっており，胸水や腹水を悪化させない程度の補液を行っている。胸椎への転移で横断麻痺となり，下肢麻痺で動けない。痛みはオピオイドで緩和されている。かねてよりうつ病があり，SSRIを内服していたが消化管閉塞により内服できなくなった。病状の悪化に伴って，うつ症状も悪化した。しかし，内服治療はできず，三環系抗うつ薬の静脈投与はせん妄を生じたため中止になった。ケタミンの点滴を行ってみたが効果はなかった。現在，抗うつ薬を経直腸的に投与している。複数の精神科医が検討したが，うつ病に対する効果のありそうな治療はみつけられない。

　夜間就眠できないので，睡眠薬を夜間に点滴してなんとか眠れている。患者は，「もう自分は1～2か月の命だっていうことはわかっている。動けずに天井を見ているだけで，生きていてもしかたない。早く死にたい。心が苦しい，見た感じには痛い痛いという人と比べて苦しそうに見えないのかもしれないけど，意識があるだけで本当につらい。うつ病の治療をあれこれしてもらっても，結局，効果が出ないまま死んでしまう可能性も高いと聞いていた。夜は眠れるから眠っている時間だけが救われる。昼間もずっと眠っていたい」と言っている。

（　）苦しい時だけ鎮静薬（睡眠薬）を投与する。

（　）鎮静薬を少量から開始して，苦痛が取れるまで増量する（うとうとしているくらいで苦痛が取れたら，それ以上増量しない）。

（　）鎮静薬を深い鎮静になるように持続投与する。日に2回程度鎮静の深さが適切かを見直し，場合によっては浅くする。

（　）鎮静薬を深い鎮静になるように投与し，死亡まで維持する。

事例 7　生命予後2〜3週間以上の精神疾患ではない精神的苦痛

　患者は胃がんによるがん性腹膜炎のため消化管閉塞となっており，胸水や腹水を悪化させない程度の補液を行っている。肺転移による呼吸不全が徐々に進んでいるが，いまのところ酸素投与でSpO$_2$は90％台を維持できている。胸椎への転移で横断麻痺となり，下肢麻痺で動けない。痛みはオピオイドで緩和されている。「動けずに天井を見ているだけで，生きていてもしかたない，いままで自分は何でも思い通りにしてきた。自分のことが自分では決められない状態が苦痛だ」と発言するようになったが，家族と昔話をして笑ったり，会社の社員が訪ねてくると業務のことを説明したりしていた。うつ病ではないと精神科医が診断した。

　夜間就眠できないので，睡眠薬を夜間に点滴してなんとか眠れている。患者は，「もう自分は1〜2か月の命だっていうことはわかっている。自分で自分のことができない，決められないいまの状態の自分には尊厳はない。安定剤や抗うつ薬をもらって飲んでも，これは自分のずっと考えていたことだから価値観によるもので，変わりないと思う。夜は眠れるから眠っている時間だけが救われる。昼間もずっと眠らせてほしい」と言っている。

> （　）苦しい時だけ鎮静薬（睡眠薬）を投与する。
> （　）鎮静薬を少量から開始して，苦痛が取れるまで増量する（うとうとしているくらいで苦痛が取れたら，それ以上増量しない）。
> （　）鎮静薬を深い鎮静になるように持続投与する。日に2回程度鎮静の深さが適切かを見直し，場合によっては浅くする。
> （　）鎮静薬を深い鎮静になるように投与し，死亡まで維持する。

　本書のChapter12まで読み終えた後，Epilogue（p.234）で，再度この7つの事例について考えてみてほしい。

鎮静をめぐる世界の動き
死亡直前の他に緩和手段のない苦痛に対する 最後の手段（last resort）から「患者の権利」へ?

Chapter 1 を読み終われば わかること

- 苦痛緩和のための鎮静は，最初どのように医学研究に登場したのか?
- 安楽死とは異なる緩和的治療としてpalliative sedation（緩和的鎮静）が世界 に広まった経緯は?
- どうして，鎮静が再び安楽死とのグレーゾーンという観点で話題になりつつある のか?

読み解くための Key words

治療抵抗性の苦痛

最後の手段（last resort）

Ventafridda V

palliative sedation（緩和的鎮静）

鎮静のガイドライン

フランスの持続鎮静法（クレス・レオネッティ法）

精神的苦痛に対する鎮静

予防的鎮静

患者の希望に応じて行う鎮静

◉─────はじめに

このChapterでは苦痛緩和のための鎮静がどのように医学領域に登場したか，そして現在何が問題になっているのかの概要を把握するための歴史的経緯の概要を述べる。本Chapterの前半部分は前著『終末期の苦痛がなくならない時，何が選択できるのか？ 苦痛緩和のための鎮静〔セデーション〕』（2017年）と重複する内容であるが，鎮静に関する議論の文脈を知る上で必要と思われたので要約して掲載した。詳細は前著をご覧いただきたい。

1990年代：
苦痛緩和に必須な鎮静薬について，正面から議論されていないことをVentafridda Vが指摘した

鎮静に関わる歴史的な経緯をまとめると**表1**のようになり，論点の提案→（暫定的な）解消→論点の提案と左右に振れながら歩んでいる30年であることがわかる。

現代でいうところの鎮静が初めて医学文献に登場したのは，1990年のVentafridda Vの報告である[1]。WHO方式がん疼痛治療法作成委員会の委員長をしていたVentafriddaが，（在宅緩和ケアを受けた患者で）WHO式鎮痛を行ったとしても十分な症状緩和には鎮静が必要だったと報告した。この「鎮静」というのは現在でいうところの鎮静よりもやや幅の広い概念で，使用される薬剤もさまざまである。しかし，「約50%の患者では，睡眠状態（sleep）にしなければ緩和は得られなかった」と述べて，がん疼痛の緩和に楽観論が支配していた世界にかなりの衝撃を与えた。当時は，WHO方式と呼ばれるオピオイドの経口定期投与が普及していけばがん疼痛はなくなると信じられていたにもかかわらず，その委員会の委員長自らが学術論文で鎮静について言及したことが注目に値する。

Ventafriddaの研究はミラノの在宅サービスの患者を対象に行われ，医師・看護師はもちろんのこと，心理専門家，ケースワーカー，100名以上のボランティアがケアを提供した。鎮痛では薬物療法はもちろん，各種神経ブロックも利用可能であったと

▼Ventafriddaの報告
鎮静についてのがん疼痛治療の第一人者の生の声です。まさにLandmark paper，ぜひご一読を。

| 表1 | 鎮静に関する歴史的経緯

1990年代	・初めての問題提起　Ventafridda V ・いろいろな概念が提唱される（terminal sedation, slow euthanasia）。
2000年代	・実証研究と概念の整理が進む。palliative sedationと呼称される。 ・世界各国でガイドラインが作成される。
2010年代	・オランダからの実証研究により課題が再提起される。 ・想定されていなかった鎮静の実践の報告とクレス・レオネッティ法の制定 ・精神的苦痛に対する鎮静・患者からの要望の増加 ・苦痛緩和のための鎮静の位置づけを再び模索

強調されている。オピオイドの投与経路も，皮下注射・静脈注射で不十分な場合はクモ膜下腔に投与された（クモ膜下にオピオイドを投与する方法は，日本では2021年に初めて保険適応となった鎮痛手段である）。つまり行えるすべての鎮痛方法は行ったことになる。経過を死亡まで追えた120名の患者のうち63名に治療困難な苦痛が生じ，鎮静が行われた。「鎮静」は，「眠るまでオピオイドや向精神薬を使用して，死亡まで継続した（Symptom control was possible only by increasing dosages if opioids, psychotropic drugs or both until sleep. This sedation was maintained until death)」と記載している。

　患者の「終末期に苦痛が激しくなるのでは？」という不安に対して，次のように説明したとのことである――苦痛をなくすことは絶対に（always）できる。でも，同時に意識が低下するかたちになることも時々あります（It is always possible to control the suffering, but in some cases this can be accomplished by reducing consciousness at the same time)。これは，筆者が，「その時になると苦しくなるって心配されているということだと思いますけど，もしもですけど，いわゆる麻酔をかけるっていう方法も含めて考えるなら，お話はできなくなるかもしれないけど苦痛がなくならないっていうことはないですよ。もちろん，麻酔をかけるところまでしなくても苦痛は取れることのほうが多いですけど…」のように話している現代の診療と根本は変わっていない。真実は国が変わっても，時代が変わっても，大きく変わらないものだ。

　日本においてホスピスケアの理想として紹介されることの多い，イギリスのセントクリストファーズホスピス（St. Christopher's Hospice）においても，少し後の2003年になるが，亡くなった患者の約50％が「鎮静薬の使用」を必要としたと報告されている[2]。この「鎮静薬の使用」もやはり比較的広い意味であり，現代でいうところの鎮静とは異なる。本論では，ミダゾラム10mg/日以上を使用した場合を鎮静と定義しており，投与量にかかわらずミダゾラムを使用したということだけであれば患者の82％に使用されている。イギリスにおける「鎮静薬の使用」はイタリアにおける鎮静とは意味づけが異なっており，イギリス風の言い方では，「苦痛を緩和するために鎮静薬を使用するのであって，意識の低下を意図するものではない」とよく説明される。論文のタイトルも「Sedative use in the last week of life」でsedationとは表現しない。イギリスの緩和ケア専門家の考えとして，鎮静薬は苦痛に応じて少しずつ（proportionalに）使用するのであって，「患者の意識を下げる」という明確な意図で使用したのではないという考え方があるためである（Chapter 3 参照）。原文には以下のように記載されている：「治療の目的は患者の意識をなくすことではなくて苦痛を緩和することである。鎮静薬は苦痛を緩和するために苦痛の程度に応じて使用するのであって，オピオイドを苦痛に応じて使用することが安全であるのと同じである（The aim for the patient studied herein was not unconsciousness but relief of their symptoms, and the doses of medication used were proportionate to that arm. Just as opioids are safe in the terminally ill when their doses are titrated against the symptom response, the same is true of sedatives)。

終末期鎮静（terminal sedation），ゆっくりとした安楽死（slow euthanasia）と一時期呼ばれる

その後，死亡直前に鎮静薬を投与する行為をterminal sedationと呼称した報告がいくつか出されたが，これは広く受け入れられなかった。その理由として，terminalという言葉がterminate，つまりは「命を終わらせるための鎮静」を連想させたためと考えられている[3]。また，現在では古典として扱われる報告でBillings JAとBlock SDが持続的深い鎮静の安楽死との境界が不透明であることをゆっくりとした安楽死（slow euthanasia）と表現して騒然となった[4]。しかし，苦痛緩和のための鎮静は，（少なくとも典型的な）安楽死とは，意図（苦痛緩和 vs. 患者の死亡），方法（鎮痛・鎮静薬の投与 vs. 致死薬の投与），結果（苦痛緩和と鎮静 vs. 患者の死亡）が異なるという考えがそれなりには受け入れられ，その後学術雑誌には登場しなくなった（Billingsはその後，治療中止に伴う予防的鎮静という概念を述べ，現在のフランスの治療中止に伴う鎮静につながっている）。

▼Billings JA
著名な緩和ケア専門医。配偶者のBlock SDは精神腫瘍医。

鎮静を表現するのにどのような呼称が使用されていたかを年度順になぞってみると気づくことがある[3]。鎮静（鎮静薬の使用）は，初期には単にsedationと呼ばれていたが，1990年代に一時期terminal sedationと呼ばれ，2000年代になってからはpalliative sedationという言い方が普通となった。2010年以降はこれに加えて，palliative sedationの類型とされる持続的深い鎮静（continuous deep sedation: CDS）や，あるいは，CDSを死亡まで継続したもの（continuous deep sedation until death: CDSUD）も使われるようになっている。

筆者らもごく初期はterminal sedation（定まった日本語訳があるわけではないが終末期鎮静としておく）という用語を使用していたが[5]，その後，palliative sedation（緩和的鎮静；苦痛緩和のための鎮静）[6,7]，さらに，continuous deep sedation（持続的深い鎮静）と，その時代に提案されていた（いる）学術用語を使用している[8]。用語というのは，単に意味を定義したからそれで終わりではなく，社会になじみ意味を持つようになって初めて「言葉」として成り立つことから，鎮静に関する「用語」が真の意味で実態を表すようになるのにはまだ時間が必要（まだまだ変遷中である）と思われる。

2000年代：緩和的鎮静（palliative sedation）として概念が整理され，ガイドラインが国際的に整備された

10年前後にわたる議論の末，2000年はじめに世界各国からそれぞれ別々に，しかし結論としては同じようにpalliative sedation therapyという表現が提案された。先鞭

をつけたものの1つは我が国からの用語，定義，分類の提案であった[6, 7]。この提案は，その後の世界各国で作られた定義・概念枠組みと同一であった。palliative sedationという言葉が歓迎されたのは，表現そのものがその大きな目的——すなわち鎮静は苦痛の緩和のために行うものであるということが明確にされていることが大きかっただろう。

その後，用語の定義はとりあえず収束する方向となり，世界各国で鎮静のガイドラインが作成された。今日では主要な国のほとんどにおいて鎮静についてのガイドラインがあり，ガイドラインの系統的レビューもすでに出版されている[9, 10]。すなわち，ここまでの議論で，①最大の緩和治療を行っても苦痛が取れない状況は確実にある〔治療抵抗性の苦痛（refractory suffering）はある〕，②その場合に苦痛を和らげるためにとりうる手段として鎮静薬の使用という方法がある（苦しいまま，もうすることはないということはない），③死亡直前の身体的苦痛に苦痛が取れるだけの最小量の鎮静薬を使うことは（鎮静と呼ぶかどうかは別として）世界中で行われており妥当な緩和治療である，とされてきたということがいえる。

2014年のガイドラインの系統的レビューで各国のガイドラインでの定義がまとまっているため，ここで一覧として見ておきたい（**表2**）[9]。日本の鎮静に関するガイドラインは，その後2018年に比較的大きな改訂を行ったが，ここではこの当時の状

| 表2 | 各国の鎮静の定義

団体（国，年）	定義
European Association of Palliative Care：EAPC（ヨーロッパ，2009）	患者・家族・医療者にとって倫理的に許容できる方法で，他の方法では緩和できない苦痛を和らげるために，患者の意識を低下させるか全く無意識とすることを意図して，鎮静薬を調節して投与すること Monitored use of medications intended to induce a state of decreased or absent awareness in order to relieve the burden of otherwise intractable suffering in an manner that is ethically acceptable to the patient, family, and healthcare providers.
National Hospice and Palliative Care Organization：NHPCO（米国，2010）	治療抵抗性で耐えがたい苦痛を患者が意識しなくて済むようにはっきりと意図して，薬剤を使用して患者の意識を低下させること Lowering of patient consciousness using medications for the express purpose of limiting patient awareness of suffering that is intractable and intolerable.
Royal Dutch Medical Association（オランダ，2007）	死亡が数日以内と考えられる患者の意識を意図的に低下させること Intentional lowering of consciousness of a patient in the last phase of life.
Canadian Society for Palliative Care Physycians（カナダ，2012）	耐えがたい治療抵抗性の苦痛を和らげる目的で，患者の意識を低下させる薬物を使用すること Use of pharmacological agents to reduce consciousness, reserved for treatment of intolerable and refractory symptoms.
日本緩和医療学会（日本，2005）	患者の苦痛緩和を目的として患者の意識を低下させる薬剤を投与すること（または，患者の苦痛緩和のために投与した薬剤によって生じた意識の低下を意図的に維持すること） Use of sedative medications to relieve suffering by the reduction in patient consciousness level or intentional maintenance of reduction in patient consciousness level resulting from symptomatic treatment.

況を把握するために系統的レビューに含まれた2005年のものを使用する。

　まず，定義である。一読すると，各国の鎮静の定義はおおむね次のような内容を含んでいる。

①苦痛の緩和が目的である。

②その苦痛は患者にとって耐えがたい (intolerable) もので，他の治療で緩和できない (refractory)。

③患者の意識を意図的に低下させる。

　2つの国際的に認識されている問題がある。

　1つは，「患者にとって耐えがたい苦痛」の定義である。定型的には，患者に直接確認して「耐えがたいかどうか」を確認すればいいとされているが，耐えがたいことに「ある程度の他者了解性（つまり，誰が見ても確かに耐えがたいだろうなと思えるほどの苦痛であること）」までが含まれるかどうかは結論されていない。中島みゆきの曲『命の別名』に，人は「たやすく涙を流せるなら，たやすく痛みもわかるだろう」けれど「笑顔のままで泣いている時もある…」という印象的な歌詞がある。「もうこんなに苦しいのには僕は耐えられないんです」という患者さんが，確かに（見るからに，うとうとすることもできないほど常に）苦しそうな時もあれば，（こういう言い方が緩和ケア専門家として適切かはわからないが）「そんなに耐えがたい感じでもないな…今日の午後はお茶飲んだり楽しそうにしてる時もあったみたいだ」と正直な感想をもつような場合もある。苦痛の他者了解性については，精神的苦痛ならまだしも痛みなら客観的にわかるものはないかとの意見を医学以外の専門領域の人からもらうことがある。しかし，痛みも主観的体験そのものであり，苦痛の耐えがたさの基準という点では精神的苦痛と本質的に異なるところはない。「耐えがたい」の判断は人によって大きく異なる。論点は，耐えがたい苦痛と認定する基準が，患者の判断だけでよいのか，患者の判断に加えてある程度の他者了解性が必要なのかという点である。

　もう1つは，「意図」である。「患者の意識を低下させることを意図して鎮静薬を投与した」「苦痛を患者が意識しなくて済むくらいに意識が下がることを意図して鎮静薬を投与した」と記載はできるが，はたして臨床現場でこれは検証可能な現象として把握できるだろうか。鎮静薬（最もよく使われるのはミダゾラム）の持続注射について，ある医師は，「患者さんが眠ったほうがいいと思って，ちゃんと眠れるように使いました。使うとたぶん，お話しするのはこれで最後になるというのは認識していました」と説明し，別の医師は「ミダゾラムを使用すれば意識が低下しそうな状況だとは思っているし，想定はしていたけど，意識を下げようと思って使ったわけじゃなくて，苦しいのが取れればいいなと思って使った」と説明しうる。しかし，客観的に使用した薬剤，使用方法は全く同じである場合はあるだろう。同じ治療を行ったとしても，医師の意図（認識）が異なるかもしれないというところが鎮静の議論を本質的に難しくさせている理由である。同じ治療行為が医師の意図によって違うものとして分

| 表3 | 各国の鎮静のガイドラインでの対象患者と精神的苦痛の適応

団体（国，年）	対象患者	精神的苦痛の適応	輸液中止の扱い
European Association for Palliative Care : EAPC （ヨーロッパ，2009）	時間の単位から，長くても日の単位	適応になるかもしれないが，時に（may be considered occationally）	別々の判断（independent）
National Hospice and Palliative Care Organization : NHPCO （米国，2010）	2週間以内	間欠的鎮静（respite sedation）などとりわけの注意を払うべきである	別々の判断（should be separately discussed）
Royal Dutch Medical Association （オランダ，2007）	1〜2週間以内	身体的苦痛が基本である（in nature）	別々の判断だが，持続的深い鎮静では継続しないように推奨する
Canadian Society for Palliative Care Physicians （カナダ，2012）	1〜2週間以内	専門家の診察を得た上でまれな場合に限る（rare）	別々の判断（should be separately discussed）
日本緩和医療学会 （日本，2005）	数日以内	適応になるが，例外的（exceptional）	別々の判断（should be separately discussed）

類されるのは医学領域では奇異な現象であり，後年になって，主観的な意図を客観的に評価可能なようにしたプロトコールによる定義，という方向での解決が試みられることになる。

　ガイドラインの各論で見ると，患者の生命予後をどの範囲で指定するか，精神的苦痛を対象に含めるかについてはガイドライン間でも多少のばらつきがある。この時点での鎮静のガイドラインの対象患者・精神的苦痛の適応・輸液中止の扱いの違いを一覧表にした（**表3**）。対象患者の生命予後は数日以内かせいぜい2週間以内で共通している。精神的苦痛を適応とするかについては，慎重な立場で一致している（例外的に適応とする，適応とするが例外的であるなど）が多少の幅はある。輸液中止については，鎮静とは別の判断としているものが多いが，オランダのガイドラインでは（合目的的ではないとの立場から）中止を推奨すると意見が分かれていることがわかる。

2010年代：
想定されていなかった鎮静の実践の報告と
フランスのクレス・レオネッティ法の制定

　さて，そのような中，再度鎮静の位置づけを見つめ直す必要がありそうだとの議論のきっかけの1つになったのがオランダからの報告である[11, 12]。オランダはもともと安楽死が合法化され，実態が定期的に医学論文に報告される国として有名であるが，鎮静についてもガイドラインを作成して実態を報告し始めた。オランダからの報告の結果は，大雑把にいえば，10年前に議論されたslow euthanasiaが行われる可能性を示唆するものであった。経年的に持続的深い鎮静を受けて死亡する患者（がん患

者に限らない）は増加しており，10%を超過した。古典的には，鎮静では安楽死と異なって生命の短縮は意図されないはずであるが，実際には，持続的深い鎮静を行った医師の20%程度は「生命の短縮も意図して」鎮静を実施していた。もちろん，これは，安楽死そのものが合法化されているオランダなので，医師が「生命の短縮を意図した」と書くことに心理的なハードルが低いことも反映している。日本で同じ調査をしたら，（本当は）「生命の短縮を意図した（かも）」と思っている医師でも，すすっとは「はい」と回答できない（これを社会的望ましさバイアスという）。この結果は，「意図」だけで鎮静と安楽死を区別しようとする方法が，実証研究上，少なくともオランダにおいてはうまく機能しないことを示す。さらに，実際に40%くらいの患者では「生命予後が短縮した」と推測した（医師がそう思っただけで，本当に短くなったのかはわからないが）。この他にも，患者の同意が必ずしも得られていないことや，鎮静の標的症状がせん妄や呼吸困難ではなく疼痛や精神的苦痛であること，緩和ケア専門家にコンサルテーションされていないことも指摘された。

　オランダの話であれば，「ああちょっと特殊な国だからね」で済むのだが，さらに鎮静の話が注目されるきっかけになったのが，2016年にフランスにおいて制定されたクレス・レオネッティ法であった（Chapter 2参照）。本法は，苦痛緩和のための鎮静を世界で初めて法律上の患者の権利として位置づけようとするものである。当初は，これまで通り，死亡直前の苦痛が緩和できない場合に鎮静薬を投与することを合法であると明確化するものと思われていたが，実際に策定された法案でこれまでの鎮静と決定的に異なっていたのは，治療中止と同時に持続的深い鎮静を行う（まだ苦痛のない患者に予防的に鎮静を行う）ことを認めたことであった。さらには，それほど死亡が近いわけでもなく，他に方法が確実にないとまではいえないような精神的な苦痛に対して，患者の求めに応じて死亡まで継続する鎮静を求める権利を患者に与えるようにも解釈できるものであった。つまり，これまでの「死亡直前に他の手段ではどうしても緩和できない苦痛がある時にやむをえず行う」（last resortとしての）鎮静とは異なるものであると，国際的な議論が沸騰した。緩和ケア領域から見ると，フランスの持続鎮静はこれまでの苦痛緩和のための鎮静とは一線を画す「安楽死側への踏み込み」ように見える。これらを受けて，再び鎮静に関する安楽死とのグレーゾーンの議論が生じることとなった。

実証研究の示唆：
世界中で増加する鎮静・精神的苦痛に対する鎮静・
患者からの鎮静の要望

　実証研究面からも，オランダやフランスといった一部の国だけでなく，どうも世界中で，鎮静・精神的苦痛に対する鎮静・患者からの鎮静の要望が増えているのではないかとの分析も出されるようになった。鎮静に関する定義のあいまいさも手伝って，鎮静の実態を増えた・減ったといった簡単な切り口で評価することはかなり難しい。

しかしながら，複数の研究を俯瞰することで全体の傾向をある程度は見ることはできる。ここでは，持続的深い鎮静の国レベルの大規模研究だけを対象とした系統的レビューと，緩和ケアに携わる医師2,000名以上を対象とした国際共同研究の結果を見ておきたい[13, 14]。

国を単位とした大規模研究のみを対象とした系統的レビューの結果では，経年的に見ると，持続的深い鎮静は多くの国で頻度が増えているようであった（**図1**）。個々の数値の絶対値を論じることは定義も異なるために意味が乏しく，かつ，経時的にデータがあるのもオランダ，スイス，ベルギーとちょっと独特の国だけなのでなんともいえないところではあるが，全体として右上がりの傾向にありそうだとはいえるのかもしれない。日本でこれに相当する研究として査読を受けたものはまだないが，国内のがん患者全数から取得したレセプトデータを分析した結果によると，一般病棟で死亡したがん患者全体の7.0%が死亡前に鎮静を受けていると想定された[15]。

対象症状にもやはり変化が見られる。せん妄と呼吸困難は鎮静の報告が見られるようになった当初から主な鎮静の対象症状であったが，不安，実存的苦痛といった精神的苦痛も2000年頃より報告されるようになり，特に2010年からはその頻度が増えているように見える（**図2**）[13]。ただし，精神的苦痛のためだけに鎮静が行われたのか，

| 図1 | 国規模の研究での持続的深い鎮静の実施率の経年的推移

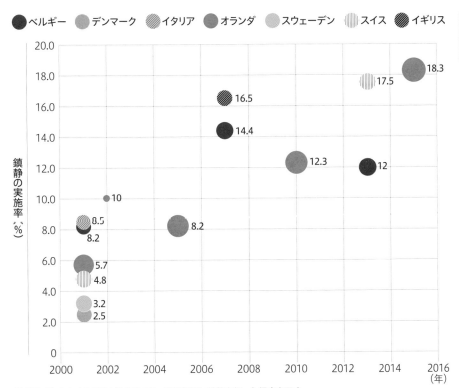

●ベルギー　●デンマーク　◢イタリア　●オランダ　●スウェーデン　∥スイス　◢イギリス

鎮静の実施率（%）

18.3
17.5
16.5
14.4
12.3
12
10
8.5
8.2
8.2
5.7
4.8
3.2
2.5

2000　2002　2004　2006　2008　2010　2012　2014　2016（年）

世界的に鎮静の施行率は増加傾向にあるようだ。

※各国ごとのすべての死亡数に対する，持続的深い鎮静を行った頻度を示す。
　円のサイズは母集団の大きさと相関している。

〔Heijltjes MT, et al., 2020より一部改変〕

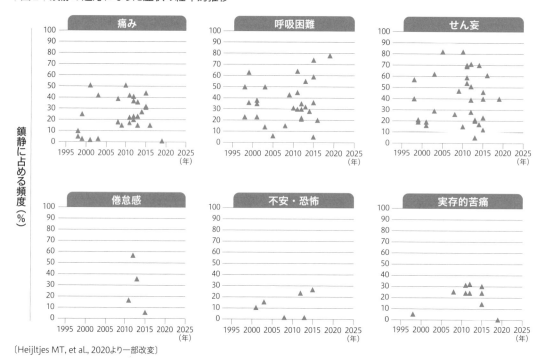

〔Heijltjes MT, et al., 2020より一部改変〕

身体的苦痛もある患者で精神的苦痛もあったのか（例えば，呼吸困難に不安が併存していたのか）の区別は明確でない。精神的苦痛に対する鎮静といわれてイメージしがちな，（身体的な苦痛はそれほどないけれど）「もう生きていても意味がない」という患者の意識がなくなるまで鎮静してそのまま死に至るという状況とイコールではない。しかしながら，身体的苦痛だけでなくても，少なくとも身体的苦痛に合併した精神的苦痛を鎮静の対象症状に入れて考えるという傾向は生じてきているといえそうである。さらに，（代表性は非常に限定されているが）複数の国からの報告で患者からの鎮静の要望が増加傾向にあるとまとめている（**図3**)[13]。

　系統的レビューを行った著者らは，鎮静が増えている（かもしれない）現象について単一の原因で簡単には説明できず複雑な理由が想定されるとしつつも，適応となる苦痛を身体的苦痛から精神的苦痛に広げる動きがいくつかの国であること，緩和できない苦痛に対して鎮静を提供できるということが医療者の間で知られるようになってきたこと，患者自身が鎮静を希望することが増えていることが想定されると結論している。

　もう1つの研究は，この系統的レビューと同じ著者が筆頭著者を務めた（日本を含む）7国の国際調査である[14]。この調査研究では，緩和ケア専門医に限らず，それぞれの国で実際に終末期ケアに携わる医師のべ2,412名を対象とした質問紙調査を行った。結果的に対象となったのは，ドイツ，イタリア，日本，イギリス，シンガポールにおいては緩和ケア専門医であり，ベルギーやオランダでは家庭医であった（ドイツとベルギーでは緩和ケア専門医の資格は比較的容易に取得できるため，家庭医が緩和

| 図3 | 患者から求められて実施された鎮静の経年的推移

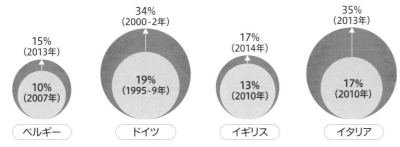

〔Heijltjes MT, et al., 2020より図を作成〕

| 図4 | 鎮静薬の持続投与に関する大規模国際調査：鎮静薬の持続投与は苦痛緩和に必要である

他の手段で苦痛は緩和できるので**鎮静薬の持続投与は必要ない**と答えた医師の割合

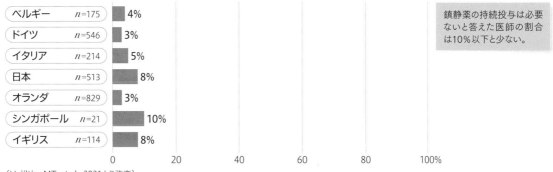

〔Heijltjes MT, et al., 2021より改変〕

ケア専門医を取得することが多い）。

　この研究の重要な知見として，「他の手段で苦痛は緩和できるので鎮静薬の持続投与は必要ない」と回答した医師はすべての国で10%以下であり，十分な苦痛の緩和には鎮静薬の持続投与（continuous use of sedatives：CUS）が必要であるという認識が世界的に定着してきたことがはっきりしたことがある（**図4**）。「鎮静」の言葉の定義が国によってまちまちであるため，より客観的に表現できる鎮静薬の持続投与として聞いており，患者の意識の低下を医師が意図するかどうかは問題としていないことも回答しやすくしたかもしれない。鎮静に直接関係があるわけではないのだが，ちょっと目を引くところとして，「鎮静薬の持続投与で眠った状態で死を迎えるのはよい死（good death）である」に対して，日本以外のすべての国で70%以上の医師が肯定する態度を示している（日本は31%のみ）。

　実際に鎮静を受ける患者を反映する質問として，「苦痛が緩和できない時に持続的な鎮静薬の投与が適切であるか」を4つの場面で質問したところ，すべての国の88%以上の医師が，生命予後が日の単位での耐えがたい身体的苦痛では適切だと回答した（**図5**）。取れない苦痛があることの合意ができた上，死亡前数日であるならば，苦痛を取るために身体的苦痛に対して持続的に鎮静薬を投与することはすべての国でコンセンサスがあるといえる。また，身体的苦痛がない場合の精神的苦痛に対しても，や

▼continuous use of sedatives (CUS)

「鎮静」というと人によって受け取り方が違うので，鎮静薬を持続投与するという客観的行為について聞いている。

や低くなるものの予後が日の単位では多くの国で一定数の医師——45%（シンガポール）～88%（イタリア）が適切であると考えていることがわかる（イタリアでは，死亡前数日の苦痛を身体的と精神的とに区別することは合理的ではないというコンセンサスがある程度ある）。

　一方で，生命予後が数週以上では，緩和困難な苦痛があったとしても鎮静薬の持続投与を行うことが適切であると考える医師の頻度はばらつきが大きくなる。身体的苦痛では22%（イギリス）～66%（ドイツ），精神的苦痛では5%（シンガポール）～42%（イタリア）にとどまる。

　まとめると，生命予後が日の単位で身体的苦痛を緩和する手段が他にない場合の鎮静薬の持続投与（CUS）は，いまや国際的に認知されている緩和治療であるといえる。また，数週以上の場合でも苦痛が緩和されない場合には鎮静薬の持続投与が適切であると考える医師も，ばらつきが大きいものの相当数に上っているといえる。本論文の結論は印象的であり，「鎮静薬の持続投与（いわゆる鎮静）の適応は年が経過するにつれて拡大しており，苦痛緩和のための最後の手段（last resort）という立ち位置を失いつつあるのかもしれない（The indications for the use of CUS may have widened over time, and that CUS may have lost its status as being a treatment of "last resort"）」としている。これはオランダの筆頭著者Heijltjes MTと（日本国内ではACP研究者として知られる，last authorの）Rietjens JACが力を入れて考えたものだが，「最後の手段としての立ち位置から変わりつつある」という認識をどう見るかを正面から問われるところだ。

│図5│ 患者の生命予後×身体的／精神的苦痛に対して，
鎮静薬の持続投与を適切と考える医師の割合

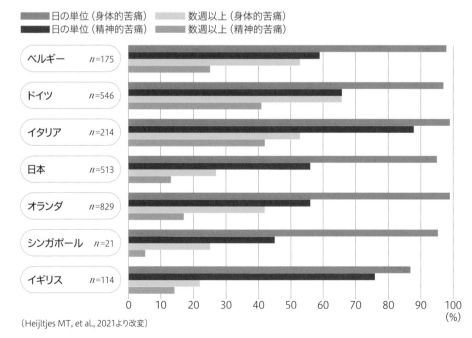

〔Heijltjes MT, et al., 2021より改変〕

2020年代：
苦痛緩和のための鎮静の位置づけを再び模索

　そして，いよいよ本書の時代である。大雑把に表現すると，鎮静が世の中で問われ出した1990年代，鎮静は「死亡直前の他に緩和する手段のない苦痛に対する最後の手段（last resort）」として，亡くなる直前の患者に行われるのが前提であったといえる。その後，30年を経て，鎮静は，死亡直前の（身体的苦痛と一体化しているとはいえ）精神的苦痛にも適用され（**図6a**），死亡直前というわけでもない予後が週単位の患者の苦痛（身体的苦痛と精神的苦痛の併存が多い）にも適用され（**図6b**），さらには（まれではあるだろうが）死亡からかなり遠い月の単位の苦痛にも適応されているのかもしれず（**図6c**），そもそもまだ生じていない苦痛に対しても治療中止と一緒に予防的に鎮静を行う（**図6d**）という実践が国際的に見られてきているといえる。この鎮静の適応の範囲の拡大は，おそらく，緩和ケアそのものの技術的な変化や患者層の変化だけでは説明できず，世界的な安楽死と自殺幇助の合法化という「死ぬ権利」を問う価値観の影響を受けているようである。

│ 図6 │ 鎮静（鎮静薬の持続投与）の適用の拡張

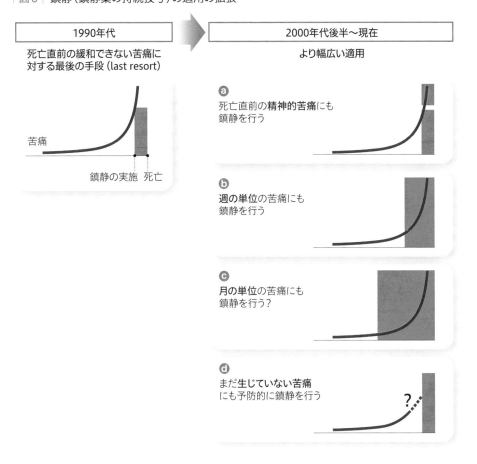

確かに実臨床においても，「最期は，私がこれで後は眠らせてくださいって言った
ら，眠れるようにしてくださいね」「そんなに痛いとか苦しいとかじゃないんだけど，
こうして後2週間か3週間天井だけを見ていても自分には何か価値があるのかなって
思うんです。自分の人生だから，いま自分が決めた時に眠らせてもらうことはできな
いのですか」と患者さんから問われる事例が，専門家の検討会ではしばしば挙がるよ
うになった。このような患者さんの声は，筆者もこれまで経験してきたが，30年前
には「いや，そんなこと言って先生困らせるなよ」という誰かがいたような記憶があ
る。しかし現代では，「本人の言うことをかなえてあげたいんです」「はっきりいまの
状況を知っていて，しっかりしている人だから，心から望んでいるんだと思うんで
す」という家族の声は，やはり，私たちの世界が，より自己決定を重視する世界の価
値観を認め始めているということなのだろう。

▼鎮静はlast resortに
とどまり続けるか？

本書のテーマである。
鎮静の守備範囲は拡張
されるべきなのだろうか。

筆者は，苦痛緩和のための鎮静については，「死亡直前の他に緩和できない苦痛に
対する最終手段（last resort）」としての地位を確立すればいいものだと思っていた。
その見込みはどうも違っていたようだ。現代では，鎮静が学術的に問われだした時
の，「それ，ゆっくりとした安楽死（slow euthanasia）では？」──「いや，そんなこ
とはないでしょう」と思っていたあの時期の課題に正面から向き合わねばならない。
現実に世界で起きていることは，鎮静にVentafriddaが求めた位置づけとは異なって
きた部分があるようである。この複雑な課題に対して，本書では，国際的な趨勢の理
解，医学的知見の理解，倫理学・法学に関する理解をふまえた上で，何らかの結論に
至りたい。価値観の伴う領域であり，もとより何か1つの正解があるわけではない
が，読者一人ひとりが自分なりの結論を得るための前提となる知識について，本書
で整理することができればよいと考えている。

◉────まとめ

本Chapterでは，鎮静に関する1990年から現在までの歴史的経緯を振り返った。
Ventafriddaの論点の提示から国際的議論が沸き起こり，いったんは各国で診療ガイ
ドラインが作成されて議論は収束したかに見えた。しかし，精神的苦痛に対する鎮
静，患者からの求めに応じた鎮静，治療中止に伴う苦痛の予防としての鎮静など，も
ともと，死亡直前の他に緩和手段のない苦痛に対して行われていたlast resortとして
の鎮静とは異なる鎮静が実践される傾向にある。これは必ずしも悪いことではなく，
死に方を自分で決めたいという意識の表れともいえる。

Summary

- 苦痛緩和のための鎮静は，最大限の緩和治療を行っても緩和されない苦痛があるというWHO方式がん疼痛治療法作成委員会の委員長のVentafriddaの実証研究が発端になった。

- palliative sedation（緩和的鎮静）という概念化のもとに，世界各国でガイドラインが作成された。

- 緩和的鎮静は，死亡直前期に緩和できない苦痛に対して，患者の意識を低下させることで苦痛緩和を得ることである。目的（苦痛緩和 vs. 患者の死亡），方法（鎮痛・鎮静薬の投与 vs. 致死薬の投与），結果（苦痛緩和と鎮静 vs. 患者の死亡）から，典型的な安楽死とは区別された。

- 精神的苦痛に対する鎮静，患者からの求めに応じた鎮静，死亡直前とは限らない時期の患者を対象とした鎮静，治療中止に伴ってこれから生じる苦痛の予防としての鎮静が行われるようになった。

- おそらく鎮静の幅広い使用の根幹には，死に方を自分で決めたいという自己決定への価値に重きが置かれつつある価値観の広がりがある。

- 苦痛緩和のための鎮静は，死亡直前に苦痛が緩和されない時の最終手段（last resort）という位置づけからより幅広い役割を担いつつあり，概念を再度整理することが必要になった。

文献

1)
Ventafridda V, Ripamonti C, De Conno F, et al.: Symptom prevalence and control during cancer patients' last days of life. J Palliat Care, 6（3）: 7-11, 1990.
WHO方式がん疼痛治療法作成委員会の委員長をしていたVentafridda VがWHO方式のみでは苦痛緩和は十分できないと学術誌に報告した。

2)
Sykes N, Thorns A: Sedative use in the last week of life and the implications for end-of-life decision making. Arch Intern Med, 163（3）: 341-4, 2003.
セントクリストファーズホスピスでの鎮静の研究。広い意味での鎮静は50％に実施。

3)
Papavasiliou ES, Brearley SG, Seymour JE, et al.: From sedation to continuous sedation until death: how has the conceptual basis of sedation in end-of-life care changed over time? J Pain Symptom Manage 2013; 5:706-23. J Pain Symptom Manage, 47（2）: 370, 2014.
鎮静，終末期鎮静，緩和的鎮静，持続的深い鎮静と用語が変わっていく様子を系統的に分析している。

4)
Billings JA, Brock SD: Slow euthanasia. J Palliat Care, 12（4）: 21-30, 1996.
鎮静と「ゆっくりとした安楽死」の概念をからめて紹介して話題となった古典。

5)
Morita T, Akechi T, Sugawara Y, et al.: Practices and attitudes of Japanese oncologists and palliative care

physicians concerning terminal sedation: a nationwide survey. J Clin Oncol, 20（3）: 758-64, 2002.
terminal sedationと呼ばれていた頃の鎮静の全国調査。全国のがん治療医を対象としている。

6）
Morita T, Tsuneto S, Shima Y: Proposed definitions for terminal sedation. Lancet, 358（9278）: 335-6.
2001.
2000年前後にterminal sedationという定義を見直そうという動きがあり，palliative sedation therapyの呼称
を提案した。

7）
Morita T, Tsuneto S, Shima Y: Definition of sedation for symptom relief: a systematic literature review
and a proposal of operational criteria. J Pain Symptom Manage, 24（4）: 447-53, 2002.
palliative sedation therapyの呼称が提案された日本からの研究。これが国際的なコンセンサスの土台になった。

8）
Maeda I, Morita T, Yamaguchi T, et al.: Effect of continuous deep sedation on survival in patients with
advanced cancer（J-Proval）: a propensity score-weighted analysis of a prospective cohort study. Lancet
Oncol, 17（1）: 115-22, 2016.
持続的深い鎮静を扱う場合には，鎮静と大きく定義せずに別に呼称することが多い。

9）
Schildmann E, Schildmann J: Palliative sedation therapy: a systematic literature review and critical
appraisal of available guidance on indication and decision making.
J Palliat Med, 17（5）: 601-11, 2014.
主要国で出ている鎮静のガイドラインの系統的レビュー。定義，適応，インフォームドコンセントを比較してい
る。

10）
Schildmann EK, Schildmann J, Kiesewetter I: Medication and monitoring in palliative sedation therapy: a
systematic review and quality assessment of published guidelines. J Pain Symptom Manage, 49（4）:734-
46, 2015.
こちらは薬の使い方についてのガイドラインの系統的レビュー。

11）
Onwuteaka-Philipsen BD, Brinkman-Stoppelenburg A, Penning C et al.: Trends in end-of-life practices
before and after the enactment of the euthanasia law in the Netherlands from 1990 to 2010: a repeated
cross-sectional survey. Lancet, 380（9845）: 908-15, 2012.
オランダで鎮静が届け出制になってから，死亡前に鎮静を受ける患者が増加していることが示された。

12）
Swart SJ, Brinkkemper T, Rietjens JAC, et al.: Physicians' and nurses' experiences with continuous
palliative sedation in the Netherlands. Arch Intern Med, 170（14）:1271-4, 2010.
オランダで施行されている鎮静は，これまでの「想定」とは異なるところがある。

13）
Heijltjes MT, van Thiel GJMW, Rietjens JAC, et al.: Changing practices in the use of continuous sedation
at the end of life: a systematic review of the literature. J Pain Symptom Manage, 60（4）:828-46.e3,
2020.
2020年の時点で行われた鎮静の頻度と適応症に関する系統的レビュー。対象が拡大していることを示唆している。

14）
Heijltjes MT, Morita T, Rietjens JAC, et al.: Physicians' opinion and practice with the continuous use of
sedatives in the last days of life. J Pain Symptom Manage, 63（1）: 78-87, 2021.
鎮静薬の使用に関する初めての国際調査。国による強弱の違いがあるが，鎮静薬の持続投与（continuous use
of sedatives）が広く行われていることがわかる。

15）
佐藤一樹, 早川結衣, 宮下光令, 森田達也, 他：DPCデータを用いた一般病棟でのがん患者の終末期鎮静の実態
とその関連要因. 緩和・支持・心のケア合同学術大会2020 抄録, 2020.
日本の代表性のある集団を対象とした初めての研究。鎮静を受けた患者の数は少ないようだ。

フランスにおける
「持続鎮静法」

先見の明か天下の愚策か？

Chapter 2を読み終われば
わかること

- フランスにおける持続鎮静法（クレス・レオネッティ法）とは何か？
  これまでの鎮静と何が違うのか？
- どうしてクレス・レオネッティ法は制定されたのか？
- クレス・レオネッティ法ができて現場はどう変わったのか？

読み解くための
Key words

レオネッティ（Léonetti）法

クレス・レオネッティ（Claeys-Léonetti）法

ヴァンサン・アンベール事例

予防的鎮静

シャンタル・セビル事例

エルヴェ・ピエール事例

ヴァンサン・ランベール事例

　フランスはもともと緩和ケアにおける鎮静の国際的議論にほとんど加わっていなかった。しかし，2010年代後半になって，にわかに，緩和ケアの専門家の立場からというよりも国民の要望が高まった結果として制定された「持続鎮静法」（クレス・レオネッティ法）によって，注目を集めることとなった。このChapterでは，フランスにおいて鎮静が法制度化された経緯を紹介し，フランスで鎮静が法制度化されることを知った（知りつつあった）倫理学や緩和ケアの専門家がどのように反応したか，そして施行後にどのような結果を迎えつつあるかをまとめる。時系列で結果を追ったほうが理解しやすいと考えて，出来事の起きた年を記載したものが多いが，例えば法律は制定年と施行年が異なる，刑事事件も発生した年と法律上の問題となった年が異なるなど，それぞれの出来事で数年の違いがあるかもしれないことはご容赦願いたい。

緩和ケアに関する法整備：
持続鎮静法の手前まで

　「持続鎮静法」（クレス・レオネッティ法）は鎮静だけを取り上げて突然できたわけではなく，そこに至るまでの経緯を最初にまとめる。医療を法律で規定することに（世界で最もといってもよいくらいに）消極的な日本とは対照的に，フランスでは「はじめに法ありき」としばしばいわれる。何かしようとするとまず法律が，しかも立案した政治家の名前を冠した法律ができるというお国柄だそうだ。実現可能性がないものや予算の見通しのないものも法整備されることも少なくなく，法律があっても実効性のないものもあるらしい。そういう意味では，「法律になると最終決定」という雰囲気の漂う日本とは法律そのものに対する考え方も違うのかもしれない。

　さて，緩和ケアに関する法律の初期のものは1995年に制定された「患者の権利法」である（**表1**）。法の趣旨としてはインフォームドコンセントと情報公開が中心だが，医療倫理法の規定に「医学的に意味のない治療を中止することが可能」との文章が盛り込まれた。その後1999年の緩和ケア法では，患者に「緩和ケアを受ける権利がある」と記載されたが，内容は抽象的なものにとどまっていた。

　フランスに限ったことではないが，この前後から社会的に議論となった事例が生じてくる。2000年，19歳のヴァンサン・アンベール（Vincent Humbert）氏が交通事故後の機能回復が望めないことから治療中止による死を望んだ。彼は交通事故で重傷を負い9か月間の昏睡の後に意識・思考と聴覚を回復したものの，運動機能や嚥下・視覚は回復の見込みがないと診断された（四肢麻痺が残ったようだ）。しかし，医師は栄養の中止などの治療中止を拒否したため，2002年11月にシラク大統領に手紙で「死ぬ権利」を要求した。しかし，この時点で定められていた患者の権利法では，安楽死はもちろんのこと治療中止も患者の法律上の権利ではなかった（つまりは，求められた医師は実施する義務はなかった）。最終的に，事故から3年後の2003年9月，母親

| 表1 | フランスにおける鎮静の法制度化と社会の出来事

法制度化	年	社会の出来事
患者の権利法（インフォームドコンセント・情報公開）医業倫理法（医学的に意味のない治療を中止することが可能）	1995	
緩和ケア法（患者に緩和ケアを受ける権利がある）	1999	
	2000	ヴァンサン・アンベール事例（交通外傷後の治療中止を医師が拒否し，母親がバルビツールを注射）
レオネッティ法（治療中止と二重効果が合法である）	2005	
	2006	エルヴェ・ピエール事例（治療中止後のけいれん重積に鎮静薬の持続投与を医師が拒否）
レオネッティ報告（適用されない法律）	2008	シャンタル・セビル事例（嗅覚神経芽細胞腫による難治性疼痛で安楽死を求めたが棄却され自殺）
オランド大統領が「耐えがたい苦痛が緩和できない時に医療処置がとれること」を公約	2012	
	2013	ヴァンサン・ランベール事例の訴訟の開始（交通外傷後の治療中止に関して家族内で意見が対立）
レオネッティ・シカール合同提案（安楽死・自殺幇助ではない方法を強化するべき）	2014	
クレス・レオネッティ法（苦痛が緩和されない時，治療を中止する時の持続鎮静を明文化）	2016	
	2019	ヴァンサン・ランベール事件の終結（最高裁判所の判断のもとに治療中止と持続鎮静を実施）

がバルビツールを注射し，さらに集中治療を担当した医師が人工呼吸器を取り外したようである。母と医師は刑事訴追されたが，メディアで議論となり，フランス国内の死ぬ権利を求める論争につながった。これをヴァンサン・アンベール事例という。彼は，心境をまとめて『死ぬ権利をください（原題 Je vous demande le droit de mourir）』を出版した。

フランス国内で治療中止を権利として求める動きは，2005年の終末期法〔レオネッティ（Léonetti）法〕の制定に結びつく。レオネッティ法では，患者には治療中止を求める権利があることを明確にすることが目的であったが，持続鎮静法に直接つながる内容としては「生命予後が縮まったとしても苦痛緩和のための手段を受ける権利がある」ことが記載された。これはいわゆる二重効果の原則（生命の短縮の可能性があっても，苦痛緩和を目的とするなら罪には問わない）を法律上認めた記述となる。本法のとりまとめは，医師であるジャン・レオネッティ議員が行い，5年ごとに改正することが予定された。

しかし，その後法律はできたものの，「緩和ケアが十分に受けられない」という事案が相変わらず報告されて社会的な議論となる〔余談になるが，フランスのこの一連の「法律を立て続けても世の中が変わるわけでもない」という現象には，緩和ケアをどう普及させるかという議論を筆者に思い起こさせる。社会制度を考える立場からは，

▼『死ぬ権利をください』

日本では，ヴァンサン・アンベール著，山本知子訳『僕に死ぬ権利をください —— 命の尊厳をもとめて』（日本放送出版協会，2004）が出版されている。

何かの行動変容を市民に求める強さとして，啓発→教育→制度→法の順に考えるのが常識的だそうだ。緩和ケアでいえば，市民啓発（オレンジバルーン）→医師への研修（PEACEプロジェクト）→がん診療拠点病院での緩和ケアチームの設置の必須要件化→…ということになる。米国ニューヨーク州で緩和ケア法ができるなど確かに法で制度化することをよく見はするが，だからといって法制度化した国や地域で緩和ケアがすばらしく進んだというようなことも聞かない。人間の本質は，外的な規定のみではなかなか変わらないと思う〕。

　さて，本題。レオネッティ法によって治療中止と苦痛緩和が得られるはずであったが，実際に世の中に大きな変化は見られなかった。2006年には，植物状態にあった青年エルヴェ・ピエール（Hervé Pierra）は，経腸栄養を中止した後にけいれんが続いたため家族が鎮静薬の持続投与を求めたが，医師が行わなかった（詳細はわからないが，人工呼吸管理を行わずに抗けいれん薬を投与すると呼吸停止する場合があるので，医師がためらった可能性はある——レオネッティ法では罪には問われないと明記されていたが）。

▼けいれん重積状態
鎮静に用いられる主な薬剤であるミダゾラムは，抗けいれん薬でもある。

　2008年には，嗅覚神経芽細胞腫の40歳代の元教師シャンタル・セビル（Chantal Sébire）が顔の耐えがたい痛みのために安楽死を受けることを裁判所に求めた。彼女はモルヒネのアレルギーがあったために鎮痛ができなかったとされているが，アレルギーがなかったとしても頭頸部がんで神経を巻き込む場合には難治性の疼痛になりやすい。詳細の記載された学術論文がないので，メサドンなどのオピオイド治療やインターベンショナル治療がどの程度試みられたのかは筆者には不明である。報道によれば，彼女は2008年2月にフランスの尊厳死協会の支援を受けて裁判所に医師による安楽死（自殺幇助）の許可を申請したが，3月17日裁判所はこれを棄却した。彼女はサルコジ大統領に手紙を書き，テレビやラジオを通じて安楽死の合法化を訴えていた。19日には彼女の主治医が大統領と医療専門家に説明に行ったが，同日，寝室で死亡しているところが発見された。死因はペントバルビツールによる薬物自殺と判断され，おそらくはスイスから入手したものであると推定されたとのことである。入院して，または在宅でも苦痛緩和のための鎮静を受ける方法もとれたかもしれないが，痛みだけの問題ではなく容貌の変化も耐えがたい苦痛と考え，確実な死（安楽死，自殺幇助）を望んでいたようである。

　これらの社会的な事例が報告されたことを受けて，レオネッティ法の制定後も世の中はあまり変わっていないのではないかという疑念のもとに調査が行われ，その結果が2008年に議会で報告された（レオネッティ報告）。結論として，「法律はあるものの実際に運用されていない」と報告され，「適用されない法律」と呼ばれた。その後，オランド大統領が2012年に発表した政権公約において，「終末期患者の耐えがたい苦痛を和らげる手段がなくなった場合に，明確で厳格な条件のもとで尊厳を保って命を終えるための医療手段を要求できるようにすることを提案する」と発表した。これを受けて，具体的な方策として，パリ・デカルト大学名誉教授のディディエ・シカールが

▼適用されない法律
法があっても現場の実践に反映されていない，という意味である。

責任者となって研究班が組織され，2014年に「フランス文化に容認されがたい安楽死と自殺幇助ではなく，レオネッティ法を強化すること」が提案された〔レオネッティ・シカール（Léonetti・Sicard）合同提案〕。

ここまで，ヴァンサン・アンベール事例から14年，持続鎮静に言及した法律が制定される直前までの経過になる。あいまいではあったが「医学的に意味のない治療を中止することができる」「緩和ケアを受ける権利がある」を法律として記載したのが1995年，それから，「治療の中止を患者が選択することができる」ことを明記したのが10年後のレオネッティ法（2005年），法律はあれども実際に現場では行われていない，苦痛の緩和が不十分であるという立場に立ってさらに安楽死・自殺幇助以外の方法を強めるべきだという方針を明確にするところまではさらに10年（レオネッティ・シカール合同提案，2014年）という流れであることがわかる。フランスにおいては安楽死・自殺幇助は行わないという国是があるため，「安楽死・自殺幇助以外の方法」を求めている経過もよくわかる。

日本の緩和ケアに関わっている者にとって少しわかりにくいのは，苦痛緩和の話なのか，治療中止の話なのか，それらが混じって登場するように見えることである。一般的にカソリック圏では治療の中止を行うことに宗教上の理由から消極的であり，治療中止が幾度となくテーマとなっている中に，苦痛が緩和されない時という事案が混じっているように見える。この「死ぬ権利」の延長線上に鎮静を置くことで整合性がうまく取れなくなっている点はあるだろう――後述したい。

「持続鎮静法」：クレス・レオネッティ（Claeys - Léonetti）法

レオネッティ・シカール合同提案を受けて，レオネッティ法の強化はジャン・レオネッティ（保守党）とアラン・クレス（社会党）が超党派で行ったため，クレス・レオネッティ（Claeys-Léonetti）法と呼ばれる。具体的な内容として強化されたものは，1つには，治療中止に関する患者の意思表示がより重視されたことである。すなわち，レオネッティ法ではアドバンスディレクティブ〔advance directive：AD，事前指示（書）〕はあっても最終的には医師の判断でよいとされていたが，新法ではアドバンスディレクティブに従うことが医師の義務となった。

もう1つが，本書のトピックである鎮静である。クレス・レオネッティ法では，世界で初めて，「持続的深い鎮静」（死亡まで継続する持続的深い鎮静：continuous deep sedation until death：CDSUD）が明記された（表2）。つまり，「すべての患者は苦痛を取り除く治療を受け，他の手段では苦痛が取り除けない場合に，意識を消失させる深い鎮静を死亡まで継続することができる」ことを法律に記載した。

さらに，これまでのフランス国内での議論の多くが緩和困難な苦痛よりも，治療の中止をめぐって生じたことを反映してか，治療抵抗性の苦痛に対する鎮静だけではなく，治療中止（人工呼吸や人工的水分・栄養補給の中止）を行う時に苦痛が起きない

表2	死亡まで継続する持続的深い鎮静の法令上の概要

- すべての患者は苦痛を取り除く治療を受け，他の手段では苦痛が取り除けない場合に，意識を消失させる深い鎮静を死亡まで継続することができる。
- 治療を中止または差し控えることによって耐えがたい苦痛が予見される場合には，治療の中止・差し控え（栄養・水分を含む）と同時に行うことができる。
- 今後回復の見込みのない重篤な疾患の終末期にある／死期の近い患者または代権者が希望した場合。
- 意思決定過程は，多職種・患者・近親者・（患者が意思表明不可能な場合は）代権者などの複数の関係者によって複数回話し合い，合意を得る。
- 患者・（患者が意思表明できない場合は）代権者が本当にしっかりと理解できているかの確認，患者が意思表明できない場合は，リヴィング・ウィル，事前指示書を確認し，かつ，代権者がしっかりと理解できているかを確認する。
- 決定プロセスはカルテに文章で記録する。

ようにあらかじめ持続的な深い鎮静状態とすることが定められた（鎮静といえば苦痛が取れない時のことだなという実感で仕事をしている日本の平均的な緩和ケア専門家は，ここのところは議論の経過を具体的に知っていないと，どうして治療中止に伴う予防鎮静が入ってくるのかは実感できないところである）。

さて，クレス・レオネッティ法をはさんで，フランス中で話題となった事例があるので紹介しておきたい。青年ヴァンサン・ランベール（Vincent Lambert）は，2008年に起きた交通事故のために，四肢麻痺で意思表示が明確にできない状態であった（どのくらいの意識水準であったかはこの後解釈が法廷で争われたが，遷延性植物状態か最小意識状態とみなされる）。アドバンスディレクティブがなかったが，回復の見込みがない状態での治療を本人は望んでいなかったことが日常の会話から推測できるとする妻（と甥）と，治療の継続を希望する両親と6人の兄弟との間で争いになった（両親は熱心なカソリック信徒であった）。2013年に主治医は治療中止を了解したが，その後法廷での争いとなった。1審は2014年5月20日に治療を中止することはできないとして継続を指示したが，直後の6月24日行政機関の最高裁判所が治療中止は合法であるとの見解を示した（フランスでは行政訴訟と司法訴訟は別の系列の裁判所が担当し，二元的裁判制度と呼ばれる）。治療中止を合法とする判断に納得いかない両親側がヨーロッパ人権裁判所に訴え，1年ほどの間判断は保留となった後に，2015年6月5日にヨーロッパ人権裁判所が治療中止を支持する判断を示した。フランス国内の司法機関での審議も並行して続き，さらに4年後の2019年6月28日に最高裁判所が治療中止は合法であるという立場を示して，司法判断は確定した。両親側は2019年7月1日に国連人権理事会に訴えるも，2019年7月2日から医師団は治療の中止と持続鎮静を開始して，青年は9日後の7月11日に亡くなった。

交通事故からは11年，最初の医師が治療中止を認めてから6年が経過していた。筆者も何本か見たが，YouTubeでは事件の経過や患者がどのような状態であったのかをうかがわせる動画がいくつも流れている。「死亡直前の他に手段のない治療抵抗性の苦痛に対する最後の手段（last resort）」としての鎮静をオーソドックスなものだと

▼ヴァンサン・ランベール
前出のヴァンサン・アンベールと偶然にも名前がよく似ているが，別人である。ちなみに映画『シックス・センス』の登場人物ビンセントはヴァンサンの英語読み。

理解している筆者から見ると，「いま苦しいわけでもない」患者に対して治療中止と同時に深い鎮静をもたらす治療は，確かに，Ventafriddaが最初に議論しようと言った鎮静とは「違う医療行為」のように直感的には思われる。

クレス・レオネッティ法に対する緩和ケア専門家の初期の反応

クレス・レオネッティ法に対する緩和ケア専門家の初期の反応は「ちょっと待て待て」「何だ何だ？」というものが多かった[1-3]。そもそも最初に法令の概要が示された時には，これまで緩和ケア領域で行われていた，「死亡直前の緩和困難な苦痛に対する鎮静」とは異なる面が見られるようであった。すなわち，①死亡まで継続できる（until death）と明記したこと，②治療中止と同時に行うことを明記したこと，③死亡直前なのかいつなのかの時期があいまいであること（広く解釈されれば，治癒困難であれば死亡直前期でなくても実施可能なようにも読める）が懸念された。そのため，フランスで合法化しようとしている鎮静はいままでの鎮静とは違うのでは？という反応を引き起こした。

ベルギーのゲント大学の倫理専門家Raus Kは，2016年早々に，フランスでの持続鎮静の動向を解説する論説の中で，「フランスは持続的深い鎮静を受ける権利を明確にしたことで，（このタイプの）持続的深い鎮静が他の鎮静とは異なる別の医療行為（a *sui generis* end-of-life practice）であることを知ることになる最初の国になるだろう」と表現した[1]。Twycross Rも，これまでの苦痛緩和のための鎮静とは異なる点を検討した上で，「フランスの状況は特別である」（The situation in France is distinct, unique and evolving）と述べた[2]。ある論説では，フランスで合法化された持続鎮静のあり方について，「フランスの例外（French exception）」と表現した[3]。全体としては，死亡直前，緩和できない苦痛，最小限の鎮静薬，最後の手段，死を目的としない，といったキーワードで代表されるこれまでの苦痛緩和のための鎮静とは「別の鎮静」ではないか…と専門家たちが直感的に感じたことがよくわかる。

▼*sui generis*
ラテン語で「独特の，独自の」という意味。この文脈では，「いままでの鎮静とは別モノだよね」というニュアンスになる。

死亡まで継続することを意図して鎮静を行ってよいかは，国際的には議論の分かれているところである。少なくとも，日本国内のガイドラインでは，（死亡まで，ではなく）「**中止する時期を定めずに持続的に投与する**」と記載することによって，鎮静は苦痛が取れない間行うもので，定期的に評価して苦痛が取れているかもしれないなら鎮静を中止することをすすめている。つまり，鎮静を行っているのは緩和できない苦痛があるからであって，苦痛がなくなったならば鎮静は中止するというのが前提である。死亡まで続ける深い鎮静（continuous deep sedation until death：CDSUD）は苦痛が実際にどうであるかとは関係なく（相応性とは関係なく），死亡まで眠ることが前提とされていると解釈されうる。この点についてはレオネッティ自身も「死亡をもたらすために眠る」行為と「死亡の前に耐えがたい苦痛があるから（その時に）眠る」行為とは区別するべきだという意見を述べているようだ。

「治療中止と同時に行う」という考えは，かつて，Billings JAが人工呼吸の中止後にオピオイドや鎮静薬が増量されている事例が多いことから，「人工呼吸を中止する時には苦痛が悪化する前に予防的に苦痛緩和をはかる（麻酔量の鎮静薬を十分な鎮痛薬と併用して投与する）べき」と述べたことを想起させる[4]。実際のところ，フランスの治療中止に伴う苦痛を持続鎮静で予防するという考えにBillingsの論考が影響したということではなく，エルヴェ・ピエール事例（治療中止後のけいれん重積に鎮静薬の持続投与を行わなかった事例）の家族が報告書の作成の際に意見を聴取されたことが影響したとされている。深い鎮静を行うことによって「すべての苦痛を避ける（to avoid all suffering）」という考えの法制化を行った国はフランスが最初である。

このように法律そのものに記載されたのは，かなり幅広く解釈可能な鎮静の適応であったが，その後法令を受けて2017年にフランス緩和ケア学会が発表したガイドラインでは，全体的なトーンは少し「従来寄り」になった（表3）[5]。対象となる患者の予測される生命予後については，死亡直前であることが明記され，医学的な内容は従来のガイドラインと似ているものが多くなった。それでもなお，「苦痛の強さと関係なく深い鎮静とする」「死亡まで継続する」ことと，「治療中止と同時に苦痛を生じないように予防する」という3つの観点は，従来の苦痛緩和のための鎮静とは異なるものである。

施行後の臨床現場の報告

世界中の関係者が法律施行後の状況を待っているところであるが，フランスからのまとまった（英語での）報告は2022年6月現在まだあまり見られない。緩和ケア専門施設からの多施設研究と，家庭医・病院医師・施設の医師に対する全国のオンライン調査がある[5, 6]。

ローヌアルプス地域（フランス中東部）の12のすべての緩和ケア病棟と24のうち12の緩和ケアチームを対象とした調査では，8,500名中42名（0.5%）が法に則り死亡まで継続する持続的深い鎮静を希望した[5]。最終的に，2名では医師が行うことを拒否し，18名では保留している間に患者が死亡した（詳細の記載はややあいまいだが，深

| 表3 | 死亡まで継続する持続的深い鎮静に関する学会の推奨

- Richmond sedation score −4，−5を維持する。

- ミダゾラムの持続投与を第一選択とし，鎮痛目的でオピオイドを併用する。

- 苦痛の評価は，はじめは15分ごとに，その後は最低1日2回行う。

- 体位交換など処置を行う時には，苦痛を感じないように必ず早送りを行う。

- 輸液は原則的に中止する。ただし，輸液によって浮腫や呼吸器症状など不快症状が生じる可能性を説明した上でも，中止が文化的・精神的に家族・医療者から受け入れがたい場合は，250mL/日程度を行う。輸液による苦痛が悪化したら中止する。

い鎮静をすぐに実施するのではなく，薬物による苦痛緩和や間欠的鎮静，抗うつ薬の投与など鎮静以外の治療を試みたようである）。22名では最終的に鎮静が行われたが，13名ではさらに苦痛の緩和ケアを試みるなどの期間を置いてから実施されたので，希望に応じてすぐに行われたのは9名だけであった（ということは，これまでの鎮静とあまり変わらないように見え，法律で権利とされているからといって，医師がそのまま実施したということでもないようだ）。

　患者の背景を見ると（**表4**），比較的若く，教育歴が高く，「自分のことを自分でコントロールしたい傾向（control profile）」の患者が多くを占めた。患者が希望したのは鎮静であっても，最初の希望は安楽死であったものが60％ほどを占めた。患者の苦痛は従来の鎮静の対象症状（せん妄と呼吸困難）とは異なっており，実存的苦痛（生きていても意味がないなど）が主であった。対照的に，経済的困難や社会的孤立のある患者は10％以下であった。

　20％ほどに無治療の抑うつが認められたので治療を行い，多数にきっかけとなった出来事があった（鎮静は一過性の希望である可能性があった）ため，症状緩和や間

▼control profile
これまでに安楽死や自殺幇助を求める性格属性として，「自分の命は自分でコントロールしたい」傾向があるといわれている。

| 表4 | ローヌアルプス地域の緩和ケア専門サービスでの，クレス・レオネッティ法に基づく持続的深い鎮静を求めた患者の背景

	行わなかった N=20		行った N=22	
男性	9	45%	12	55%
女性	11	55%	10	45%
平均年齢	60歳代		60歳代	
疾患				
がん	17	85%	17	77%
ALS	3	15%	3	14%
呼吸器疾患	1	5%	1	5%
教育歴　大学以上	14	70%	15	68%
自分のことを自分でコントロールしたい傾向（control profile）	15	75%	16	73%
最初は安楽死の希望であった	12	60%	15	68%
経済的困難	1	5%	1	5%
社会的孤立	1	5%	1	5%
performance status（ECOG）				
1〜2	3	15%	8	36%
3〜4	17	85%	14	64%
苦痛				
実存的苦痛	14	70%	17	77%
痛み	10	50%	9	41%
呼吸困難	6	30%	10	45%
不安	8	40%	6	27%
悪心・嘔吐	5	25%	4	18%
不穏	0		1	5%
抑うつ状態	8	40%	8	36%
無治療	3	15%	4	18%
きっかけとなった出来事（痛みや呼吸困難の悪化，病状や予後の説明など）があるもの	9	45%	16	73%

〔Serey A, et al., 2019より引用〕

欠的鎮静を行ったと記載されている。実際の治療としては，何らかの緩和ケアの強化が37名（88%）に行われており，行われた内容は，オピオイド（モルヒネ，ケタミン，メサドンなど），向精神薬（抗精神病薬，抗うつ薬，抗不安薬としてのミダゾラム），間欠的鎮静，精神的サポートの強化などであった。

　鎮静を行った場合には，ミダゾラムの投与量は従来の鎮静の投与量よりかなり多めで，85mg/日で開始して，平均152mg/日であった。鎮静前の全身状態はPSが3-4以下の患者が主であったが，これは調査されたのが緩和ケア病棟であるため，もともと全身状態のよくない患者が多かったという事情を反映しているだけかもしれない。鎮静期間は3日ほどであった。

　まとめると，フランスの1地方だけからの報告なので代表性は明らかではないが，緩和ケア専門サービスでは法に基づく持続的深い鎮静の頻度は低く，患者が希望しているからといって全例に実施されるというわけでもなく，これまでと同じように効果がある可能性のある緩和治療を試みている様子がうかがえる。ただし，法に基づいた鎮静を希望する患者群は，従来の鎮静とは異なり，比較的若く，教育歴が高く，「自分のことを自分でコントロールしたい傾向」のしっかりした患者が精神的苦痛のために安楽死の代替手段として求めている側面がある。したがって，患者が苦痛緩和を超えた鎮静を希望した場合や（苦痛が取れるだけ少し眠気が出ればいい，ということではなく，苦痛に関係なくぐっすりと眠ったまま死にたいと希望するなど），精神的苦痛に対して鎮静を求める場合には倫理的な問題が生じる。これは予測されていた結果でもあり，「安楽死でもない，従来の鎮静でもない，第3の道」が本当に実現可能なものとしてあるのかないのかが試されているといえそうである。

　もう1つの全国調査は，オンラインで自由記述を求めたものなので，ざっくりとしたものである（**表5**）[6]。法律の是非という点からいうと，「患者の権利を強めるものでよいと思う」という意見がある一方で，否定的というかよくわからないという意見として，(医師が)「安楽死と区別できない」し，逆に，「従来の鎮静（浅い鎮静，間欠的鎮静，不安に対するミダゾラムの投与）との区別が難しい」との意見が多かった。医師

| 表5 | 全国調査でのクレス・レオネッティ法に関する自由記述の内容 |

1 | 法律の是非
- 安楽死と区別できない。
- 患者が安楽死と区別できていない。
- 従来の鎮静（浅い鎮静，間欠的鎮静，不安に対するミダゾラムの投与）との区別が難しい。
- 患者の権利を強めるものでよいと思う。

2 | 実施にあたって困難を感じている点
- 在宅・施設でミダゾラムを入手できない。
- 在宅・施設でミダゾラムを始めた場合にモニタリングできない。
- 在宅・施設で，多職種チームで議論することになっているができない（家庭医は1名である）。

がそんなであるので，もちろんのことながら，「患者が安楽死と区別できていない」という状態である。患者から見ると，「やっと安楽死ができるようになった！」と受け止められている場合が少なくない一方，医療者から見ると，持続鎮静は安楽死でもこれまでの鎮静でもない第3の方法であるという位置づけになっているので，混乱が生じるという構造になっている。

実際上のこととして，病院の医師はあまり困難を感じていなかったが，家庭医は在宅・施設で鎮静を提供することに実践上の困難があり，（ガイドラインには記載はあるものの，実際には）ミダゾラムを入手できない，ミダゾラムを始めた場合にモニタリングできない（時間の単位で患者を見ている人がいない），多職種チームで議論することになっているができない（家庭医は1名である）という課題に直面している。

ちょっと興味深いのは，持続鎮静を求める時に患者自身はどのような言葉を使って希望しているかという質問をしているが，「苦しいのを楽にしてほしい」「眠りたい」「死なせてほしい」「不必要な治療はやめてほしい」など多様に表現しており，これも，持続鎮静の概念が，治療中止なのか安楽死なのか苦痛緩和なのか意図的な意識の低下なのかがあいまいなままであることを象徴しているようでもある。

フランスの持続鎮静法の経緯が教えてくれること

法律が好きなお国柄だからとはいえ，法律が先行して持続鎮静に切り込んだフランスの持続鎮静法の経緯から私たちが学べることは何だろうか。

筆者の個人的な思考の原則として，「現場で何が困っているのかをまず明らかにして，困っていることにダイレクトに届く方法を考える（課題を先に具体化して，方法は課題ごとに見つける）」というものがある。今回フランスで起きた事例を比較的丁寧に見たので，事例では何が問題だったのか，どういう解決策があるのか，持続鎮静とどういう関係があるのかについてまとめて考察したい（**表6**）。

筆者の考えでは，全体として，どうしてこれらの事例から持続鎮静に解決を求めることになるのかがいまひとつあいまいなままな印象を受ける。国内で領域の異なる専門家と話していても感じることだが，「鎮静」を正確に理解することは，鎮静薬に関する医学的知識と倫理的知識の両方が必要なためにかなり難易度が高い（むしろ，積極的安楽死に関するイメージのほうがはるかに共有しやすい。これは一般市民にとっても同じことだと思われる）。

◉─────ヴァンサン・アンベール事例／ヴァンサン・ランベール事例のふりかえり

2名のヴァンサンが交通外傷後の治療中止を求めた事例は，本来的には治療中止の議論である。この場合，人工的水分・栄養補給の停止を行えば脱水が徐々に生じて死に至る。治療中止後に苦痛が生じる場合も生じない場合もあるだろうが，苦痛が生じた場合はその時点で通常の苦痛緩和の治療を行い，苦痛が緩和されない時に最後の手

| 表6 | フランスにおける事例と鎮静との関係

事例	要約	何が問題なのか	本来はどう解決するべきか	持続鎮静との関係
ヴァンサン・アンベール事例／ヴァンサン・ランベール事例	交通外傷後の治療中止が認められなかった。	治療中止が認められなかったこと。	治療中止が認められる権利の実効性をもたせること。	直接は関係ない。治療中止後の苦痛に対しては，通常の緩和ケアを行えばよい。
エルヴェ・ピエール事例	治療中止後のけいれん重積に鎮静薬の持続投与が行われなかった。	けいれん重積に対する抗けいれん薬（鎮静薬ぐもある）の投与が行われなかったこと。	二重効果の状態でも苦痛緩和を受ける権利の実効性をもたせること（生命予後の短縮の懸念があったとしても，症状に対する十分な治療が行えるようにすること）。	直接は関係ない。けいれんに対してミダゾラムを投与することは，けいれんに対する治療であり鎮静ではない。
シャンタル・セビル事例	嗅覚神経芽細胞腫による難治性疼痛で安楽死を求めたが許可されなかった。	苦痛が緩和されない時に安楽死は認められなかったこと。	安楽死・自殺幇助を可能にすること。持続的深い鎮静が死亡直前でなくても認められるのかを明らかにすること。	直接の関係はないが，想定される選択肢として，（患者が同意すれば）生命予後がある程度長い場合にも持続的深い鎮静を行うことに問題はないのかは課題である。

段（last resort）としての鎮静を検討する――というスタンスに立てば，鎮静が議論に上がる必要はもともとないはずの課題である。

◉―――――エルヴェ・ピエール事例のふりかえり

　ピエール事例は，鎮静に用いられる薬剤の薬効という概念を理解していないと，しばしば混乱が生じる典型的なものであると思われる。苦痛緩和のための鎮静に用いられる鎮静薬はミダゾラムが主であるが，ミダゾラムは「鎮静」だけに効果があるのではない。少量使えば（意識を低下させずに）不安を緩和する作用があり，呼吸困難を緩和する効果ももっている可能性があるとされている。確実にあることがわかっている薬効は抗けいれん作用であり，鎮静をするしないに関係なく，けいれんを止める薬剤として世界中で使用されている。ピエール事例は，おそらく，けいれんの重積発作が第一選択の抗けいれん薬ではおさまらず，次の選択肢としてミダゾラムの持続投与を検討したが，これによって呼吸が停止する可能性が否定できないので使用しなかったという背景であると推測できる。

　全く同じ事例を筆者は研修医の時に経験したことがある。それまで平穏に症状コントロールのできていた高齢女性が突然激しいけいれんを起こした。頭部CTを撮ると脳腫瘍からの出血によるものであった。けいれんの時に通常使用する薬剤を反復して使用したがなかなか重積発作を止めることができず，結果的に，けいれんがおさまらないまま亡くなった（けいれん発作中は患者の意識はないため，患者がどの程度苦痛を感じていたかは不明である）。

　その後数年経って，より経験を積んだ筆者は同じような事例に遭遇したが，ミダゾ

ラムより確実なバルビツール系の薬剤を使用することでけいれんを止めることができた。家族には呼吸が停止する可能性を説明したが，もとより苦痛なく最期を迎えることで患者自身との話もできていたので，「何をいまさら」という感じにはなる。「もちろんそれはいいので，けいれんを止めてあげてください」──結果的には，呼吸は止まらずにかえって安定した。しかし，一般的には，この段階の薬剤を使用するとけいれんを止めることができるが，同時に，呼吸も停止する可能性が高まるので，救命救急の場合には人工呼吸を行う準備をしながら使用する薬剤である。したがって，医師は，呼吸が止まってしまうかもしれない薬剤を使用することにためらいを感じるということになる。

　この問題は，本来は「鎮静」の問題ではなく，医学的適応のある薬剤を生命予後の短縮の可能性があっても使用してよいとする古典的な二重効果の問題である。鎮静の問題に同一視されるのは，使用する薬剤が「鎮静薬」（ミダゾラムやバルビツール）と重なるというだけである。本来は，けいれん重積状態時にきちんと治療を行えること，けいれんの治療を行うことでもし生命予後の短縮が想定されたとしてもそれは（改正される前のレオネッティ法に記載された）二重効果であるから，レオネッティ法に実効性をもたせることが必要である。つまり，これも，鎮静とは本来関係のない事例ということになる。

▼二重効果の原則

苦痛を緩和する目的で，妥当な方法で鎮痛薬や鎮静薬を使用して，結果的に生命予後が短縮しても倫理的に許容できるとする考え方。英米法で用いられる。

◉────シャンタル・セビル事例のふりかえり

　セビル事例は，難治性疼痛の患者が安楽死・自殺幇助を求めたものである。しかもこの事例では，苦痛緩和の治療を強めることではなく，容貌の変化からくる精神的な苦痛も加わって安楽死を希望していたと報道されている。そうすると，実際にとれる選択肢としては，①精神的な苦痛を和らげるわけではないが，鎮痛の手段としてオピオイドやケタミンの全身投与を行い，不十分であれば調節型鎮静から無効であった場合に持続的深い鎮静に移行する，②最初から持続的深い鎮静を行う，③苦痛緩和のための鎮静ではなく，安楽死・自殺幇助を行う，がありうる。

　①については通常の緩和治療としての鎮静（last resortとしての鎮静）と考えられるので，議論は必要ないだろう。②については，予測される生命予後と持続的深い鎮静の適応となる時期の議論がある。一般的に苦痛緩和のための持続的深い鎮静が相応性原則を満たすのは死期が迫っている時（長くても2週間程度）とする見解が多いので，それよりも長い生命予後が期待された場合に，苦痛緩和のための鎮静の適応にしてよいかは未解決の課題である。現実に，持続的深い鎮静の適応となるのは呼吸困難とせん妄が多いので，もともと臓器不全のために死亡が数週以内に迫っていることがほとんどである。しかし，疼痛は臓器不全とは関係なく，生命予後が長い時に疼痛が耐えがたくなることがある。したがって，本例の場合に最初から持続的深い鎮静を行っていいのかは議論の余地がある。本事例において，患者の希望している安楽死・自殺幇助を認めるかという議論を本来は行うべきであったが，鎮静にすり替えられたともい

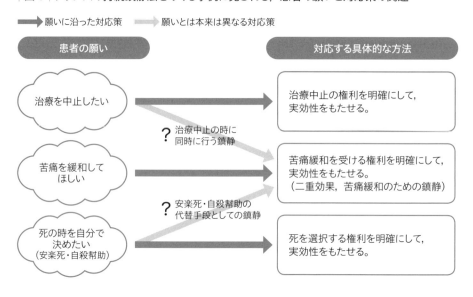

| 図1 | フランスの持続鎮静法をめぐる事例に見られる，患者の願いと対応策の関連

➡ 願いに沿った対応策　　➡ 願いとは本来は異なる対応策

患者の願い

対応する具体的な方法

治療を中止したい

治療中止の権利を明確にして，
実効性をもたせる。

？ 治療中止の時に
同時に行う鎮静

苦痛を緩和して
ほしい

苦痛緩和を受ける権利を明確にして，
実効性をもたせる。
（二重効果，苦痛緩和のための鎮静）

？ 安楽死・自殺幇助の
代替手段としての鎮静

死の時を自分で
決めたい
（安楽死・自殺幇助）

死を選択する権利を明確にして，
実効性をもたせる。

える。

　以上をまとめると**図1**のようになる。本来患者の希望は，①治療を中止したい（自然な最期に任せたい，いわゆる延命的な治療を受けたくない），②（仮に生命予後が縮まったり，意識が低下したとしても，死亡直前の）苦痛をちゃんと緩和してほしい，③死の時を自分で決めたい（安楽死・自殺幇助を受けたい）の3群になる。治療を中止したい希望に対しては，治療が中止できるように治療中止に関する権利法の実効性をもたせることが本来の対応であり，死の時を自分で決めたい希望に対しては安楽死・自殺幇助の是非を明確にすることが本来の対応である。苦痛緩和のための鎮静は，「苦痛をちゃんと緩和してほしい」という希望に対するオプションの1つであるはずである。しかし，フランスの法整備においては，治療を中止したい，死の時を自分で決めたいという希望に対する対応の少なくとも一部が鎮静にもってこられているように筆者にはみえる。したがって，「治療中止の時に同時に行う鎮静」「安楽死・自殺幇助の代替手段としての鎮静」という，本来の苦痛緩和のための鎮静にはなかったものが混在した結果，臨床現場での混乱が生じているともいえるように思われる。

　「法律があるほうがよい」という議論は鎮静においてもしばしば耳にするが，フランスの経験では法制度化する前に，「鎮静とは何か？」──その中に何種類かの鎮静の類型があり，それぞれの目的や倫理上・法学上の位置づけについて明確化してからでないと，十把一絡げにまとめて法制度化するのは無理があるといえる。少なくとも，「安楽死・自殺幇助の代替手段としての鎮静」を鎮静の中に入れることによって，死亡直前期の他に緩和手段のない苦痛に対して行われていた従来の鎮静が「安楽死と同じようなもの」とみなされることによって，逆に手控えられることがあってはならない。

◉───── まとめ

　オランダが安楽死を制度化した時に壮大な社会実験が行われたといわれたように，フランスの持続鎮静の制度化もまた異なるタイプの社会実験のように見える。同じ「鎮静」という言葉でくくられているが，苦痛の程度と関係なく深い鎮静とすること，死亡まで継続すること，治療中止後に生じる苦痛の予防として行うことなど，他に緩和できない苦痛に対して（苦痛がある間）行う鎮静（従来の鎮静）とはかなり異なる医療行為である。

　社会への影響を論じるのはまだ早いが，鎮静の概念を医学的に未整理なままに法制度化した点が，よけいに混乱を生じている面もあるように見受けられる。運用を通して，法制度化の初期に各国の緩和ケアの専門家が言っていたように，フランス式の持続鎮静の課題や対応を注視していく必要がある。

謝辞
　このChapterの内容については，奥田七峰子氏（日本医師会総合政策研究機構フランス駐在研究員）との勉強会で多大なる助言をいただきました。感謝いたします。

Summary

- 2016年，フランスで持続的深い鎮静を合法化したクレス・レオネッティ法が制定された。

- 緩和できない苦痛の緩和，または，治療中止に伴って生じる苦痛の予防として，死亡まで深い鎮静を維持することを法律上の罪に問わないとしている。

- 苦痛の程度にかかわらず深い鎮静とする（相応性は問わない），死亡まで継続する，苦痛の予防として治療中止とともに行う点が従来の鎮静とは異なる。

- 背景として，治療中止が行われなかった事例，治療中止で生じたけいれんに対する抗けいれん薬の投与が行われなかった事例，安楽死（自殺幇助）が認められなかった事例の社会問題化がある。

- 法律施行後の現場では，法に定められた鎮静と安楽死との違い，これまで行っていた鎮静との違いがあいまいであるとの混乱がある。

文献

1）
Raus K, Chambaere K, Sigrid Sterckx S: Controversies surrounding continuous deep sedation at the end of life—the parliamentary and societal debates in France. BMC Med Ethics, 17(1) :36, 2016.

2）
Twycross R: Reflections on palliative sedation. Palliat Care, 2019 Jan 27;12:1178224218823511. eCollection 2019.

3）
Horn R: The 'French exception'—the right to continuous deep sedation at the end of life. J Med Ethics, 44(3) :204-5, 2018.
1）〜3）は，フランスの持続鎮静法が世界に知られるようになった初期の論説。どうもこれはいままでの鎮静とは違うのでは？ という雰囲気がよく伝わってくる。

4）
Billings JA:Humane terminal extubation reconsidered—the role for preemptive analgesia and sedation. Crit Care Med, 40(2) :625-30, 2012.
苦痛緩和のための予防鎮静という概念を，集中治療での治療中止の場面を想定して提案したBillingsの論考。

5）
Serey A, Tricou C, Phan-Hoang N, et al: Deep continuous patient-requested sedation until death—a multicentric study. BMJ Support Palliat Care, 2019 Apr 20. pii: bmjspcare-2018-001712.
クレス・レオネッティ法施行後に法に基づく鎮静を希望した患者の多施設研究。患者が安楽死の代替手段として鎮静を求めている可能性が示唆されている。

6）
Bretonniere S, Fournier V: Continuous deep sedation until death—first national survey in France after the 2016 Law Promulgating It. J Pain Symptom Manage, 62(4) :e13-9, 2021.
クレス・レオネッティ法施行後の全国のオンライン調査。安楽死との違い，従来の苦痛緩和の鎮静との違いの両方向に関する混乱があることがうかがえる。

Chapter 3

苦痛緩和のための鎮静の 概念の違い
イギリスとイタリアを比較すると何が見えるか?

Chapter 3を読み終わればわかること

- イギリスとイタリアでは鎮静に関する考え方がどのように違っているのか?
- イギリスでは鎮静薬の使用に関してどのような研究や議論が行われてきたのか?
- イタリアでは鎮静に関してどのような研究や議論が行われてきたのか?
- 鎮静に関する議論で生じるかみ合わなさはどこからくるのか?

読み解くための Key words

鎮静(sedation)と鎮静薬の使用(use of sedatives)の違い

鎮静する(to sedate)と楽になるようにする(to make more comfortable and settled)の違い

苦痛に相応な鎮静薬の使用(proportional use of sedatives)

意識低下の意図

死亡まで継続する鎮静

Italian National Committee for the Bioethicsの持続的深い鎮静に関する声明

◉━━━━はじめに

　鎮静に関する議論は（国内でもだが）国際的にもすれ違うことが多い。いろんな考えがあっていい，だけど，どうして違っているのかは知りたい，そういう相互理解を目的とした国際共同研究を中心に，イギリスとイタリアの鎮静の議論を比較して，「鎮静観」の多様性にふれてみたい。どうでもいいことだが，多様性多様性といわれる前から確かめるまでもない多様性が目の前にどんとある国においては，ただ1つの正解などないことが前提で研究が行われることは多い。日本国内の議論は異なる結論を認めないという雰囲気が漂うところで，違いを感じる。

国際比較研究：
そこが違っていたのか！

　「鎮静」について，緩和ケア専門医のとらえ方の違いを知るための国際研究を紹介する[1]。この研究は，もともと，イギリス，イタリア，日本，ドイツ，オランダ，ベルギー，シンガポール，米国の8国（米国は回答が極端に少なかったので解析から除外）で行われた研究の二次解析である。医師の専門も違えば考え方が違うのも当たり前であるので，今回は，緩和ケア専門医だけの意見を比較したものである。緩和ケア専門医とは，各国の専門医資格を有しており，かつ，「自分は緩和ケア専門医である」と回答した医師と定義した100名以上の回答がある国だけを解析対象としたので，イギリス（111名），イタリア（198名），日本（334名），ドイツ（273名）が対象になった。

　そもそもの母集団が緩和ケア専門医の資格を有しているものであったが，その中で「自分は緩和ケア専門医である」と回答した頻度は，イギリスで97%，イタリアで93%だったが，日本ではほどほどの65%，ドイツでは50%であった。この理由として，ドイツでは家庭医や呼吸器科などの内科医が追加してとる専門医（subspeciality）であって，普段は呼吸器内科として診療もしているけれど緩和ケアの資格も持っている，普段は家庭医として診療しているけれど緩和ケアの資格も持っているという医師が大部分であるという理由がある。したがって，緩和ケア専門医の資格を持っているもののうち，さらに「自分は緩和ケア専門医である」と回答した医師なら専門にやっているのだろうという前提のもとに対象を選択した。

　研究の対象としたいのは，いわゆる苦痛緩和のための鎮静である。ただ，これを緩和的鎮静（palliative sedation）についてどう思いますか？ とか持続的深い鎮静（continuous deep sedation）についてどう思いますか？ と聞いてしまうと，定義が国や個人によって違うので何をイメージしたかによって回答が変わってしまうことはよく知られている。そこで，研究者間で相談して，鎮静薬の持続投与（continuous use of sedatives：CUS）と表現して聞くこととした。鎮静薬の持続投与とは，日本ではやや聞きなれない表現であるが，ヨーロッパ，特にイギリスでは伝統的によく用いられるし，「鎮静薬を持続静脈・皮下投与する」という客観的行為なので最適であると考

えたのである。以下では，「鎮静薬の持続投与」と毎回言うと煩わしいので，鎮静と簡単に記載したところが多い。

さて，解析としては，国の間を比較する（イギリス vs. イタリアなど）ことに関心があったが，同時に，日本国内でも人によって意見が大きく違うように「国の中での意見のばらつき」も見えるようにした。国の間の意見の比較は平均値を比較検定するというオーソドックスな方法があるのだが，集団の中での意見のばらつきを決める検定方法はない。そこで，Kurtosis（尖度）という指標を用いて尖度が −0.4以下（分布がとがっていない＝回答がどこか１つに集まっていない）場合に，「国の中でもいろいろな意見がある」とした。

▼Kurtosis（尖度）
回答が１つに偏ると正の大きい値となり，回答にばらつきがあると負の値になる。本研究では，−0.4以下でばらつきがあるとした。

持続的な鎮静薬の投与を適切とみなす全身状態と苦痛：国による違い

最初に，生命予後が日の単位／数週以上×身体的苦痛／精神的苦痛が耐えがたい時に，持続的な鎮静薬の投与が適切だと思うかどうかを聞いた結果を図1に示す。図1aでぱっと目につくのは，数週以上の生命予後が期待される場合の鎮静について，イギリスと日本は抑制的で，イタリアとドイツでは適切と考えてもいいのではないかという意見がまあまあ多いことである。この次に気が付くのは，その数週以上の生命予後が期待される場合の鎮静については，国の間の差が大きいだけではなく，国の中でもばらつきが大きいことである（図では国の中でのばらつきが大きい回答を■で表現している）。例えば，図1bの一番上の列，つまり，生命予後が日の単位で身体的苦痛が緩和されない時の鎮静についての考えは，いずれの国でも右の２つ（そう思う，とてもそう思う＝適切である）に偏っている。

しかし，下から２つ目，生命予後が数週以上で身体的苦痛が緩和されない時の鎮静になると，イタリア・ドイツでは「適切である」とする回答が多いものの「適切でない」とする回答もかなりを占め，日本・イギリスではその逆に「適切でない」とする回答が多いものの「適切」とする回答もかなり見られる。つまり，同じ国の中でも意見が分かれてくることがよくわかる。

３つ目に気が付くこととして，あまり目立った差ではないが，生命予後が日の単位の精神的苦痛に対する鎮静に，日本は他の国と比べて抑制的である。国内の議論では，精神的苦痛に鎮静？——しないしない，と自動的に発想することが多いような印象があるが，イタリアでは死亡直前に心身の苦痛の二区分論を置くことは適切でないとしたトータルペインの考え方をとっており，対照的である。イギリスとイタリアの比較という視点では，全体にイタリアでは鎮静に肯定的であり，精神的苦痛に対しても，予後が数週以上の場合にもイギリスと比較すると肯定する医師が多いといえる。

▼トータルペインの概念
鎮静の対象である苦痛についても，心身の苦痛に分けることはできないと考える。

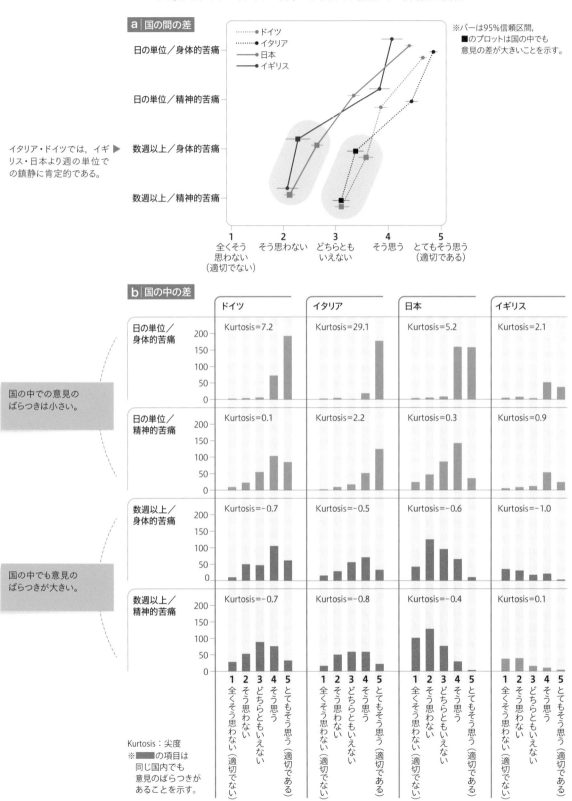

| 図1 | 生命予後が日の単位／数週以上×身体的苦痛／精神的苦痛に持続鎮静が適切か？に対するドイツ・イタリア・日本・イギリスの緩和ケア専門医の回答

a | 国の間の差

........●ドイツ
........●イタリア
————○日本
————●イギリス

※バーは95%信頼区間，■のプロットは国の中でも意見の差が大きいことを示す。

日の単位／身体的苦痛
日の単位／精神的苦痛
数週以上／身体的苦痛
数週以上／精神的苦痛

イタリア・ドイツでは，イギリス・日本より週の単位での鎮静に肯定的である。

1 全くそう思わない（適切でない）
2 そう思わない
3 どちらともいえない
4 そう思う
5 とてもそう思う（適切である）

b | 国の中の差

	ドイツ	イタリア	日本	イギリス
日の単位／身体的苦痛	Kurtosis=7.2	Kurtosis=29.1	Kurtosis=5.2	Kurtosis=2.1
日の単位／精神的苦痛	Kurtosis=0.1	Kurtosis=2.2	Kurtosis=0.3	Kurtosis=0.9
数週以上／身体的苦痛	Kurtosis=−0.7	Kurtosis=−0.5	Kurtosis=−0.6	Kurtosis=−1.0
数週以上／精神的苦痛	Kurtosis=−0.7	Kurtosis=−0.8	Kurtosis=−0.4	Kurtosis=0.1

国の中での意見のばらつきは小さい。

国の中でも意見のばらつきが大きい。

1 全くそう思わない（適切でない）
2 そう思わない
3 どちらともいえない
4 そう思う
5 とてもそう思う（適切である）

Kurtosis：尖度
※　の項目は同じ国内でも意見のばらつきがあることを示す。

〔Morita T, et al., 2022より改変〕

| 図2 | 持続的に鎮静薬を投与する時の意図に対するドイツ・イタリア・日本・イギリスの
緩和ケア専門医の回答

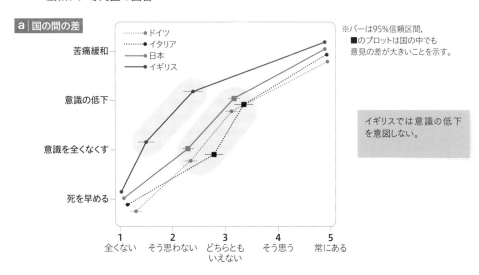

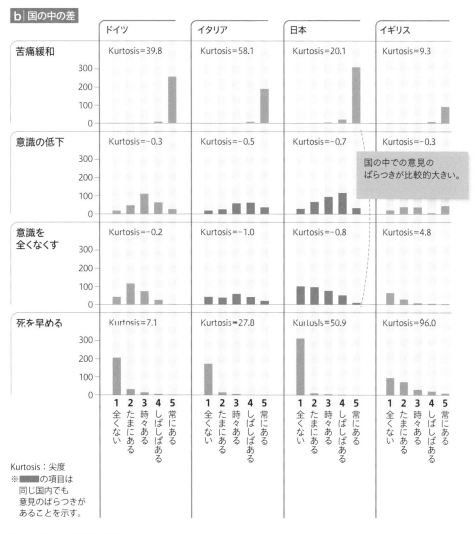

Kurtosis：尖度
※■■■の項目は
同じ国内でも
意見のばらつきが
あることを示す。

〔Morita T, et al., 2022より改変〕

| 図3 | 持続鎮静に関するドイツ・イタリア・日本・イギリスの緩和ケア専門医の意見

イギリスでは鎮静は患者の▶
権利ではない。イタリアで
は鎮静は生命予後を短縮
せず，安楽死とは異なると
強く信じられている。

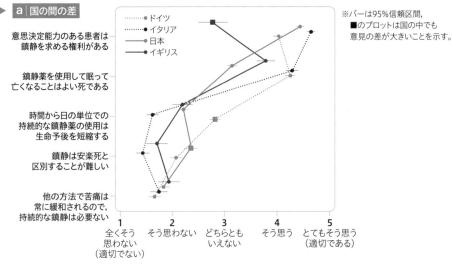

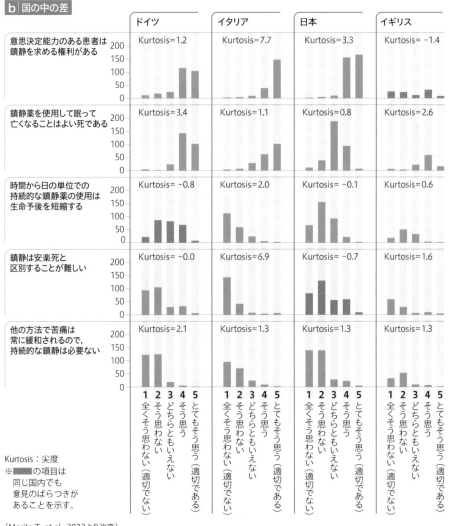

Kurtosis：尖度
※■■■の項目は
　同じ国内でも
　意見のばらつきが
　あることを示す。

〔Morita T, et al., 2022より改変〕

持続的に鎮静薬を投与する医師の意図：
国による違い

　次に，治療抵抗性の苦痛に対して持続的に鎮静薬を投与する時の医師が「何を意図しているか」を質問した結果を**図2**に示す。これもなかなか印象的な結果で，まず大きく目立つのは，イギリスの医師は鎮静薬を投与する時に「意識が低下することを意図しています」とは**言わない**，ましてや，「患者の意識が全くなくなる(unconsciousness)ことを意図しています」とは**ほとんど言わない**ということだ。これは，イギリスにおいては「意識を低下させるために鎮静薬を使うのではない，苦痛緩和のために鎮静薬を使った結果，意識が下がっている」という主張が繰り返されることと一致している。一方イタリアでは，患者の意識を全くなくすこと(unconsciousness)を目的として鎮静を行うことはそれほど悪いことでもないようで，Ventafridda Vも最初の論文で患者が就眠(sleep)したまま死亡まで維持したと記述していたことを思い出させる(Chapter 1 参照)。

　しかし，この「鎮静をする時に意識低下を意図する，患者の意識を全くなくすことを意図する」に関する医師の回答には，同じ国の中でもばらつきが大きい(■でプロットされているところが多い)。尖度でいうと日本とイタリアが −0.4以下であるが，実際の分布を見るとどの国でも意見はかなりばらつきがあることがわかる(**図2b**)。例えば，患者の意識の低下を目的としていることについて，イタリアと日本だと「しばしばある」に寄っているが，逆方向の回答も相当数ある。患者の意識を全くなくすにすると，「全く思わない」方向にずれるのだが，全くなくすことを意図している医師も結構な数いそうなことがわかる。意識の低下を意図してはならないとするイギリスにおいても，「意識の低下を意図する」に対して肯定した回答はまずまずの人数がいるようである。イギリスとイタリアでは，鎮静をする時の医師の意図に大きな差がありそうである。

持続鎮静は患者の権利か・よい死か・予後を短縮するかに関する考え：
国による違い

　最後に，鎮静に関して雑多な質問をした結果をまとめて**図3**に示す。他の質問群と違って，選択肢の文章が各言語で微妙にニュアンスが異なる可能性があるので単純に比較することはできないものの，いくつかの明確な(解釈可能な)差がありそうである。上から見ていこう。

　最初に，イギリスの医師は患者に鎮静を求める「権利がある」とは考えていない。これはイギリスにおいて鎮静薬の使用は苦痛緩和の手段であるから，医学的適応に基づいて医師が決めるもので患者が持っている権利ではないという考え方がありそうなことを示している。

望ましい最期の要素	相関係数
苦痛がない	0.36
希望や楽しみがある	0.34
美しさや見た目が変わらない	0.31
家族とよい関係である	0.32
誰かの負担にならない	0.35
環境が落ち着いている	0.48
いい医師や看護師に見てもらえる	0.40
自然な最期である	0.31
死を意識しないで済む	0.39

相関は1に近づくほど強い。

〔Miyashita M, et al., 2007より引用〕

　次に，「鎮静薬を使用して眠って亡くなることはよい死である」に対しては，日本の医師が最も「そう思わない」と回答した。これは，一般市民が一般的によい最期だったという時に用いる「眠ってるみたいに逝けたからよかった」から考えると奇異な感じもするが，「眠ったように」は言葉通りに眠って最期を迎えるという意味ではなく，苦痛がないとか希望があるとか自然な最期であるといった抽象的な意味に過ぎないことが示されている[2]。我が国のgood death研究の初期に，「以下のことはあなたにとってよい最期に重要ですか？」という質問に対して，「眠ったように最期を迎えること」と，これ以外の望ましい最期の要素の相関係数はほとんどすべての要素と相関することがわかった（**表1**）。「眠るような最期でよかったです」というのは，言葉通りに，「眠って最期を迎えられたからよかった」という意味ではないともいえる。あるいは，ひょっとすると，「自然に意識が下がって眠ったような最期はいいけど，人工的に意識が下がるのはよくない」という意味なのか，または，「よい死そのものがない（日本語としておかしい）」という感覚もあるのかもしれない。ただ，少なくとも，我が国の緩和ケア専門医は鎮静を受けて亡くなることそのものをどうもあまり「よい」とは思っていない医師が多いようである。

　3つ目の，「時間から日の単位での持続的な鎮静薬の使用は生命予後を短縮する」に対しては，どの国の緩和ケアの専門家も否定的な方向への回答であったが，特に，イタリアの医師は分布でも「全くそう思わない」がとりわけ多く，「鎮静薬を投与しても生命予後が短縮することはない」と考えていることがわかる。同じように4つ目の「鎮静は安楽死と区別することが難しい」に対しても，どの国の緩和ケアの専門家も否定的な方向への回答であったが，これもイタリアの医師は「全くそう思わない」がとりわけ多い。イタリアでは，「鎮静は生命予後も縮めないし，安楽死とは全く違う」と考えていることがうかがえる。

　最後に，鎮静の必要性に関して，「他の方法で苦痛は常に緩和されるので，持続的な鎮静は必要ない」に対する回答を求めると，これは興味深いことに，どの国におい

| 表2 | 国際調査からいえる各国の持続的な鎮静薬の投与に関する意見の違い |

すべての国に共通	・緩和されない苦痛はあり，持続的な鎮静薬の投与は必要である。 ・生命予後が日の単位の身体的苦痛に持続鎮静を行うことは適切である。 ・鎮静の意図は苦痛緩和であり，生命予後の短縮は意図しない。
イギリス	・生命予後が数週以上では持続鎮静を行うべきではない。 ・鎮静薬の投与で意識の低下を意図してはならない。 ・患者に鎮静を希望する権利はない。
イタリア	・生命予後が数週以上でも持続鎮静を行ってよい時がある。 ・生命予後が日の単位なら精神的苦痛に持続鎮静を行ってよい。 ・意識の低下や患者の意識を全くなくすことも意図してもよい。 ・鎮静によって生命予後は短縮しないし，安楽死とは全く異なる。
日本	・生命予後が数週以上では持続鎮静を行うべきではない。 ・生命予後が日の単位でも精神的苦痛に持続鎮静を行わないほうがよい。 ・意識の低下や患者の意識を全くなくすことも意図してもよい。 ・鎮静によって眠って迎える死はあまりよくない。

ても「そう思わない」がほとんどであり，「持続的な鎮静薬の投与は必要である」ということで各国の専門家の意見が一致しており，国の中でのばらつきもない。

　以上をまとめると，**表2**のようになる（ドイツも興味深い国なのだが，イギリスとイタリアの比較に主眼を置く）。

　不思議なことに（不思議でもないといえばないが），どの国の専門家も，オピオイドを十分に使っても緩和されない苦痛はあり，持続的な鎮静薬の投与が苦痛緩和には必要であると考えている。確かに，鎮静と呼ぶかどうかは別として，「鎮静薬の使用」であれば世界中で行われている事実（medical fact）である。そして，「生命予後が日の単位の緩和できない身体的苦痛に持続鎮静を行うことは適切である」と考えていることも共通していて，「鎮静の意図は苦痛緩和であり，生命予後の短縮は意図しない」も共通している。ここまでが同じ意見なのに，どうしてここからが違うのか？を理解することが，鎮静に関する（不必要な）もやもやから解放される第一歩である。

　イギリスの見方では，「生命予後が数週以上では持続鎮静を行うべきではない」「鎮静薬の投与で意識の低下を意図してはならない」「患者に鎮静を希望する権利はない」ということが目につく。特に，「鎮静薬の投与で意識の低下を意図してはならない」を理解することがイギリスにおける鎮静（というと怒られるので，use of sedatives：鎮静薬の使用）を理解するための鍵となる。イギリスにおいて鎮静は苦痛緩和を目的として投与するもので，意図的に意識を低下させるものではない。苦痛緩和のための治療なので，患者の権利というよりも医師の医学的適応の判断であるという考えがあると想像できる。この基盤には，人間を人として成り立たせているのは意識であるから，意識を低下させることにはものすごく慎重でなければならないという考えがあり，やむをえず行う時には，二重効果の原則によって意識を維持することとのバランスを測りながら，苦痛緩和に必要なだけの最小限の鎮静を許容する（意識の低下を意

▼medical fact

鎮静の議論において「〇〇するべきか」を論じると，人によって考え方が違うのは当然であるが，「〇〇である」の論じ方を中心にすえると，事実を議論することができる。どちらを議論しているのかの区別が重要である。

図しない）場合に限って許されるという考えがある。

　一方，イタリアにおいては，「生命予後が数週以上でも持続鎮静を行ってよい」と考える医師も少なくない。「生命予後が日の単位なら精神的苦痛に持続鎮静を行ってよい」「意識の低下や患者の意識を全くなくすことも意図している」と言ってよい。「鎮静によって生命予後は短縮しないし，安楽死とは全く異なる」といったスタンスである。特に，意識の低下を目的としても問題なく，生命の短縮をきたすこともないと考えていることが，適応範囲を広めに見ることにつながると考えられる。

　ここまでは1つの調査研究からおおざっぱにイギリスとイタリアの鎮静の考え方の外枠をつかむというくらいのとらえ方であるので，以降，それぞれの国の考え方について調査票ではわからないようなニュアンスを含めて検討する。

▼国内の法規範
国内法により鎮静を「間接的安楽死」とみなすならば，肉体的苦痛のみが対象となる（Chapter 10参照）。

　ところで，こうして比較してみると，日本は，意識の低下という点ではイタリア寄りで，それほど二重効果の原則が意識されないし法規範にもないため，意識の低下を意図してもよいとみる専門家が多いようだ。一方で，適用範囲はイギリス寄りで，生命予後が数週以上では持続鎮静を行うべきではないと狭い適用を意識しているように見える。しかも，生命予後が日の単位でも精神的苦痛に持続鎮静を行わないほうがよいとの考えが多く，これは，ひょっとすると，日本の法律上，身体的苦痛と精神的苦痛を区別して論じることが臨床にも定着しているのかもしれない。1枚の表であるが，各国の事情を想像しながら眺めているとなんとなく想像できることがふくらみ，興味深い。

かたくなに変わらないイギリス：
鎮静は意識を下げる意図ではなく，常に苦痛に相応な分だけ

　おおざっぱに比較しただけでは深みが少し足りないので，それぞれの国の経緯をたどってみたい。

　そもそもイギリスからはめったに「鎮静」に関する研究が発表されず，専門家のコメントや論考が多い。しかし，鎮静薬が使われていないのかというとそうではない。

　ふりかえってイギリスから初めて鎮静に関する研究が発表されたのは1997年，いまでは予後予測指標のPiPSを開発したことで知られるStone Pが研究員（research fellow）だった時に，病院とホスピスでの鎮静薬の使用を比較した研究である（比較した結果自体は本書の本筋ではないが）[3]。まず，この論文のタイトルからして，鎮静薬の使用の比較（a comparison of the use of sedatives）であって鎮静（sedation）という言葉を意識的に使っていない。基本的な考え方がよくわかるのは定義の部分である。少し意訳しつつ解説すると，まず，「すべての鎮静薬（鎮静作用のある薬剤）は鎮静という作用だけでなくて他の効果もあるので，鎮静のために薬剤を使っているのか，その他（苦痛緩和）の目的で使用しているのかを区別することが重要である」から始まり，鎮静薬の使用された状態を，「特定の症状緩和（for specific symptom control）か鎮静（sedation）かに分類した」としている。前者は，制吐でハロペリドー

ルを使用したり，抗不安効果でジアゼパムを使った場合を例としている。この他に，イギリスでしばしばいわれる「患者の苦しそうな感じを和らげる（settle, looking comfortable）ための鎮静薬の使用は症状コントロールに入れている。一方，鎮静（sedation）の定義は，「苦痛を緩和する治療手段の1つとして意識レベルを低下させる鎮静薬を処方すること（the prescription of sedative drugs where reducing the level of consciousness was part of a treatment strategy with the aim of relieving distress）」としており，この例として，意識を低下させずには緩和できそうにないせん妄にレボメプロマジンを使うことや，呼吸困難が緩和しない時に意識を低下させるためにミダゾラムを併用することを挙げている。つまり，呼吸困難に対する鎮静薬の使用は，抗不安作用を介したものでない限りは呼吸困難を緩和する効果がないという理由から，鎮静に区分しているということになる。ところで，この時の原文は，「use of methotrimeprazine to control an agitated patient who could not be managed without **intending to reduce their level of consciousness**, or the addition of midazolam to the syringe drive of a patient with poorly controlled dyspnea **to reduce their awareness of distress**」と記載しており，おや，意識の低下を意図していると書いてある…（人間の意図とは難しいものだ。深入りはやめよう）。

　この研究での症状緩和のため・鎮静のために使用された鎮静薬の内容を**表3**に要約した。症状緩和の中には，抗不安薬を使用する不安，ハロペリドール（制吐剤でもある）を使用する悪心も含まれているが，「死亡直前にすでに意識の低下している患者を快適な様子（settle, looking comfortable）にするために少量（5〜10mg/日）のミダゾラムを持続注射に混注して使用したもの」が相当数含まれており，これは現代では鎮静に区分する人が多いのかもしれない。一方，「鎮静」のほうの適応症状はせん妄や呼吸困難など現在の理解と同様だが，死亡直前の精神的苦悩（意識があれば意識混濁した中でもうんうんうなるほどの苦悶：mental anguish）に適応する患者も比較的多い。

| 表3 | イギリスの実証研究における症状緩和・鎮静としての鎮静薬の使用の区別

		症状緩和としての鎮静薬の使用（人）	鎮静としての鎮静薬の使用（人）	
症状	不安	19	過活動型せん妄	18
	悪心	18	精神的苦悩（mental anguish）	8
	「死亡直前にすでに意識の低下している患者を快適な様子にすること」	11	痛み	6
	軽度の混乱（confusion）	5	呼吸困難	6
	ミオクローヌス	5		
使用薬剤（%）				
	ミダゾラム	40	80	
	レボメプロマジン	12	33	
	ハロペリドール	46	37	
使用量（mg/日）				
	ミダゾラム	11	22	
	レボメプロマジン	58	64	
	ハロペリドール	6	5	

〔Stone P, et al., 1997より引用〕

投与薬物を見ても，ミダゾラム，レボメプロマジン，ハロペリドールが同じような頻度で使用されており，投与量も症状緩和と鎮静で大きく違うわけではない。この見方はイギリスにおける鎮静（鎮静薬の使用）のいまに至る考えをよく示している。要するに，症状を緩和する「目的で」投与された鎮静薬と，意識を下げる「前提で」投与された鎮静薬とは区別できるよね，違うよね，というスタンスに立っているといえる（筆者は，ここで自分だけなら区別はしているけど，みんな同じように区別できるとは限らないので，意図で区別はできないという立場である）。

もう1つの有名な研究，これはセントクリストファーズホスピス（St. Christopher's Hospice）のSykes Nのものを見てみよう[4]。タイトルは同じように「Sedative use in the last week of life…」と名付けられている。この研究の目的は，鎮静薬を使用した患者の生命予後への影響を推定することで，古典的な二重効果（鎮静薬を使ったから生命予後が縮まったと考えられる患者）はまれにしか見られないため，鎮静薬を使用することで二重効果の原則が必要になることはそもそも一般的ではない，と結論している。研究結果はともかく，やはり定義のところがイギリスにおける鎮静の考え方を知る足場にしやすい。まず，死亡直前期によく使用する鎮静作用のある薬剤として，ミダゾラム，レボメプロマジン，ハロペリドールを挙げて，これらを使った患者を鎮静を受けた可能性のある患者として特定した。次に，鎮静ではない症状緩和のための使用を除くために，鎮静薬の投与量で「鎮静」を定義したとしている。鎮静とみなした投与量はそれほど多くなく，ミダゾラムは10mg/日，レボメプロマジンは25mg/日であった（ハロペリドールは20mg/日と日本の感覚ではかなり多い）。実際に鎮静薬を投与されていた患者数も理解を助けてくれるが，237名中194名（82%）にミダゾラムが使用されており，114名（48%）が設定した投与量以上の鎮静薬の投与を受けていたため「鎮静を受けた」とした。つまり，イギリスにおいても（あるいはイギリスにおいてはよりいっそう？），ミダゾラムはよく使用されている。ただ，「鎮静する」という感覚ではなく，「何か苦しいところがあるから，それに見合う量を使う」という感覚である。原文から引用すると，「鎮静薬は苦痛を緩和するために苦痛の程度に応じて使用するのであって，オピオイドを苦痛に応じて使用することが安全であるのと同じである（The aim for the patient studied herein was not unconsciousness but relief of their symptoms, and the doses of medication used were proportionate to that arm. Just as opioids are safe in the terminally ill when their doses are titrated against the symptom response, the same is true of sedatives）」ということになる。

これをSykesがLancet Oncologyに寄せた総説[5]から引用すると，「多くの，たぶんほとんどの緩和ケア医は患者を深く眠らせようと思って鎮静薬を使用するのではない。そうではなくて，痛みに対してオピオイドを効果がないなら増量するのと同じように，苦しさ（distress）に対して苦しさがなくなるように鎮静薬を使用しているのだ（Cleary, many, perhaps most palliative care physicians do not aim to induce deep sleep by use of sedative drugs… Instead, the sedative dose is titrated against the distress response, just as opioid doses are titrated against a pain response）」となる。Sykesと筆者との個人的なやり取りでは，イギリスでも安楽死や自殺幇助を求める法案の提出の動きは続いていて，緩和ケア専門医は安楽死と緩和ケアとの差を明確にするべきだとより強く考えていること（これはSaunders Cがホスピス活動の初期に安楽死協会とは逆の方向をめざした時からの伝統である），それに，永年の努力にもかかわらず，なお一般的に，鎮静に限らず緩和ケアが生命予後を短縮するのではないかということに関する懸念が国民全体に強いことも鎮静に関わるスタンスに影響しているという。

　もう1名の大御所Twycross Rの論説においても，持続的深い鎮静という概念を否定し，鎮静は必要性によって倫理的に正当化されるのだから，すべての鎮静は苦痛の強さに対して相応であるべき（all sedation should be proportional：苦痛が緩和されるだけの最小限の鎮静を提供するべきである）と論じている[6]。すなわち，今日，（是非はともかく）存在しているような調節型鎮静と持続的深い鎮静といった区別は不要で，ただ，調節型鎮静のみがあるはずだ，という趣旨になる。

　このあたり，苦痛の緩和を目的とする，意識の低下は意図していない，苦痛に合わせて調節する（proportional use），オピオイドを痛みに対して調節するのと同じである，などがイギリスでの考え方を理解するためのキーワードだろう。

　イギリスにおける鎮静薬の使用に関するニュアンスは，実証研究でもよく示されている。

　最初に，同じ「鎮静」でも国によってどうも違うみたいだという感触を得たのはオランダ・ベルギー・イギリスで行われた，UNBIASED studyと名付けられた鎮静に関する国際的な質的研究である[7]。この研究からは10編以上の研究論文が出ており，質的研究ならではの鎮静を理解する多彩な手がかりを提供してくれている。結果の要約は，「イギリスでは，鎮静は死亡直前に身の置き所がなくなることに対する症状緩和から（まれであるが）深い鎮静までの，連続的なものの一部（a continuum of practice）として語られた。一方，ベルギーでは，深い鎮静を患者の希望に従って行うことが重要であると主張された。各国の鎮静は，意識を維持することの意義，死亡まで鎮静を行うこと，生命予後を短縮することの懸念という点で違いが見られた」である。

　つまり，イギリスでは，鎮静薬を投与し始めたからといって死亡まで続けるという意図はない。また，患者に鎮静薬を投与することについて，「眠る」ということが目的ではなく，settled（落ち着ける），苦痛を減らす（comfortable）という表現をよく使ったと報告されている。さらに，いくつかのナラティブを引用してみよう。

> 「私たちが持続注射の中にミダゾラムを追加する時の目的（aim）は，患者さんが落ち着く（settle）かどうかを見ることなんです」（看護師）

▼質的研究のすごさ

人間の理解力として，「○が△%」と聞いてもいまひとつわからないことも多いが，良い質的研究の分析は直感的理解に結びつく。

「私は鎮静（sedation）って言葉を使ったことはありません…。患者さんがもっと楽になるようにしましょうか（make him more comfortable and settled）って言います」（看護師）

「持続鎮静（continuous sedation）はしたことがありません。亡くなる直前に落ち着かなくなって，鎮静薬（drugs that do have sedative effects）を使うことが適切なことはもちろんあります。でもその目的は鎮静（to sedate）である必要はなくて，身の置き所のなさが減って患者さんが楽になればいいということです（aim is to relieve that restlessness and make them more comfortable）」（緩和ケア医）

質問紙調査を見るよりも，質的研究のナラティブを見ると，ああそう考えるのねということが直感的によくわかる。

もう１つ，2019年の質的研究でも全く同じである[8]。緩和ケア専門家と専門看護師27名の８回のフォーカスグループ研究の結論は，次のように締めくくられている：「緩和ケア専門家は，鎮静薬は落ち着かなさやつらさを和らげるために使っているのであって，患者の苦痛が緩和するのに適した薬物・投与量を選択している。患者の苦痛を取る（comfortable，calm，relaxedにする）のに最小の量を使おうとする。臨床的な判断が重要で，客観的な評価尺度を使っている人はいない。診療記録で確かめられたミダゾラムの投与量も10mg/日と少量であった」。

質的研究らしく引用された語りを１つ引用してみよう。

「眠くてももう少し楽なようにしてあげられませんか？ こんなふうに苦しそうになるのなんて，妻は望んでなかったんです。こうなる前に，話してました。ねぇ，もしつらそうな時に眠れるようにしてもらえるとして，どう思う？──それはそのほうがいいわ（Yeah, that's fine）。その患者さんが落ち着くまでには，本当に時間がかかりました…とてもつらそうだったんです（It did take a lot **to get her settled**, because she was really distressed）」。

このように，イギリスでは，「鎮静する」という表現は一般的でなく，特に，持続的深い鎮静という実践は概念上存在しない──苦痛を緩和するために鎮静薬を最小量使うのであって，意識を下げるために鎮静薬を投与するわけではないという考えが一般的である[9]。同様の趣旨では，イギリスで国策として一時期全国的に採用されたLiverpool care pathway（看取りのパス）において，鎮静がパスの一部として行われたのではないかという批判に対する反論がある[10]。この実証研究では，ミダゾラムの投与は全体の51%にのぼるものの，使用量も10mg/日程度であることから，ルーチンに「鎮静」が行われたとはいえないと主張している。

一方，使用薬物の報告を見ると，患者に使用された薬剤が1996年にはレボメプロ

▼Liverpool care pathway

2000年代初頭にイギリスで開発された看取りのケアのクリニカルパス。予後数日の患者以外にも適用されるという不適切な使用方法が問題になり，運用が中止された。

マジン51％／ミダゾラム42％だったが，2006年にはレボメプロマジン58％／ミダゾラム90％になったとするセントリュークホスピス（St. Luka Hospice）の報告[11]や，フェノバルビタールは他の方法で緩和されない時に使用しており，使用量はローディングで1,577mg（600–3,800）/日，亡くなる当日で1,122mg/日（600–3,400）とするセントキャサリンホスピス（St. Catherine Hospice）の報告などがある[12]。これらを見ると，正直，確かに「意図」は違うのかもしれないが，実際に使用している薬剤だけを見ると，実はそんなに変わりはないのかもしれないという気にもなるところである。

国の倫理指針の制定にたどり着くイタリア：鎮静は苦痛に相応であるべきだが，死亡直前なら深い鎮静もよい

　イタリアの鎮静研究の歴史は長い。そもそも1990年にVentafridda Vから始まり，Maltoni M, Caraceni A, Mercadante Sと緩和ケア界の有名人たちがこぞってこの課題を取り上げて研究を続けていることに驚かされる（他にやることもいっぱいあるだろうに）。**表4**にイタリアから発表された鎮静に関する研究を一覧として年代順に示した。

　表を眺めているとまず気が付くことが，イギリスの論調と異なり，「意識が低下すること」と記載することにそれほど抵抗感がないところである。鎮静の定義のところに，「完全に意識を消失させる」（total pharmacological sedation），持続的深い鎮静（continuous deep sedation），「意識がない状態（unconsciousness）まで意識を低下」といった，イギリスでは禁じ手の表現が堂々と並んでいる。研究の後半では，浅い鎮静・調節型鎮静／深い鎮静などの区分を使った表現が多くなってくるが，少なくとも初期には「がっちり眠って苦痛がないようにする」ことを是としていた（している）節がうかがえる。一方で，使用薬物と投与量を見てみると，使用薬物はミダゾラム，クロルプロマジン，ハロペリドールとイギリスと同じであり，投与量も明らかに多いというわけでもない（レボメプロマジンがイタリアで全くないのは販売されていないためで，代替としてクロルプロマジンが使用されていたと考えられる）。

　もう1点は，鎮静の対象症状のところに「精神的苦痛」がわりと目につくことである。25％（Maltoni, 2009），12％（Mercadante, 2009），38％（Maltoni, 2012），27％（Caraceni, 2018）と比較的高めの記述が複数ある。しかしよく読むと，「精神的苦痛だけが患者の苦痛であったもの」は0％（またはごく少数）と記載しており，「精神的苦痛だけで鎮静を行った」という事例はほとんどないこともわかる。これは，死亡直前期の苦痛は心身一体となったもので身体的苦痛／精神的苦痛に区分することは不可能であるという認識を反映しているようである。

　もう1つ付け加えると，鎮静が生命予後を短縮するかどうかに関心を持った研究が初期から多く，鎮静の有無で生命予後の比較を行ったものが多い。ただし，この場合

| 表4 | イタリアからの鎮静に関する主な研究

	定義	研究デザイン	対象者数	鎮静の頻度		対象となった苦痛	
Ventafridda 1990	通常の緩和治療で症状が緩和されない場合，オピオイド・向精神薬を就眠(sleep)が得られるまで増量し，死亡まで継続	前向き観察研究 単施設 在宅	120名		53%	呼吸困難 痛み せん妄 嘔吐	52% 49% 17% 7.9%
Peruselli 1999	完全に意識を消失させる薬剤の投与 (total pharmacological sedation)	前向き観察研究 多施設 PCU 56施設と ホスピス 2施設	401名	PCU 在宅	25% 32% 23%	痛み 呼吸困難 悪心・嘔吐	
Bulli 2007	continuous deep sedationと記載	前向き観察研究 多施設 在宅 3施設 (2000年)	331名		14%	―	
		(2003年)	744名		12%	―	
Maltoni 2009	患者の意識を低下させることで治療抵抗性の耐えがたい苦痛を和らげるための鎮静薬の使用	前向き観察研究 多施設 ホスピス4施設	518名	CDS 持続的鎮静 間欠的鎮静 調節型 急速 浅い 深い 一次的 副次的	52% 12% 44% 56% 45% 12% 62% 38% 86% 14%	せん妄 精神的苦痛 (精神的苦痛のみ 6.0%) 呼吸困難 痛み 嘔吐	79% 25% 20% 11% 4.5%
Mercadante 2009	苦痛を緩和するのに十分な量の鎮静薬を持続的に投与すること。定義の明確な記載はないが，ミダゾラムの持続投与を苦痛とコミュニケーションのバランスをみて行う	前向き観察研究 単施設 PCU	77名	CDS (浅い鎮静から開始したものを含む)	55% 52%	呼吸困難 せん妄 精神的苦痛 (精神的苦痛のみ 0%) 痛み 10%	60% 57% 12%
Porzio 2010	プロトコールによる定義：プロトコールに従って鎮静薬の投与を受けた患者(deep, continuous sedationとも記載)	後ろ向き観察研究 単施設 在宅	44名		36%	せん妄 呼吸困難	81% 19%
Mercadante 2012	死亡の数日前の期間に，オピオイド以外の鎮静薬で患者の意識を低下させることによって耐えがたい苦痛を緩和するために，特定の鎮静薬を投与すること	後ろ向き観察研究 多施設 在宅 3施設	370名		13%	せん妄 呼吸困難 痛み 精神的苦痛 (精神的苦痛のみ 0%)	69% 43% 10% 2.0%

薬剤	投与量	鎮静期間	生命予後の比較 なしvs.あり	意思決定過程
オピオイド，向精神病薬いずれか，または両方の増量	—	平均49時間	23日vs.25日 $p=0.57$ （中央値）	患者の事前同意，患者がせん妄・状態が悪い時は家族の同意
1例を除くすべてで，高用量のオピオイド，ベンゾジアゼピン・抗精神病薬を持続皮下・静脈注射で使用	—	—	—	—
ベンゾジアゼピン 80% 抗精神病薬 91% （ハロペリドール，クロルプロマジン）	—	1日 66% 2-4日 28% 5-10日 6.4%	23日vs.23日 有意差なし （中央値）	—
ベンゾジアゼピン 94% 抗精神病薬 87%	—	1日 71% 2-4日 24% 5-10日 5.6%	17日vs.24日 $p<0.001$ （中央値）	患者との 話し合いあり 39%
ロラゼパム 38% クロルプロマジン 38% モルヒネ 26% プロメタジン 24% ハロペリドール 23% ジアゼパム 9.0% ミダゾラム 7.5%	ミダゾラム 42mg/日 ハロペリドール 3.6mg/日 クロルプロマジン 56mg/日 モルヒネ 41mg/日	中央値2日	9日vs.12日 $p=0.330$ （中央値）	—
ミダゾラム 100%	ミダゾラム 開始時 35mg/日 死亡時 62mg/日	中央値 22時間	—	すべての家族が 鎮静の開始に同意
[プロトコールに従った治療] （ステップ1） 63% ミダゾラム1mg/時，持続皮下注射 （ステップ2） 13% ミダゾラム2mg/時，持続皮下注射 （ステップ3） 19% クロルプロマジン3mg/時とプロメタジン3mg/時 （ステップ4） 6.3% ミダゾラム2mg/時，クロルプロマジン6mg/時，プロメタジン6mg/時	—	中央値3.6日	—	家族の同意 100%
ミダゾラム 98% ハロペリドール 14%	ミダゾラム 開始時 28mg/日 死亡時 22mg/日 ハロペリドール 開始時 2.8mg/日	平均86時間	35日vs.38日 $p=0.98$ （平均値）	—

▼

	定義	研究デザイン	対象者数	鎮静の頻度	対象となった苦痛	
Maltoni 2012	治療抵抗性の症状のコントロールを明確な目的として，ベンゾジアゼピンを投与すること	前向き観察研究 多施設 ホスピス 2施設	226名	32% 持続的鎮静 94% 間欠的鎮静 5.6% 調節型 99% 一次的 99%	せん妄 精神的苦痛 呼吸困難 痛み 倦怠感 悪心 出血	61% 38% 29% 21% 4.2% 1.4% 1.4%
Caraceni 2012	終末期の治療抵抗性の苦痛を緩和するために，薬理学的な手段によって意識を低下させること。意識の低下水準は，意識がない／強い刺激によって目が覚めない水準 (unconsiousness)	後ろ向き観察研究 単施設 PCT	129名	64%	呼吸困難 せん妄 身の置き所のなさ 精神的苦痛 （精神的苦痛のみ 出血 痛み その他	58% 60% 16% 7.2% 0%） 7.2% 3.6% 0%
Mercadante 2014	死亡の数日前に，患者の意識レベルをオピオイド以外の薬剤で低下させることによって，治療抵抗性の症状による耐えがたい苦痛を緩和するために，特定の鎮静薬を投与すること	前向き観察研究 多施設 在宅 2施設	176名	14%	せん妄 呼吸困難	83% 17%
Careceni 2018	治療抵抗性の症状を緩和するために鎮静薬を投与することによって患者の意識レベルを意図的に低下させること	前向き観察研究 多施設 ホスピス・在宅合わせて38施設 （ホスピス）	370名	21%	呼吸困難 せん妄 精神的苦痛 痛み 出血 嘔吐	48% 45% 27% 25% 3.5% 3.0%
		（在宅）	1,095名	15%	せん妄 呼吸困難 精神的苦痛 痛み 嘔吐 出血	75% 38% 16% 15% 8.7% 2.5%
Ingravallo 2019	調節型鎮静 (proportional sedation)：治療抵抗性の症状を緩和するために適切な範囲で，必要に応じて意識を低下させること	後ろ向き観察研究 単施設 ホスピス	326名	37%	疼痛 呼吸困難 身の置き所のなさ 精神的苦痛 （精神的苦痛のみ 悪心・嘔吐	44% 36% 30% 12% 2.5%） 5.7%

CDS：持続的深い鎮静 (continuous deep sedation)，PCU：緩和ケア病棟 (palliative care unit)，
PCT：緩和ケアチーム (palliative care team)
※文献はChapter5の系統的レビュー（pp.80-101）を参照。

薬剤		投与量	鎮静期間	生命予後の比較 なし vs. あり	意思決定過程	
ミダゾラム	96%	ミダゾラム 60mg/日	平均32時間	9日vs.11日 p=0.51 （平均値）	患者の参加 家族の参加	38% 100%
ミダゾラム ハロペリドール クロルプロマジン プロメタジン デロラゼパム オピオイド ロラゼパム ジアゼパム クロルフェニラミン	46% 35% 32% 17% 10% 10% 9% 7% 3%	ミダゾラム 18mg/日 ハロペリドール 4 mg/日 クロルプロマジン 68mg/日	中央値 18時間	—	—	
ミダゾラム ハロペリドール クロルプロマジン オピオイド スコポラミン	100% 46% 16% 100% 29%	ミダゾラム 27mg/日 ハロペリドール 9.4mg/日 クロルプロマジン 225 mg/日	平均42時間	—	患者は病状が悪く，意思 決定に参加しなかった	
ミダゾラム ハロペリドール クロルプロマジン フェノバルビタール ロラゼパム プロメタジン プロポフォール	94% 12% 6.5% 3.5% 1.1% 0.5% 0.3%	—	平均48時間	—	患者の同意 完全に同意 一部あり 得られていない 鎮静についての意思表示 をしていた 家族の同意 同意あり	11% 17% 72% 62% 95%
ミダゾラム クロルプロマジン ハロペリドール プロメタジン ロラゼパム フェノバルビタール	75% 25% 15% 8.7% 3.7% 1.2%	—	平均 40時間	—	患者の同意 完全に同意 一部あり 得られていない 鎮静についての意思表 示をしていた 家族の同意 同意あり	14% 14% 72% 72% 98%
ミダゾラム ハロペリドール クロルプロマジン	96% 62% 9.8%	ミダゾラム開始時 60mg/日 ハロペリドール 5mg/日 クロルプロマジン 100mg/日	平均40時間	—	患者と相談あり 36% あらかじめ 27.5% 家族とのみ相談 59% 患者が含まれなかった 理由： 患者の状態が鎮静の話 し合いをするには重症す ぎると思われた 33%, 認知的に問題があった 31%, 意識低下 27%	

の生命予後の起点はホスピスへの入院や在宅サービスの導入であり，耐えがたい苦痛が出現してからの時間ではない（Chapter 6参照）。比較してみると，鎮静をするしないで生命予後の差はないか，むしろ，鎮静をしている群のほうが生命予後が長い。これは，入院期間（在宅サービスの開始からの期間）が長いほど，いろいろなことが話せて，患者や家族の希望がよくわかった結果，鎮静がよく行われたという結果を見ているようである。2019年の研究では，あらかじめ（pre-emptively）鎮静について（もし死亡が差し迫った時に苦痛が取りきれなくなったとしたら，どうしてほしいか）話し合えた患者では67％に鎮静が行われたが，あらかじめ話し合えなかった場合には33％であったとの報告がある[13]。

　この他に**表4**を眺めていると気付くことは，このChapterの関心事ではないが，調査対象は在宅セッティングのことが多いことや（イタリアに限らないが，ホスピスサービスのほとんどが在宅ベースで提供されるため），同じ国の中でも定義がまちまちで「鎮静」の実施率も10％台から60％台まで幅があることである。

　イタリアからはイギリスほど質的研究が出ないので，ニュアンスのわかる言葉を引用するのが難しいのだが，筆者がやりとりしたイタリアの緩和ケア専門家は，イタリアでは，眠って最期を迎えることはむしろいいことだ，死亡直前では精神的苦痛は身体的苦痛と一体になっている，理想的には調節型鎮静がいいのはわかるが，実際にそれでちゃんと苦痛が取れているのか疑わしいとみんな思っている，しっかりと苦痛を取れるなら眠っていることをめざしたほうがよい，深い鎮静を行っても生命予後は縮まらないし安楽死のように思われることはない，といった雰囲気である。

　実証研究をもとにして学会もガイドラインを策定する一方，緩和ケア団体ではなく幅広く医療倫理を扱う国の委員会であるItalian National Committee for Bioethicsが鎮静に関する声明を2016年に発表した[14]。これには，2017年に尊厳死法（治療中止を合法とする法律）が制定に至ったのと同じ背景がある。そもそもイタリアはカソリックの色濃いお国柄であって，輸液などの栄養の中止や治療中止に対しては「人間が決めることのできないものである」として積極的に合法化する状況ではなかった。そんな中，DJ Faboと呼ばれていたFabiano Antoniani（ファビアーノ・アントニアーニ）が2002年に若くして交通外傷のために四肢麻痺・失明に陥り，5年後にスイスで自殺幇助を受けた後，同行者が自殺幇助で逮捕されるという事案が発生した。この出来事を受けて世論の後押しの中で尊厳死法が成立に至り，関連して鎮静に関する声明が出されたという流れのようである。

　声明では，大枠としては，持続的深い鎮静を治療行為（healthcare treatment）と位置づけるものとなっているが，国際的にも見られる同じ論点はあるようである。**表5**に指針の主な記述の要約を，**表6**に声明に補足として付けられている両論併記部分の一部をまとめた。

　本文はまず，2010年に定められた緩和ケアに関する法律の背景として，「苦痛を緩

| 表5 | 死亡まで継続する持続的深い鎮静の法令上の概要

- 尊厳を守るために苦痛を緩和する治療を受けることは，死を前にした患者の根本的な権利（fundamental right）である。

- deep and continuous palliative sedation in the imminence of deathと呼ぶ。（terminal sedationという言い方はあいまいなのでよくない）

- 治癒できない疾患，死が差し迫っている（imminence of death），治療抵抗性の苦痛がある，インフォームドコンセントがなされている，が条件となる。

- 死が差し迫っているとは，時間の単位から日の単位を意味する*。

- 苦痛には，身体的苦痛だけでなく，精神的苦痛（psychological or existential distress）も含まれる。

- 患者の同意は，文脈の中で行われるべきであって，どういう治療を受けたいかという希望のおおもとを共有することや相互の信頼関係を構築することに重きが置かれるべきである。患者に必要な情報を，状況に合わせて調節しながらやり取りする。書類にサインするということではない。

- 鎮静の深さは，苦痛の強さに相応（proportional）で段階的に行われる（phasing out）。投与薬剤はモニタリングされる必要がある。

- 深い鎮静は，（死亡まで深い鎮静が続けられた場合でも）苦痛緩和を目的とした治療行為である（must be recognized as a healthcare treatment）。致死薬によってすぐに死をもたらす安楽死とは，目的（苦痛緩和 vs. 死亡）・方法（鎮痛・鎮静薬 vs. 致死薬）・結果（苦痛緩和と鎮静 vs. 死亡）が異なる。

＊ 専門家の意見では，数分から数時間ではなく数日（15日）という時間枠も記載されている[15]。

| 表6 | 声明の補足で記載されている反論

- 死が差し迫っていることを医師が確実に予想できるとは限らない。

- 一度意識を失ってしまえば，次に意思を変更することができない。

- 生命予後を短縮しないというのは，ランダム化試験が行われない限りわからない。

- カソリックの伝統的な意味での治療とは回復をめざすもので，持続的な深い鎮静は治療（treatment）ではない。

- 持続的な深い鎮静と安楽死との境界はあいまいな可能性がある。

- 患者が意思決定できない時にも鎮静を行ってよいとする倫理的な説明が不明瞭である。

和する治療を受けることは，死を前にした患者の根本的な権利（fundamental right）である」ことを振り返る。そして，鎮静に関しては，苦痛に応じて間欠的に行われるものや，苦痛の度合いに応じて調節して行われるものは医療行為として問題にならないので，議論の焦点をいわゆる持続的深い鎮静にしぼっている。呼び方として，終末期鎮静（terminal sedation）と呼ぶのはあいまいさを生じるのでやめるほうがいいと述べ，「死亡直前の持続的深い鎮静」（deep and continuous palliative sedation in the imminent of death）を特定して論じている。「死亡直前の」が入っていることで，死亡直前にのみ行われることを前提とした論点が明確になっている。持続的深い鎮静の適応は，①治癒できない疾患，②死が差し迫っている（imminence of death），③治療抵抗性の苦痛がある，④インフォームドコンセントがなされている，であり，これは国による特段の特徴はない。

　イタリアらしさが少し出るのは，「死が差し迫っている」についての声明では時間の単位から日の単位としながらも，専門家の意見では，「数分から数時間ではなく数日

（15日）という時間枠」とやや幅を持たせているのもあることである[15]。

　さらに，苦痛の対象としては，「身体的苦痛に限らずに精神的苦痛も適応とする」と明記している。これは，死亡直前期には身体的苦痛と精神的苦痛は一体となっていて区別することができないトータルペインの考えを引き継いでいると考えられる[16]。

　患者同意についてはかなりの量を割いて説明しているが，「苦痛を取るために意識が下がります」「はい」のようなやり取りがイタリアで一般的ではない事情をかんがみて，個々の治療行為に対する同意を得ることに焦点を当てるより，「どういう治療を受けたいかという希望のおおもとを共有することや相互の信頼関係を構築することに重きが置かれるべき」という記述が目立つ。予後告知や場合によっては病名の告知も行われない事情もふまえて，「患者に必要な情報を，状況に合わせて調節しながらやり取りする」とも記載されている。このあたりは日本と事情が似ていると思われるが，患者が病状を知りたくない場合や病状を知ることで不安になる場合などを家族と共に話し合って「よかれと思うことをする」といった（鎮静にかかわらず，医療全般にみられる）意思決定のあり方をそのまま文字にしていると考えられる。

　実証研究においても，イタリアにおいては，鎮静を行う前に意識障害でなくても患者に明確には説明しないことがそれなりにある（表4の意思決定過程）。理由はtoo illなどと説明されているが，おそらくは，「死が迫っていて，こんなに苦しそうで，患者も言動からわかっているだろうに，わざわざはっきりと言わなくてもよい（言ってほしくない）」といった文化的な特徴もあるだろう。「書類にサインするということではない」という記述もスパッとしているが，現代の自律性を基盤とする価値観の中では，患者の同意の扱いが軽すぎると批判する意見もありそうだ。

　安楽死との区別については，EAPC（European Association of Palliative Care, ヨーロッパ緩和医療学会）の従来のstatementに従っており，目的（苦痛緩和 vs. 死亡）・方法（鎮痛・鎮静薬 vs. 致死薬）・結果（苦痛緩和と鎮静 vs. 死亡）が異なるとしている。これによって，深い鎮静を死亡まで続けた場合でも治療行為とみなせるとしている（must be recognized as a healthcare treatment）。これに関しては，鎮静と「典型的な安楽死」との区別はその通りで容易ではあるが，その間に「安楽死寄りの鎮静」はないのか？（いわゆるslow eutahansiaは本当にないのか？）という批判はありうるだろう。本書の出版直前の出来事として，報道によれば，2022年6月に事故で四肢麻痺となったフェデリコ・カルボーニ（Federico Carboni）が，裁判所に申し出て許可を得た上で初めての方法的な自殺幇助を受けた。鎮静とのからみでは，この数日前に，やはり四肢麻痺のファビオ・リドルフィ（Fabio Ridolfi）が（裁判所判断の必要な自殺幇助ではなく），治療中止と深い鎮静によって亡くなったと報道されている。この基盤としては，「インフォームドコンセントと事前指示に関する規定」（Norme in materia di consenso informato e di disposizioni anticipate di trattamento, 法律219号; 2017年）において，患者の治療を中止する権利と，持続的深い鎮静を含む十分な緩和ケアを受ける権利が明記されたことがある。この法律では，十分な緩和ケアでも

| 表7 | イギリスとイタリア，および日本の鎮静の比較

	イギリス	イタリア	日本
呼び方	鎮静薬の使用(use of sedatives)，患者のつらさを落ち着ける(settled, make more comfortable, calm, relaxed)。	眠る(sleep)，鎮静，深い鎮静，持続的深い鎮静	鎮静が一般的であるが，イギリスの使い方を好む専門家もいる。
鎮静薬の使い方	苦痛が緩和するだけの鎮静薬を，つらさが減るように調節する(proportional use)。意識の低下は意図しない，鎮静するために使うのではない，オピオイドを痛みに対して増量するのと同じである。	理想的には調節型鎮静がいいのはわかるが，実際にそれでちゃんと苦痛が取れているのか疑わしい，しっかりと苦痛が取れるなら眠っていることをめざしてもよい。	調節型鎮静と持続的深い鎮静の両方を患者によって選択しているようである。
意識低下に対する考え方	意識はなるべく保てるようにする，意識への影響は最小になるようにする，意識は人間の根幹であるから精神的苦痛に対する鎮静には比較的消極的である。	苦痛が緩和できないなら意識の低下を意図するのはよいことだ，眠って最期を迎えることはむしろいいことだ，死亡直前では精神的苦痛は身体的苦痛と一体になっているから区別することはできないから精神的苦痛も対象にするべきだ。	意識の低下をよいとみなす医師と，意識への影響を最小にするべきだという考えの医師がいる。
死亡まで継続する鎮静・生命予後への影響・安楽死に対する考え方	鎮静薬にかかわらずオピオイドを含めた緩和治療が生命予後を短縮するという一般的な懸念がある，安楽死・自殺幇助の合法化の提案が継続されており緩和ケア専門家は鎮静が安楽死より少しでも近づくことを避けたいと思っている，死亡まで鎮静を続けるという概念はない。	深い鎮静を行っても生命予後は縮まらない，安楽死のように思われることはない，時間の単位〜日の単位なら死亡まで継続することもあってよい。	死亡まで継続することはガイドラインでしないように明記されている，予後が長い場合に加えて精神的苦痛に対する鎮静は法律上の懸念がある。
使用する薬剤	ミダゾラム，レボメプロマジン，ハロペリドール	ミダゾラム，クロルプロマジン，ハロペリドール	ミダゾラム，レボメプロマジン，クロルプロマジン，ハロペリドール

苦痛が緩和できない場合には，持続的深い鎮静 (sedazione palliativa profonda continua) を提供しうると明文化している。イタリアでは持続的深い鎮静を法律に明記するところにたどり着いたといえる。

イギリスとイタリアの比較

　以上のイギリスとイタリアでの鎮静の比較に日本を加えて表にしてみた (表7)。量的な比較と質的な検討から，おそらくこうではないかということを記述したものである (単純化しすぎているかもしれないが，まあまあそんなに外してはいないと思っている)。

　呼び方については，イギリスでは鎮静と呼ばれることはあまりなく，鎮静薬の使用 (use of sedatives) というのが学術的には一般的である。通常臨床では，患者のつらさを落ち着ける (settled, make more comfortable, calm, relaxed) と表現して，ミダ

ゾラムを投与することが多い。イタリアでは，眠る（sleep），鎮静，深い鎮静，持続的深い鎮静という言葉を使用することに抵抗がない。

実際の鎮静薬の使い方は，いずれも苦痛に見合う分だけの鎮静を提供するという原則には違いないが，イギリスではより厳密である。苦痛が緩和するだけの鎮静薬をつらさに見合うだけ調節して使用する（proportional use）とされ，あくまでも苦痛をみながら使うので意識の低下は意図しない，オピオイドを痛みに対して増量するのと同じであると主張される。イタリアではもう少し幅が広く，特に予後が日の単位になると（死が差し迫っていると），調節型鎮静では確実に苦痛が取れているのか疑わしいことから「苦痛を取れる相応な使い方」そのものが深い鎮静になる。

意識低下に対する考え方は明確に異なっており，イギリスでは意識低下は害でありなるべく避けるものであるが，イタリアでは苦痛が緩和できないなら意識低下を意図するのはよいことだと考えるため，深い鎮静という概念がありうる。

死亡まで継続する鎮静・生命予後への影響・安楽死に対する考え方については，イギリスでは鎮静薬が生命予後を短縮するという懸念があり，安楽死・自殺幇助の合法化の提案が継続されており，鎮静が安楽死寄りに少しでも近づくことを避けたいと思っているようである。したがって，死亡まで鎮静を続けるという概念はない。イタリアでは，深い鎮静を行っても生命予後は縮まらない，安楽死のように思われることはないと考えるため，日の単位と予測される時には死亡まで継続する鎮静があってもよいとする。

使用する薬剤は，ミダゾラム，フェノチアジン系抗精神病薬（レボメプロマジンかクロルプロマジン），ハロペリドールで，投与量もそれほど違いがあるようには見えない。

しみじみと表7を眺めて，国内の議論を振り返ると，鎮静に関する考えがどっち寄りにあるかによって話のかみ合わなさがあることに気が付くのではないだろうか。

◉━━━━まとめ

イギリスとイタリアの鎮静の考え方を対極として，比較検討するかたちでまとめてみた。これを言っては元も子もないが，結局，慎重なイギリス人と，楽観的なイタリア人の差，安楽死・自殺幇助法案の成立は望まないホスピスケアの発祥の国と，カソリックの国で安楽死・自殺幇助法まで通ることは当面はないだろうと考えるイタリアとの差かな，という気にもなってしまうところである。この溝は，国際的な定義ができてもガイドラインができても埋まるようにはあまり思えない。しかし筆者には，客観的な事実としては，苦痛が取れない時には患者の希望を（それぞれの国の文化に合った方法で）確認しながら鎮静薬を使うという実践自体には，結果としてあまり大きな差はないように思われる。

日本においては，いずれの立場もとる専門家がいたり，あるいはどちらに近いというのでもなく患者の希望に応じて提供する方法を変えているという臨床家も多そうで

ある。イギリスとイタリアを比較したから日本でどうするのかの課題はChapter 12でまとめて検討することとして，このChapterではイギリスとイタリアを比較して，鎮静という行為の意味づけに理解が深まったところで目標達成とする。

謝辞
　本Chapterの内容は，福島智子先生（松本大学）と田代志門先生（東北大学）との勉強会から学びを得たものです。両氏に感謝します。

Summary

- イギリスとイタリアでは鎮静（鎮静薬の使用）に関する意味づけに大きな差が見られる一方，実際に使用されている薬剤や投与量に大きな差はないようである。

- イギリスでは鎮静という言葉は使用されず，意識の低下を目的とするのではなく，患者を楽にするために鎮静薬を苦痛に見合うだけ（proportionalに）使用すると考える。

- イタリアでは，苦痛が治療抵抗性なら，意識を低下させることで深い鎮静として，予後が数日なら死亡まで継続することも妥当であると考える。

- 2016年，Italian National Committee for the Bioethicsが持続的深い鎮静に関する声明を発表して，持続的深い鎮静を治療行為と位置づけ，法律上も明記した。

文献

1)
Morita T, Kawahara T, Stone P, et al.: Intercountry and intracountry variations in opinions of palliative care specialist physicians in Germany, Italy, Japan and UK about continuous use of sedatives: an international cross-sectional survey. BMJ Open, 12(4):e060489, 2022.
ドイツ，イタリア，日本，イギリスの緩和ケア専門家の鎮静に関する意見の違いを比較した研究。相対的とはいえ比べるというのは物事を理解する方法になると実感する研究。

2)
Miyashita M, Sanjo M, Morita T, et al.: Good death in cancer care: a nationwide quantitative study. Ann Oncol, 18 (6):1090-7, 2007.
いまや古典となったgood deathの研究だが，この中で「眠るように最期を迎えること」とよい最期の他の要素の相関が見られていることはあまり知られていない。

3)
Stone P, Phillips C, Spruyt O, et al.: A comparison of the use of sedatives in a hospital support team and in a hospice. Palliat Med, 11 (2):140-4, 1997.
イギリスからの鎮静（鎮静薬の使用）の研究（1），著者は若かりし頃のStone P（PiPSの開発者）。

4)
Sykes N, Thorns A: Sedative use in the last week of life and the implications for end-of-life decision making. Arch Intern Med, 163 (3):341-4, 2003.
イギリスからの鎮静（鎮静薬の使用）の研究（2），著者はSt. Christpher's HospiceのSykes N。

5)

Sykes N, Thorns A : The use of opioids and sedatives at the end of life. Lancet Oncol, 4（5）:312-8, 2003.
イギリスを代表する緩和ケア専門家の論説（1），著者はSt. Christpher's HospiceのSykes N。

6)

Twycross R: Reflections on palliative sedation. Palliat Care, 2019 Jan 27;12:1178224218823511.
イギリスを代表する緩和ケア専門家の論説（2），著者はTwycross R。

7)

Seymour S, Rietjens J, Bruinsma S, et al, UNBIASED consortium: Using continuous sedation until death for cancer patients: a qualitative interview study of physicians' and nurses' practice in three European countries. Palliat Med, 29（1）:48-59, 2015.
鎮静がどうも複数あるようだということを示した，最初の有名な国際研究。オランダ・ベルギー・イギリスが質的に比較されている。

8)

Vivat B, Bemand-Qureshi L, Harrington J, et al.: Palliative care specialists in hospice and hospital / community teams predominantly use low doses of sedative medication at the end of life for patient comfort rather than sedation: findings from focus groups and patient records for I-CAN-CARE. Palliat Med, 33（6）:578-88, 2019.
UNBIASED研究から5年，イギリス国内だけで行われた鎮静（薬の使用）に関する質的研究。

9)

Schofield G, Baker I, Bullock R, et al.: Palliative opioid use, palliative sedation and euthanasia: reaffirming the distinction. J Med Ethics, 46（1）:48-50, 2020.
持続的深い鎮静は通常の（normalな）医療行為ではない，とするイギリスの倫理専門家の考察。

10)

Gambles M, McGlinchey T, Latten R, et al.: How is agitation and restlessness managed in the last 24 h of life in patients whose care is supported by the Liverpool care pathway for the dying patient? BMJ Support Palliat Care, 1（3）:329-33, 2011.
Liverpool care pathway（看取りのパス）で，持続鎮静がルーチンに行われたわけではないとの実証研究。

11)

Stephenson J : The use of sedative drugs at the end of life in a UK hospice. Palliat Med, 22（8）:969-70, 2008.
薬物量を指標にした研究（1），ミダゾラムが増えている。

12)

Gillon S, Johnson M, Campbell C: Review of phenobarbitone use for deep terminal sedation in a UK hospice. Palliat Med, 24（1）:100-1, 2010.
薬物量を指標にした研究（2），少数であるが相当量のフェノバルビタールも用いられている。

13)

Ingravallo F, de Nooijer K, Pucci V, et al.: Discussions about palliative sedation in hospice: frequency, timing and factors associated with patient involvement. Eur J Cancer Care（Engl）, 28（3）:e13019, 2019.
あらかじめ（pre- emptively）話し合っておくことで，患者の希望に従って鎮静を行うことにつながることを示唆した研究。

14)

Italian National Committee for Bioethics: Deep and continuous palliative sedation in the imminence of death. 2016.
https://bioetica.governo.it/media/3211/p122_2016_palliative-sedation_en.pdf（2022年6月17日アクセス）
https://bioetica.governo.it/en/opinions/opinions-responses/deep-and-continuous-palliative-sedation-in-the-imminence-of-death/（2022年6月17日アクセス）
イタリアの国立生命倫理委員会が出した緩和的鎮静に関する声明。両論併記の反対意見も掲載されている。

15)

Orsi L, Gristina GR: Palliative sedation: the position statement of the Italian National Committee for Bioethics. Minerva Anestesiol, 83（5）:524-8, 2017.
文献14）に関する倫理専門家の解説。

16)

Miccinesi G, Caraceni A, Maltoni M: Palliative sedation: ethical aspects. Minerva Anestesiol, 83（12）: 1317-23, 2017.
文献14）に関する緩和ケア臨床家の解説，Miccinesi G, Caraceni A, Maltoni Mが連名で書いている。

安楽死・自殺幇助の合法化の国際的動きが鎮静の議論にもたらすもの

Chapter 4 を読み終わればわかること

● 安楽死・自殺幇助の合法化の動きは世界でどの程度広がっているのか？
● 世界の緩和ケア専門団体は，安楽死・自殺幇助の合法化の動きにどのように対応しているのか？
● 安楽死・自殺幇助の合法化の動きは，苦痛緩和のための鎮静をめぐる議論にどのように影響しているのか？

読み解くための
Key words

安楽死
医師による自殺幇助（physician-assisted suicide：PAS）
medical assistance in dying（MAID）
スイスの自殺幇助
Vrije大学
緩和ケアと安楽死・自殺幇助の統合モデル
Quill TE
安楽死・自殺幇助の代替手段としての鎮静
治療の差し控え・中止

◉────────はじめに

　本書は，安楽死・自殺幇助（合わせてmedical assistance in dying：MAIDと呼ばれることが多い）にはあえて焦点を当てずに，苦痛緩和のための鎮静にしぼって詳しく論じる方針としている。しかしながら，鎮静について考える上でも，表に裏に，国際的な安楽死・自殺幇助の合法化の流れは大きく影響している。このChapterでは，安楽死・自殺幇助と緩和ケアとの接点という意味で，安楽死・自殺幇助の国際的な動向を簡単にまとめた上で，各国の緩和ケア専門家がどのように安楽死・自殺幇助と向き合っているか，安楽死・自殺幇助の合法化の流れが鎮静をめぐる議論にどのように影響しうるのかをまとめておきたい。

用語の定義：
安楽死，医師による自殺幇助，治療中止

　「安楽死」関連の用語は，一般的に使用されるとしばしば混乱がみられる。しかし，学術的な用語は比較的明確に定義されている（表1）。

　安楽死（euthanasia）とは，患者の要請に従って，医師が直接薬物を投与することによって患者を死亡させることを指す。通常，医師が，バルビツールを注射して患者を就眠させてから，筋弛緩薬を投与する。最初にオランダで2001年に合法化され，その後，ベルギー，ルクセンブルクで合法化された。背景として，患者の自律性（autonomy）を重視し，何でもオープンな議論を好み，進歩的・実際的で倫理的に寛容な幅が広い国民性があるといわれる。患者と長い関係を持つ家庭医（general

| 表1 | 安楽死・自殺幇助・治療中止の定義

	医学的な定義	日本で使用する場合の注意
安楽死 (euthanasia)	患者の要請に従って，医師が直接薬物を投与することによって患者を死亡させること。	• 裁判例のある「安楽死事件」は，患者の明確な同意がないことからそもそも安楽死ではない。 • 法学では安楽死を否定的な意味と限らずに純粋安楽死・消極的安楽死・間接的安楽死・積極的安楽死と呼ぶ。医学的な定義による「安楽死」は積極的安楽死が該当する（chapter 10参照）
医師による自殺幇助 (physician-assisted suicide: PAS)	患者の要請に従って，医師が致死量の薬物を処方して患者に渡すこと。	• 処方が医師だけに限定されてない国においては，医師でなくても行いうる。 • 安楽死と合わせて medical assistance in dying（MAID）と呼ばれる。
治療の差し控え・中止 (withholding or withdrawal life-supporting treatment)	人工呼吸，透析，人工的水分・栄養補給といった生命維持のための治療を最初からしない（差し控え，withholding）か，一度したものをやめる（中止，withdrawal）こと。	国内法では，消極的安楽死と呼ばれる。

practitioner：GP）が自宅で実施することが前提とされているが，医師が信条に従って断った場合には，他の医師が安楽死の実施を請け負っている（安楽死の実施だけを担う医療チームもいる）。オランダの安楽死の実態は国に届けられており，実態が定期的に報告されている[1]。安楽死を受けた患者で多職種チームでのケアが行われていたことや，安楽死を受けた患者の家族で悲嘆がより少なかったことも報告されている[2]。最近では，○○になったら安楽死させてほしいとあらかじめ希望しておくこと（advance euthanasia directives）が話題になっている。

　医師による自殺幇助（physician-assisted suicide：PAS）は，患者の要請に従って，医師が致死量の薬物を処方して患者に渡すことを指す。通常は10g程度のバルビツール製剤が処方され，制吐剤と併用される（どのような薬剤を処方するかも基準が示されている）。患者が処方薬を得るまでには，複数回の意思表示や精神科医の診察などの手順があるため，死亡直前期には行うことが現実的にできない。患者は処方された薬剤を服用することもあるし，結局，服用しないで死亡することもある。米国オレゴン州で1997年に初めて合法化され，次いで，ワシントン州，モンタナ州などで合法化された。オレゴン州で自殺幇助が合法化される時に懸念されたのは，十分な緩和ケアを受けていない患者や，経済的に苦しい立場にある患者が本意ではない自殺幇助を受けることであったが，実際には，社会的に高い地位にある白人系米国人が希望しており，理由も痛みなどの身体的苦痛ではなく，「死の時を自分でコントロールしたい」「自分で自分のことを決められなくなることを望まない」（loss of autonomy）や「楽しいと感じられることができない」（inability to engage in enjoyable activities）ことであった[3,4]。ホスピスケアも同時に受けている人が多く，この傾向はその後の報告でも同様である。自殺幇助に対する批判としては，「失敗」する可能性や，服用した後，長時間昏睡が続く場合があることや，自分で服薬できない患者では実施できないため（誰かが内服を手伝うと自殺幇助罪に問われる），自殺幇助よりも安楽死のほうが倫理的であるとする議論がある。

　治療の差し控え・中止（withholding or withdrawal life-supporting treatment）は，人工呼吸，透析，人工的水分・栄養補給といった生命維持のための治療を最初からしない（差し控え：withholding）か，一度したものをやめる（中止：withdrawal）ことを指す。多くの国において，植物状態になった患者の意思をめぐって家族が治療中止を求めた事例がきっかけになり，治療の差し控え・中止が違法ではないという法律が制定された。有名なのは，米国で25歳の娘に対する栄養補給の治療中止を両親が求めた1983年のナンシー・クルーザン事例である。治療の中止のことを日本国内では，「尊厳死」ということがあるが，少なくとも英語圏で学術的には用いられない（オレゴン州・ワシントン州における自殺幇助を合法化する法案の名称はdeath with dignity actであるため，一般用語としてdeath with dignityといわれるが，これは「自殺幇助」という言葉の印象をよくするためでもあるとされている。死亡診断書にも自殺とは記入されず，疾患名を記載する）。ドイツ語圏（日本の法学も含む）では消極的安楽死と

呼ばれるが，安楽死は医師によって患者を死亡させることを指すとの定義が受け入れられたため，英語圏では用いられない。このため，日本国内では，医学的な議論で使用する言葉（英語圏の学術用語：治療中止）と法学で使用する言葉（ドイツ語圏の用語：消極的安楽死）が異なってややこしいという現象が生じる。

治療中止・安楽死・自殺幇助をめぐる 国際的な趨勢（表2）

　国際的には，治療中止は，多くの国でいまや人の権利として合法化されている。医師が患者の希望に応じて人工呼吸や透析を中止しても刑事上の罪に問われない。患者の意思を反映させることを確実にするためにアドバンスディレクティブ〔advance directive：AD，事前指示（書）〕も制度化されている国が多い。治療の差し控え・中止の合法化は，自己決定が重視されるアングロサクソン圏での制度化が主であったが，2000年にアジア圏で初めて台湾で合法化され，2017年にカソリック圏のイタリアでも合法化された。台湾の法案は「安寧緩和医療条例」と呼ばれ，治療の差し控え・中止のみならず緩和ケアをすべての疾患に提供するきっかけとなった。これらの国の緩和ケアの教科書や教育マテリアルでは，冒頭で，「治療の差し控え・中止は明らかに合法である（completely legal）」としばしば記述される。

　安楽死・自殺幇助についても，合法化する国・地域が増加している。2022年6月現在，安楽死と自殺幇助の両方が合法化されているのは，オランダ，ベルギー，ルクセンブルク，カナダ（全土），オーストラリアのビクトリア州（首都のメルボルンがある州）などである。スペインも全土で安楽死と自殺幇助を合法とする法案を可決したと報じられている。医師による自殺幇助（PAS）が実施されているのは，米国の複数の州（オレゴン州，ワシントン州，カリフォルニア州，コロラド州，コロンビア特別区，

表2 | 安楽死・自殺幇助・治療中止の国際的な現況（2022年6月現在）

	安楽死	自殺幇助	治療の差し控えと中止
オランダ・ベルギー・ルクセンブルク・カナダ（全土），オーストラリア（ビクトリア州，西オーストラリア州など），スペイン	合法	合法	合法
米国の複数の州（オレゴン州，ワシントン州，カリフォルニア州，コロラド州，コロンビア特別区，モンタナ州，バーモント州，ハワイ州など），スイス（刑法解釈）	違法	合法	合法
イギリス・イタリア・台湾・韓国	違法	違法	合法
日本	違法	違法	法律上は明文化されていない。

モンタナ州，バーモント州，ハワイ州など）と，刑法において自殺幇助が犯罪ではないスイスである。オランダでは，全死亡の３％が安楽死によるものである（３％というと少なく聞こえるが，30人に１人というと多く感じるだろう）。これ以外の複数の国で安楽死・自殺幇助を合法化する法案が提案されており，ホスピス発祥の地のイギリスも例外ではない。イギリスにおいても安楽死・自殺幇助を合法化しようという法案は提出され続けており，いまのところ否決されているが将来は不透明である。

スイスとヨーロッパ各国への影響の波及：フランス・イタリア・ドイツ・イギリス

　スイスは，ヨーロッパの中でも国際的にも特異な状況にある。スイスはもともと自殺幇助を違法とする法律のない国であり，1940年代から自殺幇助は罪に問われないとされてきた。当初はEXITという民間団体がスイス人を対象に自殺幇助を支援する活動を行っていた。最近ではDignitasという団体が自国で自殺幇助を受けることのできない患者（「患者」でない場合も含まれている）をスイスで自殺幇助する活動を行っている。これはしばしば，「スイス安楽死ツアー」といった衝撃をあおる小見出しを付けてマスメディアで報道されるが，医学論文でもその概要を把握することができる[5]。2014年に発表された報告では，2008年から12年までに31か国から611人がスイスに渡航して自殺幇助を受けた。ドイツ，イギリス，フランスからの患者が多い。当然のことだがスイス人全員が他国人の自殺幇助を行うことに賛成というわけではないため，スイス国内でたびたび社会問題が生じている。一方で，スイスに「患者を送っている」国からすると，自国でできないことをスイスに押し付けている，スイスまで行かないといけないから自国でできるようにしてほしい，という主張が生じることとなる。

　フランスで，終末期がんによる難治性疼痛と容貌の変化から安楽死を希望したが果たせなかった女性は，致死薬をスイスで入手して自殺し（シャンタル・セビル事例），フランスにおける持続鎮静法（クレス・レオネッティ法）につながる１事例となった（Chapter 2参照）。イタリアで交通事故により四肢麻痺となったFabiano Antoniani（DJ Fabo）は，スイスに行って自殺幇助を受けたが，同行者が自殺幇助罪で刑事罰に問われ，イタリアの尊厳死法につながる事例となった（DJ Fabo事例，Chapter 3参照）。イギリスにおいては自殺幇助を合法化する法案が2003年から2006年にかけて審議され続けた。合法化に賛成する運動の中心となった英国安楽死協会（2006年にVoluntary Euthanasia Society：VESからDignity in Dyingに名称変更）の市民向けのキャンペーンでは，毎年多くのイギリス人がスイスに自殺幇助を受けるために渡航しているが，費用的にも（１万ポンドかかるようである）距離や手続きの点からも困難であることが多くの動画で訴えられている（例えば，https://www.dignityindying.org.uk/why-we-need-change/dignitas/）。

　このように，スイスで自殺幇助を受けたことがヨーロッパ各国の治療中止や緩和治

療の法制度化に少なくない影響を与えている（当事者から見れば，死の自己決定を最も近いところで達成できるのがスイスであるともいえる）。

ドイツにおける議論を紹介しておく。ドイツでは，もともと法解釈上は自殺幇助は犯罪ではないとされてきた。スイスでの自殺幇助の増加を目の当たりにして，2015年，自殺幇助を行う組織の活動を防ぐために「業としての自殺幇助の禁止」（217条）を刑法に追加する改正を行った。これは，自殺幇助を仕事として行った場合には有償・無償にかかわらず最高禁錮3年の刑罰を科すものであった。これによって，ドイツ国内で自殺幇助が公然と行われることを禁止したいという趣旨である。しかしながら，これを人権の侵害であると考える患者と支援団体が起こした訴訟において，2020年ドイツ憲法裁判所が人間の尊厳と自己決定を定めた憲法に違反するとの判断を示した。これによって，ドイツにおいても自殺幇助は法的に許容されたと解釈されているようだ。この一連の終末期の自己決定を尊重してほしいという世論の動向は，ドイツにおける比較的高い鎮静の施行頻度にいくらかの影響を与えているのかもしれない。

日本の状況

日本では，安楽死・医師による自殺幇助や治療中止が，国民的な話題として長期間にわたって正面から議論されたことはない。各学会や厚生労働省のガイドラインは一定の考え方を示してはいるものの，明文化された法律はない。安楽死・医師による自殺幇助はいずれも刑法上の明らかな犯罪であり，免責される要件を示した判例があるに過ぎない。治療中止については，違法ではないとする見解が多いが，明確に合法であると規定した法はない。

国内と海外での違いとして，安楽死や治療中止を求める患者や家族が訴訟を起こしたという事例がないことがある。したがって，日本ではもともと安楽死・自殺幇助に該当する事例ではない，「殺人として刑事事件となった事例」での判決文を参考にするという方法になってしまう。

「安楽死」に関連した刑事事件として最も知られているのは，1991年の「東海大学安楽死事件」である。この事件は，多発性骨髄腫の終末期患者に対して，（意識はなかったが苦しそうであるという理由で）医師が薬物を投与して死亡させたものである。医師は，まずモルヒネとジアゼパムを投与したが患者が死亡しなかったため，次に，抗不整脈薬であるベラパミルを投与した。それでも患者が死亡しなかったため，最終的にカリウムを注射して死亡させた。この事例は，患者の要請に従ったものではなく，妥当な薬物を使用したものでもないため，そもそも（現在の定義から見た）安楽死の事例ではない（医師は有罪である）。一方，この判例では，①患者明示の意思表示がある，②耐えがたい激しい肉体的苦痛，③死期が迫っている，④代替手段がないという4要件が満たされる場合に安楽死は許容されるとした（間接的安楽死の要件も多少

の幅を持ってもいいのではないかとの見解もあるが，大筋では同様である）。

1998年の「川崎協同病院事件」では，気管支喘息の患者が心肺停止で運ばれ，人工呼吸器が付けられた。医師は十分な確認を行わずに，回復不可能であるという判断と家族の同意のもとにチューブを抜去したが，患者が苦しそうになったため筋弛緩薬を投与した（治療中止で人工呼吸をやめる場合には，患者が苦痛を体験しないようにオピオイドやバルビツールを投与することが国際的には一般的である。筋弛緩薬では意識は失わないため患者の苦痛緩和にはならない）。この事件は最高裁判所まで判断が持ち越された。判例では，患者の回復可能性や余命について的確な判断を下せる（回復できないことが明確である），かつ，患者の推定意思に基づくものである場合に，治療の中止が妥当であるとの見解を示した。

これらはいずれも，国際的な基準からはそもそも安楽死や治療中止の要件を満たしていない「事件」に過ぎない。我が国において，安楽死・医師による自殺幇助・治療中止が，正面から検討された事例はないともいえる。治療中止については超党派の議員立法が検討されてきたが，法案の提出には至っておらず，法制度化せずに臨床現場でのガイドラインで対応することが適切であるとの意見がなお多いようである。

安楽死・自殺幇助に対する緩和ケア専門団体の考え方

◉────イギリスと米国：学会の考えと個人の考えは別である

2021年時点では，イギリスでは安楽死・自殺幇助は違法であり，米国では州によっては自殺幇助が合法である。

イギリスの緩和ケア専門学会Association for Palliative Medicine of Great Britain and Ireland（APM）は声明を出しており，学会として賛成には回らないが，学会員が賛成に回ることを禁じているわけではないし，個人が意見を表明することを尊重するとしている（Majority of APM members oppose any legalization, some feel differently. We respect these societal rights and have no organizational view on them）[6]。会員の意見の調査では，医師による自殺幇助の合法化に84％が反対し，9％が賛成しているとしている。

2003年から2006年の自殺幇助法案の採択をめぐっては，賛成する英国安楽死協会（Dignity in Dying）が市民を対象に「医師ではなく，患者自身が自分で死の時を選べること（Dying people not doctors in control──assisted dying should be controlled by the dying person）」を訴えて，イギリスにおいて自殺幇助が合法化されるべきと訴えた（We believe assisted dying for terminally ill, mentally competent adults should be legal in the UK）[7]。英国安楽死協会は，セントクリストファーズホスピスが設立された時から積極的安楽死の合法化に目的をしぼっており，当時からホスピス活動とは相入れなかった。一方，反対する団体Care Not Killingは医療関係者との連携をす

ることで緩和ケアの推進を訴えた。

　筆者が個人的にやり取りする限りにおいて，イギリスの緩和ケア専門家は緩和ケアと安楽死が接近することにかなり警戒心を持っており，その態度は鎮静にも表れているようである（Chapter 3参照）。鎮静薬を使用することで生命予後が短縮する可能性を完全には否定できない，鎮静薬は症状を緩和するために相応な量を使用するのであって，意図的に眠らせること，特に死亡まで眠らせることは医療行為として意図されてはならない，と考えている専門家が多いようである。この考えは，イギリスにおいても自殺幇助の合法化の動きが活発で，自分たちのアイデンティティにも関わるものとして，鎮静と安楽死とを近づける可能性があることに大きな懸念を持っている，と理解することでより納得することができる。

　米国もイギリスと同様のスタンスに立っている。米国のホスピス・緩和ケア専門学会American Academy of Hospice and Palliative Medicine（AAHPM）も声明を出しており，学会としては安楽死・自殺幇助の合法化には賛成ではないとしつつも，学問上の中立性や社会の中での意見の多様性について触れられている[8]。声明で10程度の文献を挙げており，Block SDとBillings JAの患者が死にたいと言った時にどのような対応が望まれるかという総説を挙げている一方で，自殺幇助を推進したQuill TEの一連の著作も挙げている。臨床現場においては，自殺幇助を希望する患者に対してもホスピスケアは提供される。ホスピスでは自殺幇助に関わるサポートはせず，心身の苦痛の緩和を従来通りに行う。

　緩和ケア専門家が安楽死・自殺幇助に反対する理由はおおむね似通っており，苦痛緩和の努力がなされなくなる，患者の自己決定権は社会に生じうる影響によって制限されるべきである（社会的弱者への配慮，滑り坂），患者と医師の関係を損なう，患者の意思決定能力が完全になければならないが確証を持てない，医師に対する負担が大きい，医師自身の自律性を損なう，医師は自殺の予防を行うべき立場にいる，などである。

◉────── **ベルギー：緩和医療専門家が緩和ケアと安楽死・自殺幇助の両方を支援**

　ベルギーは，世界で唯一の特異な緩和ケアと安楽死の関係を維持している[9,10]。もともと1980年に緩和ケア団体であるContinuing Care Communityが設立されたが，その設立者の2名（有名なところではBernheim JL，腫瘍内科医）が安楽死も推進していた。当時の一連の活動は，安楽死・自殺幇助に限られたことではなく，人工妊娠中絶や代理母出産といったリベラル運動の一部であったようだ。Flemish Palliative Care Federationの設立者の1人であるDistelmans WはVrije大学に属しているが，安楽死・自殺幇助に協力する医師の自発的な組織であるLEIFartsen（Life End Information Forum）はVrije大学の緩和医療科の下部組織として設置されており，緩和医療専門家によるトレーニングを受けている[10]。Vrije大学は日本語にすると「自由

▼滑り坂
（slippery slope）
あることを容認することで，（歯止めなく坂道を落ちていくように）対象が拡大していく現象を指す。安楽死や自殺幇助を認めることの危うさを論じる時によく使われる比喩。

大学」（！）となり，オランダのアムステルダムとベルギーのブリュッセルに大きな
キャンパスがある。鎮静の文脈では，社会学者であるDeliens Lと緩和医療専門家で
あるClemmen EがVrije大学所属であり，緩和ケアから安楽死に関わる領域の臨床か
ら人文科学まで幅広い研究を行っている。

　緩和ケアの活動の当初から，緩和ケアと安楽死・自殺幇助が両輪となって（同一人
物群によって）進んできたという点を理解することによって，ベルギーを理解しやす
くなる。このあたりの事情は，日本の尊厳死協会が設立当初は安楽死も目標に掲げて
いたが，よけいにコンセンサスを得られなくなるために尊厳死（治療中止）に活動を
しぼったことや，イギリスのホスピス活動の初期において，安楽死・自殺幇助を推進
する活動とは行動をともにしなかったこととは対照的である。

　ベルギーでは，現在のところ安楽死・自殺幇助に明確に反対する声明を出している
医療専門団体はなく，国民の過半数が属するのはカソリック教会であるが法制化その
ものには反対していないようだ。「ベルギーは人口当たりでイギリスに次いで緩和ケ
アリソースが豊富な地域でありながら，同時に，オランダに次いで安楽死・自殺幇助
を法制化した国である」との記述が典型的である。筆者が知っている限りでも，ベル
ギーにおける早期からの緩和ケア研究では精神的サポートが入るのはすでにデフォル
トであるので対照群として扱われたり，高齢者施設での緩和ケアの質をよくするため
の（安楽死ではなく，自然な最期を迎える場合により苦しくなく過ごせる方法を開発
するための）ランダム化クラスター試験など，「最後まで生き抜く」ための研究も活発
である[11,12]。緩和ケアと安楽死・自殺幇助は相反するものではなく，相互に補完的
なものであって（reciprocity），相乗作用がある（synergistic）という主張がなされて
いる。

Quill TEの個人史

　学会ではなく，個人として患者の安楽死・自殺幇助の求めにどのように対応したか
という視点で，Quill TEの個人史は興味深いものである。日本ではあまり名前が出て
こないが，安楽死・自殺幇助関係の学術論文を読み始めると頻繁に目にするようにな
り，鎮静でもしばしば登場する。

　Quillは1976年に医師免許を取得し，ニューヨーク州のロチェスターで内科／リエ
ゾン精神科／緩和ケアのキャリアを積んだ。彼が社会の荒波を受けるようになったの
は，1991年（医師になって15年目）にN Engl J Medのsounding boardに寄せた短報
（letter）であった[13]。そこで，Patricia Diane Trumbullという45歳の白血病の女性（論
文中ではDianeとだけ記されている）の自殺に手を貸したことを公表した。彼女は腟
がん，アルコール依存など複数の疾患を抱えてきたが，白血病となり「その時が来た
ら」自分自身で死をコントロールしたい，自分で望む時に死を迎えたい，という一貫
した希望を持っていた。Quillとは長い医師-患者関係があり，当時自殺幇助は違法で

あった。Quillは患者が死を望む理由を聞き，できる限りの苦痛緩和や社会的サポートが受けられることを説明し，在宅ホスピスケアプログラムも精神保健専門家もケアに加わっていた。

　彼女が最もおそれていることは，死の過程が長引く（lingeringと表現されている）ことであり，それによって，自分自身でできていたことができなくなる，自分で決めることができなくなることであった。Quillはある覚悟を持って，Hemlock Societyを紹介した。Hemlock Societyは当時非合法に自殺幇助を行っていた民間団体であり，医師から致死量のバルビツールを得る方法を会員に伝えるなどの方法で水面下で自殺支援を行っていた。

　その後彼女は，Quillに「眠れないから」バルビツールを処方してほしいと依頼した。確かに不眠はあったが，Quillは，彼女は自殺でバルビツールを使用する方法を知っているであろうことを認識しながら，結局処方に応じた。しかしそれは，よろこんでではなく，職業上も法律上も個人としても越えるべき一線を越えたのではないか，という気持ちを抱きながらのことであった（uneasy feeling about the boundaries I was exploring-spiritual, legal, professional, and personal）。

　その後Dianeの病状は悪化し，感染症を繰り返すようになった。在宅ホスピスチームも（緩和ケア専門家である）Quillも家族もみなが一生懸命手を尽くしたが，死は避けられないくらいに近づいていた。自分でできていたことが徐々にできなくなり，苦痛を取るということと，（本当はしっかりしていたいのに）苦痛はないが眠い状態にならざるをえないという選択（hard choice between pains and sedation）の中にいた（苦痛を取ろうとすると眠気が増え，本当はしっかりしていたいのに中途半端な眠気そのものも苦痛になるというのは，鎮静を考える上で重要な視点である）。ある日，Dianeは家族や関係者に「お別れが近い」ことや感謝の気持ちを伝えた。みなはおそらく彼女がこれから行うであろうことを知っていた。

　2日後，Quillに家族から電話があった。それによると，その日の朝，彼女は夫と息子に「さようなら」と告げ，「1時間1人にしておいてくれる？」と言った。そして家族が戻ってみると，ベッドで亡くなっていた。平穏な最期であった（バルビツールの10gの服薬は現在自殺幇助によって用いられている「おそらく苦痛がない最期を迎えられる」とされている方法である）。Quillは検視官には白血病が死因であるとし，自殺については申告しなかった。

　以上が，おおむね記載された趣旨である。彼はその後，オレゴン州における自殺幇助法の立法化のきっかけとなる連邦裁判所判決に関わることとなる。一時期ホスピス団体の会員資格をなくしていたようだが，2012年にはAmerican Academy of Hospice and Palliative Medicineの理事長，2013年にはホスピスと緩和ケアの先駆者（Hospice and Palliative Medicine Visionaries）に選出された。現在も，終末期の苦痛と患者の自己決定に関する研究を継続しており，所属はロチェスター大学である。なお，Quillは鎮静に対する二重効果に対しては反対の立場を取っており，「生命予後

が縮まったとしても苦痛が緩和されているのなら許される」と主張することは誠実さを欠くと反論する。

彼の書いたletterの最後の数行は，医学論文としてというより文学的にも優れたものになっている：「心身一体となった苦しみを前にしてどれくらい多くの家族や医師が，患者が自ら死ぬのを隠れて助けているのだろうか。どれだけ多くの患者が，絶望の中で自ら命を断っているのだろうか。Dianeが最期の時間を1人で過ごさざるをえなかったことは家族の気持ちにどう残っていくのだろうか，むしろ最期の時を一緒にいられたなら，家族にとってももっと意味のある大事な時間にできたのではないだろうか。Dianeは最後の最後に苦しまずに済んだだろうか，Hemlock Societyの方法は本当に一番よい方法なのだろうか。Dianeは私たちに本当に多くのことを教えてくれたけれど，どうして彼女は1人で最期を迎えなければならなかったのだろうか」[13]。

▼Quill TEのletter

長いので原文を引用できないが，人の生き方の是非はデータやエビデンスで決まるものではないことを心に訴えてくる名文である。原文での一読をすすめたい。

安楽死・自殺幇助の増加が緩和ケアに問うているもの

安楽死・自殺幇助とホスピス・緩和ケアは，ステレオタイプな考えからすれば，「対立する概念」である。しかし，「緩和ケア先進国」である諸外国からの安楽死・医師による自殺幇助の増加の報告を，私たちはどのようにとらえたらいいだろうか。

まず，緩和できない苦痛があることを直視することが必要である。「患者は身体的苦痛が緩和されないから安楽死や自殺幇助を求めているのではないか（身体的苦痛の緩和ができれば必要ないのではないか）」——しばしば展開される論調だが，現在提示されているエビデンスからの回答は「No」である。海外において，安楽死や自殺幇助を希望する患者は，経済的に裕福で高学歴で自分の病状をよく理解している。そして，身体的苦痛そのものよりも，「自分で自分のことが決められないこと」が尊厳のない状態であるという考えを持っている。そもそも，苦痛緩和のための鎮静を受け入れるならば，意識が低下することによって（おそらく）すべての苦痛から緩和されるため，身体的苦痛だけでは安楽死や自殺幇助の対象になりえない。彼らは，ホスピスケアを受けたとしても，精神的な理由から，自分自身で死の時をコントロールしたいと考えている。ホスピスケアが普及すれば「すべての」人間の苦痛が緩和されるという楽観論はいまのところ根拠を持っていない。耐えがたい心身の苦痛があっても苦しみに意味を見出そうとすることで，すべての患者において，（最終的に）「苦痛が緩和される可能性」（苦痛を乗り越えてさらに充実した人生の最期を送ることができる可能性）は確かに存在する。その一方で，苦痛を緩和しようという試みの間に苦しみながら亡くなってしまう可能性もある。「緩和できない苦痛」があることを前提として，どこまでなら患者の希望がかなえられるべきなのか，医療はどこまで提供する必要があるのかが真の論点である。

「slippery slope（不適切な適用の拡大）は生じているのか？」——これに関する回答は難しい。確かに各国で安楽死・自殺幇助の対象となる状態は多様化している。当初

は，がんなどで生命予後が短いことが予測される患者に限られていたが，現在，精神疾患や小児，正常な加齢（normal aging），認知症になった時の安楽死を希望する事前意思にまで適応が拡大されている。これは，「不本意に死を選択している」患者や「時間が経てば安楽死・自殺幇助を受けなくてよかったと思い直す」患者の増加を反映しているのか，あるいは，「希望に従って苦痛から解放される患者が多くなった」（よろこばしいこと）のか，区別は容易ではない。

　安楽死・自殺幇助の問題に対する回答は容易ではなく，何か1つの「正解」があると考えると袋小路に追いつめられやすい。諸外国の経験からして，ホスピスケア「だけ」では安楽死・自殺幇助を希望する患者の完全な代替策にはならないこと，そして，どのようにsafe guardを作ったとしても，検証は容易ではないことを直視する必要がある。自己決定と自律に大きな価値を置く社会と我が国の価値とは異なることもあるだろう。

　30年前，苦痛緩和のための鎮静という概念は国際的にも明確ではなく，議論すること自体がタブーな風潮があった。しかし現在，実証的な観点から議論ができるようになり，正面から向き合うことができるようになった。（本書では詳細には立ち入らないが）安楽死・自殺幇助についても，正面から議論をする機会がやってくる日は遠くないかもしれない。それまで，臨床家としては，危険そうなところには少しも踏み込まないようにしようとする立場，納得できるならできる範囲のことで何か手を貸したくなる立場，確信的に責任を持って関わろうとする立場がある。一概に何がいいともいえない領域である，とつくづく思う。

安楽死・自殺幇助の合法化と鎮静の議論の関係

　国際的に，安楽死・自殺幇助の合法化の動きが広がっているのは明白である。その基盤は，「自分で自分のことを決められない状態は尊厳がないから，自分で死の時を決めたい」という自己決定と尊厳の重視である（**図1**）。

　表面的に考えると，安楽死・自殺幇助の合法化の動きと鎮静の議論にはそれほど接点がないように思われる。しかし，実際，フランスやイタリアなどいくつかの国において鎮静の法制度化や国の委員会で声明が出されたおおもとになっている事例は，安楽死・自殺幇助を求めた事例である。本当にそうなのかは誰にもわからないが，自己決定・尊厳のために安楽死・自殺幇助を求めた世論に対して，立法化をしなかった場合には，鎮静（持続的深い鎮静）がその代替案として提示されているのかもしれない。

　確かに，フランスの持続鎮静法が，安楽死・自殺幇助を求める世論に対する代替案といわれればそれも妥当な気がする（Chapter 2 参照）。そこまでいかなくても，自己決定や尊厳を重視する考えが，鎮静，特に持続的深い鎮静の適用範囲に影響する可能性はありそうである。例えば，精神的苦痛に対する鎮静，患者自身が求める鎮静，死亡まで継続する鎮静をどの程度是とするかに，安楽死・自殺幇助の合法化を求める動

| 図1 | 安楽死・自殺幇助の合法化と鎮静の議論の関係

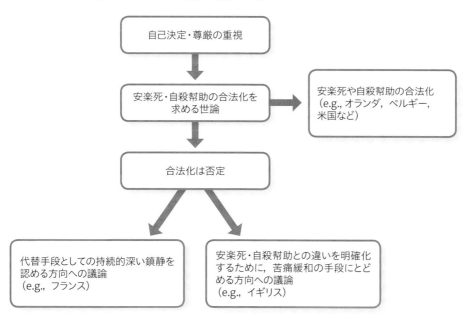

きが全く影響しないとは考えにくい。ドイツにおいて，週の単位の生命予後での持続鎮静が適切であると回答した緩和ケア専門医が多いことは，ドイツ国内における自己決定の世論の高まりの影響を受けている可能性はある。一方，イギリスのように，緩和ケアと安楽死・自殺幇助との距離を置きたい立場からは，逆に，安楽死に近よる可能性のあるタイプの鎮静に対してはより強く否定的になる。つまり，鎮静を苦痛緩和のための治療に位置づけ，持続的深い鎮静は許容しにくいという考えになりそうである。このように，安楽死・自殺幇助の合法化の動きは，鎮静に対する議論にとって，許容範囲を広くするか狭くするかの両方向への影響がありうると考えられる。

　鎮静に関する国の違いや意見の違いを検討する時に，20年前と比較すると，安楽死・自殺幇助の合法化の動きの影響は無視できなくなっている。より広い知識を持って，広い文脈で議論を深めたい。

Summary

- 世界で，安楽死や自殺幇助の合法化の動きは年々広がっており，オランダ，ベルギー，ルクセンブルク，米国の複数の州，カナダ全土，オーストラリアのビクトリア州，スペイン全土で合法化されている。

- 世界の緩和ケア専門団体は，伝統的には安楽死・自殺幇助の合法化には反対の立場をとっているが，もともと統合していたベルギーや，個人の意見としては尊重することを明言する団体も多くなった。

- 臨床的には，安楽死・自殺幇助を受けることを前提としている患者にも，ホスピスケア・緩和ケアは提供されている。

- 鎮静の議論のおおもとになっている事例は，安楽死・自殺幇助を求めた事例のことがある。自己決定と尊厳を重視する考えが，鎮静，特に精神的苦痛に対する鎮静，患者自身が求める鎮静，死亡まで継続する鎮静の適用に影響している可能性がある。逆に，緩和ケアと安楽死・自殺幇助との距離を置きたい立場からは，安楽死に近寄る可能性のある鎮静には否定的になる。安楽死・自殺幇助の合法化の動きは，鎮静に対する議論にとって，許容範囲を広くするか狭くするかの両方向への影響がある。

文献

1）
Onwuteaka-Philipsen BD, Brinkman-Stoppelenburg A, Penning C, et al.: Trends in end-of-life practices before and after the enactment of the euthanasia law in the Netherlands from 1990 to 2010: a repeated cross-sectional survey. Lancet, 380(9845):908-15, 2012.
オランダの安楽死に関する初期の実証研究。

2）
Swarte NB, van der Lee ML, van der Bom JG, et al.: Effects of euthanasia on the bereaved family and friends: a cross sectional study. BMJ, 327(7408):189, 2003.
安楽死を受けた家族で抑うつなどが大きくなかったとするオランダの研究。鎮静についても，鎮静が抑うつに影響しないと記されている。例えば日本国内では以下の研究：
Hatano Y, Morita T, Mori M, et al.: Association between experiences of advanced cancer patients at the end of life and depression in their bereaved caregivers. Psychooncology, 31（7）:1243-52, 2022.

3）
Sullivan AD, Hedberg K, Fleming DW: Legalized physician-assisted suicide in Oregon--the second year. N Engl J Med, 342(8):598-604, 2000.

4）
Ganzini L, Harvath TA, Jackson A, et al: Experiences of Oregon nurses and social workers with hospice patients who requested assistance with suicide. N Engl J Med, 347(8):582-8, 2002.
3, 4）は，医師による自殺幇助（PAS）の初期の報告。

5）
Gauthier S, Mausbach J, Reisch T, et al.: Suicide tourism: a pilot study on the Swiss phenomenon. J Med Ethics, 41(8):611-7, 2015.
スイスの自殺幇助に関する学術誌の報告。

6）
Association for Palliative Medicine of Great Britain and Ireland（APM）: APM web materials on actively and intentionally ending life (variously called 'assisted suicide', 'assisted dying', 'aid in dying' and 'euthanasia').
https://apmonline.org/news-events/apm-physician-assisted-dying-web-materials/（2022年5月31日アクセス）
イギリス緩和ケア学会の安楽死・自殺幇助に関する立場についての声明。

7）
Dignity in Dying: https://www.dignityindying.org.uk/（2022年6月19日アクセス）
Care Not Killing: https://www.carenotkilling.org.uk/（2022年6月19日アクセス）
イギリスにおいて自殺幇助に賛成する団体（Dignity in Dying）と反対する団体（Care Not Killing）の公式ホームページ。両方の立場からの豊富な動画もある。

8）
American Academy of Hospice and Palliative Medicine: http://aahpm.org/positions/pad（2022年6月19日アクセス）
米国の緩和ケア学会の安楽死・自殺幇助に関する立場についての声明。

9）
Bernheim JL, Deschepper R, Distelmans W, et al.: Development of palliative care and legalisation of euthanasia: antagonism or synergy? BMJ, 336(7649):864-7, 2008.

10）
Berghe PV, Mulle A, Desmet M, et al.: Assisted dying : the current situation in Flanders: euthanasia embedded in palliative care. Eur J Palliat Care, 20: 266-72, 2013.
9, 10）は，ベルギーで緩和ケアと安楽死・自殺幇助を「両輪」として進めてきたことがわかる論説。Integration（統合）と呼ばれる。

11）
Vanbutsele G, Pardon K, Van Belle S, et al.: Effect of early and systematic integration of palliative care in patients with advanced cancer: a randomised controlled trial. Lancet Oncol, 19(3):394-404, 2018.

12）
Beernaert K, Smets T, Cohen J, et al.: Improving comfort around dying in elderly people: a cluster randomised controlled trial. Lancet, 390(10090):125-34, 2017.
11,12）は，ベルギーの「生きるための緩和ケア」の質の高い臨床研究の例であり，安楽死・自殺幇助だけに注力しているわけではない。

13）
Quill TE: Death and dignity: a case of individualized decision making. N Engl J Med, 324 (10): 691-4, 1991.
オレゴン州の自殺幇助の制度化に力を尽くしたQuillの有名な投稿。鎮静の理論的基盤を提供することにも貢献している。

苦痛緩和のための鎮静の実態に関する系統的レビュー

何がどこまでわかったのか？

Chapter 5 を読み終わればわかること

- 苦痛緩和のための鎮静はどれくらいの頻度で，どういう苦痛に，どのような薬剤で行われているのか？
- 国や治療環境（病院 vs. 在宅）で差はあるのか？
- 治療抵抗性の苦痛はどれくらいの頻度で生じるのか？
- 鎮静の有効率はどれくらいか？
- 患者・家族はどれくらい意思決定に参加しているのか？

読み解くための Key words

鎮静の頻度

前向き多施設研究と後ろ向き単施設研究

ホスピス・緩和ケア病棟と在宅の鎮静率の差

呼吸困難

せん妄，身の置き所のなさ

緩和困難な苦痛の頻度

ミダゾラム，レボメプロマジン／クロルプロマジン

鎮静の有効率

患者の意思決定への参加率

　鎮静（鎮静薬の使用）に関して膨大な文献が医学論文に登場するようになった上に，鎮静の定義も違うためなかなか全体像をつかみにくくなった。このChapterでは，1990年以降に出版された鎮静に関する実証研究を系統的にレビューしたものに解説を加え，世界的にどのような実情にあるのかを大きく把握したい。

対象とした研究

　このChapterでレビューする論文プールは，日本緩和医療学会の『がん患者の治療抵抗性の苦痛と鎮静に関する基本的な考え方の手引き（第3版）』を作成するために行われた系統的レビューと同じものである。本Chapterでは，手引きに掲載されない図表を中心に，手引きの内容よりも，まとめ方の科学的な厳密さは多少犠牲にして，内容がよりわかりやすくなるように解説や編集を加えた。分量の事情で掲載できなかった図については手引きを参照されたい。

　鎮静に関する研究論文として，**表1**の適格基準に該当するものを既存のガイドラインや系統的レビューの文献プール，PuBMedでの検索から抽出し，合計54件の研究

| 表1 | 文献の適格・除外基準

適格基準	1. 鎮静薬の投与（use of sedative），苦痛緩和のための鎮静（palliative sedation），終末期鎮静（terminal sedation）に関する介入試験，観察研究（症例報告は除く）
	2. アウトカムとして，鎮静の頻度，効果，有害事象，生命予後のいずれかの記載があるもの
	3. 患者を対象としているもの
	4. 英語または日本語で記載されているもの
除外基準	1. 患者に関する詳細な情報が記載されていないもの（地域や国を対象として鎮静の年次推移を見ることが目的のものや，質管理のためにガイドラインの遵守率を見ることが目的のもの；医療従事者・家族を対象としたもの；評価尺度の開発；鎮静薬の薬学的特性を調べる研究など）
	2. 対象にがん患者が多く（60％以上）含まれていないもの，小児のみを対象としたもの

| 表2 | 暫定的に定義した鎮静の類型

類型	概念
持続的深い鎮静 （continuous deep sedation：CDS）	持続的に鎮静薬を投与して患者を深い鎮静とするもの
持続鎮静 （CDSに限らない）	深い鎮静に限らない鎮静薬の持続的投与 （調節型鎮静，鎮静の深さを深いものに限っていない持続投与）
広い意味での鎮静	間欠的鎮静を含む鎮静，鎮静薬の投与（use of sedatives）， または，鎮静として明確な記載のないもの

（56編の論文）を対象とした。検索期間は2020年7月までである。いくつかの研究を漏らしている可能性はあるが，筆者が把握している限り重要とみなされている研究はおおむね網羅されている。

分析のための鎮静の定義

予想されたことだが，鎮静の定義が研究によって異なっているため，「だいたい同じもの」同士でまとめて集計できるように，分析のために暫定的に鎮静の定義を決めて，これに従って集計した（**表2**）。

まず，本書の大きな関心でもある「持続的深い鎮静（continuous deep sedation: CDS）」について，「持続的に鎮静薬を投与して患者を深い鎮静とするもの」と定義して，これと一致する内容での定義があるか，または，「持続的深い鎮静について調査した」と明確に記述してあるものを該当とした。次に，持続的に（持続皮下注射や持続静脈投与で）鎮静薬を用いたものを「持続鎮静」として扱ったが，これは鎮静薬を持続的に投与したことはわかるが，深さについて記載がないか，または，苦痛に対応するように最小限を調節して用いたと記載のあるもの（調節型鎮静）の両方が含まれる。可能性として，研究者の意図としては持続的深い鎮静を調べたかったが深さで定義しなかったものと，もともと調節型鎮静だけを調べたかったものが混在していると考えられるので，やや不均一な集団である。残りのものを「広い意味での鎮静」として扱った。これには，間欠的鎮静，鎮静薬の投与（use of sedatives），鎮静として明確な記載のないものなど，鎮静薬を使用したことはわかるが使用方法についての詳細はわからないものが含まれる。かなり多様な集団である。

これは分析のために仮に行った定義であり，まあまあ妥当であるとは考えられるが，実態と一致するとは限らない。

鎮静の頻度

まず全体的な感じをつかむために，今回集めた研究すべてでの鎮静率のプロットを見てみよう（「鎮静率」という言葉はいまひとつ個人的には好きではないが，読みやすいので使用する。鎮静薬の投与を受けた患者数／調査対象となった患者数を示す）。**図1**の中央の■が実測値，バーが95％信頼区間，■の大きさが症例数を示す。症例数が多ければ信頼区間の幅は狭まるので，症例数が非常に大きい研究では，バーの幅は狭く■が大きく，小規模な研究ではバーの幅が広く■が小さい。95％信頼区間のバーは，この幅のどこかに真の値があることを意味する。

図1を眺めていると，同じことを調べているとは思えないほど，頻度がほぼ0％から60％にわたって広がっていることがわかる。「肺がん患者で初診時に脳転移のある患者」「すい臓がんの患者で抗がん治療終了時に痛みのある患者」「オピオイドを投与

した後に嘔吐した患者」の頻度を同じような方法で研究しても，こんなに幅のあるグラフにはなりそうにない。この現象の解釈としては，「鎮静率にリアルな幅がある」と考えてもよいが，世界中で施設と施設の治療内容にことごとくそんなに差があるとも思えないので，「鎮静の定義が異なるに違いない」と考えるのが穏当な解釈だと思われる。また，後で詳しく見るが，研究デザインによって頻度が異なることは疫学研究だと知られていて，後ろ向きに行った研究や1施設だけの研究では頻度のばらつきが大きく，正確な値にはなりにくい。

　そこで，より均一な意味の鎮静として，持続的深い鎮静だけについて，さらに，データの信頼性の高い前向き研究で，しかも単施設ではなく多施設で行われたものだけを取り出してみると**図2**のようになる。このようにすると，なんとあんなにばらば

| 図1 | 該当する研究の鎮静率を示したもの

「鎮静率」のばらつきは著しく大きい。

研究	鎮静薬の投与を受けた患者数	頻度（95%CI）
Ventafridda 1990	63/120	
Fainsinger 1991	16/100	
McIver 1994	20/82	
Ikenaga 1995	138/202	
Morita 1996	69/143	
Stone 1997	30/115	
Fainsinger 1998	23/76	
Peruselli 1999	90/356	
Fainsinger 2000a	10/150	
Fainsinger 2000b	97/387	
Chiu 2001	70/251	
Sykes 2003	114/237	
Muller-Bush 2003	80/540	
Cameron 2004	20/100	
Morita 2005	268/1432	
Kohara 2005	63/124	
Vietta 2005	96/102	
Bulli 2007 (2000)	47/331	
Bulli 2007 (2003)	89/744	
Rietjens 2008	68/157	
Maltoni 2009	267/518	
Mercadante 2009	42/77	
Alonso-Babarro 2010	29/245	
Porzio 2010	16/44	
Claessens 2011	20/266	
Jaspers 2012 (PCU, 05)	70/537	
Jaspers 2012 (PCU, 06)	120/1018	
Jaspers 2012 (hospice, 05)	26/102	
Jaspers 2012 (hospice, 06)	66/287	
Krishna 2012	61/238	
Mercadante 2012	49/370	
Maltoni 2012	72/226	
Caraceni 2012	83/129	
Mecadante 2014	24/176	
Koike 2015	22/1581	
Calvo-Espinos 2015	35/250	
Gu 2015	82/244	
Shinjo 2015	24/73	
Maeda 2016	269/1827	
Van Deijck 2016	130/467	
Azoulay 2016	38/179	
Schur 2016	502/2414	
Monreal Carrillo 2017	27/254	
Imai 2018 (PPS)	32/398	
Imai 2018 (CDS)	18/398	
Caraceni 2018 (hospice)	370/1799	
Caraceni 2018 (home)	161/1095	
Schlidmann 2018	149/192	
Palacio 2018	66/2890	
Prado 2018	203/374	
Setla 2019	31/1675	
Tin 2020	81/180	
Kim 2019	1334/8309	
Ingravallo 2019	122/326	
Won 2019	89/306	
Gambin 2020	54/512	
Park 2020	311/974	

0　　　20%　　　40%　　　60%　　　80%　　　100%

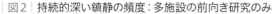

| 図2 | 持続的深い鎮静の頻度：多施設の前向き研究のみ

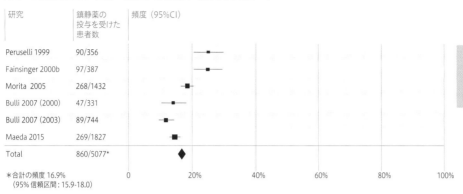

研究	鎮静薬の投与を受けた患者数	頻度（95%CI）
Peruselli 1999	90/356	
Fainsinger 2000b	97/387	
Morita 2005	268/1432	
Bulli 2007 (2000)	47/331	
Bulli 2007 (2003)	89/744	
Maeda 2015	269/1827	
Total	860/5077*	

＊合計の頻度 16.9%
　（95%信頼区間：15.9-18.0）

多施設の前向き研究だけだと，持続的深い鎮静の頻度は17%（95%信頼区間：15.9-18.0)になる。

らのように見えた数値はほぼきれいに，12〜25%程度の範囲におさまる。該当する研究は6つで，カナダ，イタリア，日本など世界のあちこちからだが，集計すると17%（95%信頼区間：16-18）となり，まあそうかもしれないなと思うくらいの頻度になる。「持続的深い鎮静が行われている患者は，がん患者では17%前後である」とのまあまあもっともらしい結果になった。

　しばしば「鎮静の頻度」だけが話題に挙がることもあるが，多い／少ないということではなく，どのような定義で，どのような方法で推定された数値なのかを同じにして集計や比較を行うことの重要性がわかる。

　せっかくの集計であるので，雑多な図1とすっきりした図2の間くらいになる集計結果を参考までに出しておく。研究デザインに関係なく，該当する研究すべてを対象にして，鎮静の類型ごとに頻度を集計すると図3のようになる。単純に集計すると，広い意味での鎮静（図3a）が18%（18-19），持続鎮静（図3b）が11%（10-11），持続的深い鎮静（図3c）が16%（15-17）となる。ばらつきはあるものの，集計するとそれくらいかもしれないと思うくらいの数値にはなる。ただし，「広い意味の鎮静」といった場合には，ある研究では間欠的鎮静を含めて数えているがある研究では含めていないなど，そもそもの母集団での定義が異なるため，鎮静薬の使用という意味からは低めに見積もっていると考えるのが合理的だろう。

　症例数の多い単施設研究が全体の頻度に及ぼす影響を除外するために，症例数の多い単施設研究を除外し集計したとすると2〜3%ほど頻度が上昇し，20%（20-21），12%（12-13），19%（18-20）になった。つまり，症例数の多い単施設研究では，鎮静の頻度が少ないという結果を報告する傾向にあるといえる（図1の大きい■は左のほうに片寄っていることからもわかる）。

| 図3 | 鎮静率の集計（参考）

ⓐ「広い意味での鎮静」に該当するもの

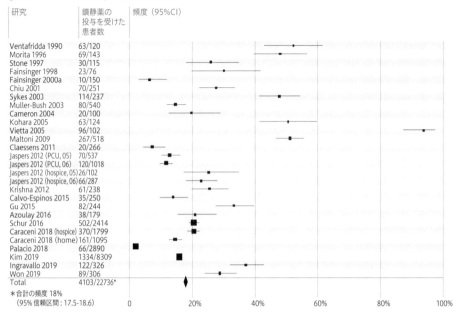

研究	鎮静薬の投与を受けた患者数	頻度（95%CI）
Ventafridda 1990	63/120	
Morita 1996	69/143	
Stone 1997	30/115	
Fainsinger 1998	23/76	
Fainsinger 2000a	10/150	
Chiu 2001	70/251	
Sykes 2003	114/237	
Muller-Bush 2003	80/540	
Cameron 2004	20/100	
Kohara 2005	63/124	
Vietta 2005	96/102	
Maltoni 2009	267/518	
Claessens 2011	20/266	
Jaspers 2012 (PCU, 05)	70/537	
Jaspers 2012 (PCU, 06)	120/1018	
Jaspers 2012 (hospice, 05)	26/102	
Jaspers 2012 (hospice, 06)	66/287	
Krishna 2012	61/238	
Calvo-Espinos 2015	35/250	
Gu 2015	82/244	
Azoulay 2016	38/179	
Schur 2016	502/2414	
Caraceni 2018 (hospice)	370/1799	
Caraceni 2018 (home)	161/1095	
Palacio 2018	66/2890	
Kim 2019	1334/8309	
Ingravallo 2019	122/326	
Won 2019	89/306	
Total	4103/22736*	

＊合計の頻度 18%
（95% 信頼区間：17.5-18.6）

ⓑ「持続鎮静」に該当するもの

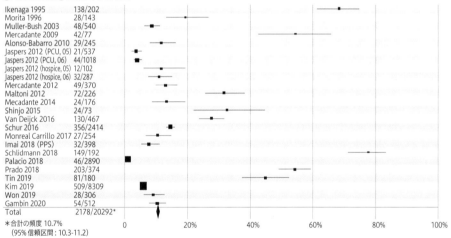

Ikenaga 1995	138/202
Morita 1996	28/143
Muller-Bush 2003	48/540
Mercadante 2009	42/77
Alonso-Babarro 2010	29/245
Jaspers 2012 (PCU, 05)	21/537
Jaspers 2012 (PCU, 06)	44/1018
Jaspers 2012 (hospice, 05)	12/102
Jaspers 2012 (hospice, 06)	32/287
Mercadante 2012	49/370
Maltoni 2012	72/226
Mecadante 2014	24/176
Shinjo 2015	24/73
Van Deijck 2016	130/467
Schur 2016	356/2414
Monreal Carrillo 2017	27/254
Imai 2018 (PPS)	32/398
Schlidmann 2018	149/192
Palacio 2018	46/2890
Prado 2018	203/374
Tin 2019	81/180
Kim 2019	509/8309
Won 2019	28/306
Gambin 2020	54/512
Total	2178/20292*

＊合計の頻度 10.7%
（95% 信頼区間：10.3-11.2）

ⓒ「持続的深い鎮静」に該当するもの

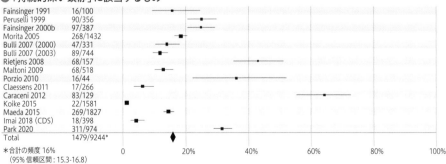

Fainsinger 1991	16/100
Peruselli 1999	90/356
Fainsinger 2000b	97/387
Morita 2005	268/1432
Bulli 2007 (2000)	47/331
Bulli 2007 (2003)	89/744
Rietjens 2008	68/157
Maltoni 2009	68/518
Porzio 2010	16/44
Claessens 2011	17/266
Caraceni 2012	83/129
Koike 2015	22/1581
Maeda 2015	269/1827
Imai 2018 (CDS)	18/398
Park 2020	311/974
Total	1479/9244*

＊合計の頻度 16%
（95% 信頼区間：15.3-16.8）

鎮静の頻度に及ぼす研究デザインの影響

　鎮静の頻度に及ぼす研究デザインの影響を見るために，（すべての分布を見ていると頭がくらくらするので），定義が明確な持続的深い鎮静について，後ろ向き研究 vs. 前向き研究の頻度のばらつきと，定義はいろいろではあるが研究数の多い，広い意味での鎮静について単施設研究 vs. 多施設研究での頻度のばらつきを図にしてみた。図4は後ろ向き研究 vs. 前向き研究であるが，後ろ向き研究（図4a）ではばらつきが

│図4│持続的深い鎮静の研究デザインによる違い

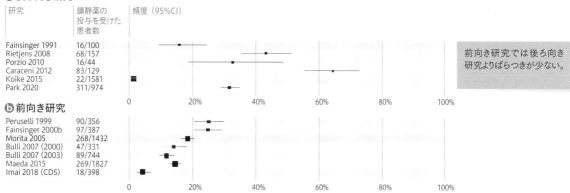

前向き研究では後ろ向き研究よりばらつきが少ない。

│図5│広い意味での鎮静の研究デザインによる違い

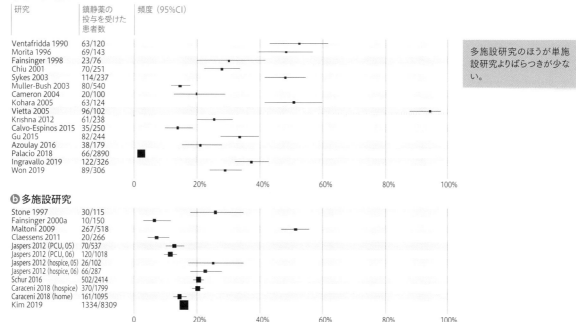

多施設研究のほうが単施設研究よりばらつきが少ない。

大きく，前向き研究（**図4b**）ではばらつきが小さくなることがわかる。**図5**は単施設研究 vs. 多施設研究であるが，単施設研究（**図5a**）ではばらつきが非常に大きくなることがわかる。これは施設ごとに鎮静薬を使うポリシーが違っていることに加えて，鎮静薬の使用を「鎮静」にカウントするかどうかの定義の問題が施設ごとに違うと，直接結果に影響することが大きく関与すると想定される。例えば，ある施設では治療抵抗性のせん妄に対して就眠の目的で数時間鎮静薬を使用しても鎮静と数え，ある施設ではそれは不眠の治療だから鎮静とは呼ばないといった現象を見ている可能性がありそうだ。

　十分に客観的で再現可能な定義を用いた前向きの多施設研究が疫学研究では重要ということである。

国別の鎮静の頻度の違い

　本書の関心として，国による違いというのがあるので，国別に頻度の集計を行ってみた結果を図6に示す。イタリア，スペイン（**図6a**），日本（**図6b**），イギリス，米国，カナダ，オーストラリア（**図6c**），ドイツ（**図6d**），オランダ，ベルギー（**図6c**），日本以外のアジア（**図6f**）に分けてみた。左に①持続的深い鎮静以外の鎮静をまとめ，右に②持続的深い鎮静（ドイツにはなし）を置いている。該当するデータや，そもそも該当する概念がない（持続的深い鎮静という概念がない）国があるので，はっきりとはいえないものの，少なくともどこかの地域でものすごく鎮静（薬の使用）が多かったり少なかったりするはっきりした傾向があるわけではないように見える。やはり，20％くらいが調査対象となった鎮静に該当したようだ。

　ひょっとすると，「鎮静」の頻度ではなく，客観的に抽出可能なミダゾラムの使用頻度や，（ミダゾラムと同じ薬効の）ベンゾジアゼピンの使用頻度を調査して集計すると，使用している薬剤の頻度そのものはあまり変わりないのかもしれない。このような研究はまだないが，もしそうなら，同じ薬を使っていても，「それは鎮静とはいわない」「それ，鎮静っていうんじゃないの？」というだけの問題なのかもなぁという気にさせる図である。

緩和ケア病棟と在宅での鎮静の頻度の違い

　また，日本国内でしばしば話題になることであるが，在宅のほうがホスピス・緩和ケア病棟よりも鎮静が少ない（鎮静を行う必要がない）との見解を聞くことがある。国際的にはどうであるか，集計を行ってみたところ，持続的深い鎮静以外の鎮静の頻度は，緩和ケア病棟では20％（19-21），在宅では14％（13-16）であり，持続的深い鎮静に限ると，緩和ケア病棟では23％（21-24），在宅では14％（12-16）であった。

図6 国別の頻度の比較

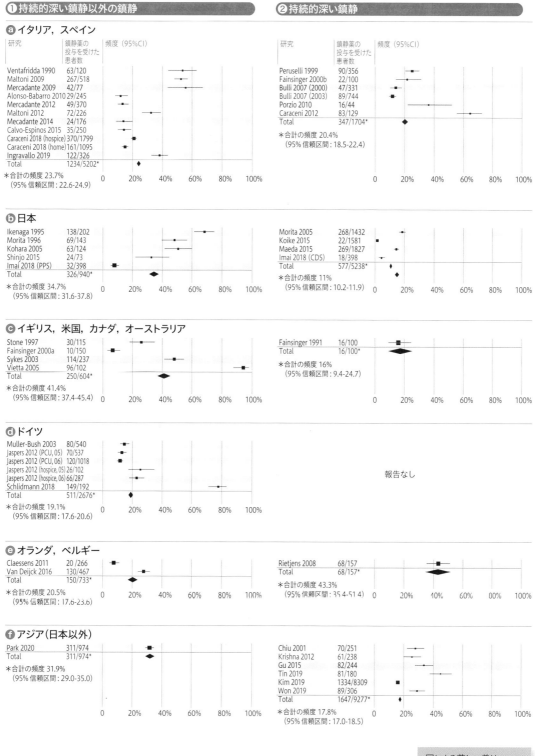

❶ 持続的深い鎮静以外の鎮静

❷ 持続的深い鎮静

ⓐ イタリア，スペイン

研究	鎮静薬の投与を受けた患者数	頻度（95%CI）
Ventafridda 1990	63/120	
Maltoni 2009	267/518	
Mercadante 2009	42/77	
Alonso-Babarro 2010	29/245	
Mercadante 2012	49/370	
Maltoni 2012	72/226	
Mecadante 2014	24/176	
Calvo-Espinos 2015	35/250	
Caraceni 2018 (hospice)	370/1799	
Caraceni 2018 (home)	161/1095	
Ingravallo 2019	122/326	
Total	1234/5202*	

＊合計の頻度 23.7%
（95% 信頼区間：22.6-24.9）

研究	鎮静薬の投与を受けた患者数	頻度（95%CI）
Peruselli 1999	90/356	
Fainsinger 2000b	22/100	
Bulli 2007 (2000)	47/331	
Bulli 2007 (2003)	89/744	
Porzio 2010	16/44	
Caraceni 2012	83/129	
Total	347/1704*	

＊合計の頻度 20.4%
（95% 信頼区間：18.5-22.4）

ⓑ 日本

Ikenaga 1995	138/202	
Morita 1996	69/143	
Kohara 2005	63/124	
Shinjo 2015	24/73	
Imai 2018 (PPS)	32/398	
Total	326/940*	

＊合計の頻度 34.7%
（95% 信頼区間：31.6-37.8）

Morita 2005	268/1432	
Koike 2015	22/1581	
Maeda 2015	269/1827	
Imai 2018 (CDS)	18/398	
Total	577/5238*	

＊合計の頻度 11%
（95% 信頼区間：10.2-11.9）

ⓒ イギリス，米国，カナダ，オーストラリア

Stone 1997	30/115	
Fainsinger 2000a	10/150	
Sykes 2003	114/237	
Vietta 2005	96/102	
Total	250/604*	

＊合計の頻度 41.4%
（95% 信頼区間：37.4-45.4）

Fainsinger 1991	16/100	
Total	16/100*	

＊合計の頻度 16%
（95% 信頼区間：9.4-24.7）

ⓓ ドイツ

Muller-Bush 2003	80/540	
Jaspers 2012 (PCU, 05)	70/537	
Jaspers 2012 (PCU, 06)	120/1018	
Jaspers 2012 (hospice, 05)	26/102	
Jaspers 2012 (hospice, 06)	66/287	
Schlidmann 2018	149/192	
Total	511/2676*	

＊合計の頻度 19.1%
（95% 信頼区間：17.6-20.6）

報告なし

ⓔ オランダ，ベルギー

Claessens 2011	20/266	
Van Deijck 2016	130/467	
Total	150/733*	

＊合計の頻度 20.5%
（95% 信頼区間：17.6-23.6）

Rietjens 2008	68/157	
Total	68/157*	

＊合計の頻度 43.3%
（95% 信頼区間：35.4-51.4）

ⓕ アジア（日本以外）

Park 2020	311/974	
Total	311/974*	

＊合計の頻度 31.9%
（95% 信頼区間：29.0-35.0）

Chiu 2001	70/251	
Krishna 2012	61/238	
Gu 2015	82/244	
Tin 2019	81/180	
Kim 2019	1334/8309	
Won 2019	89/306	
Total	1647/9277*	

＊合計の頻度 17.8%
（95% 信頼区間：17.0-18.5）

> 国による著しい差は
> ないように見える。

確かに，在宅のほうが鎮静の頻度が少し低めである傾向がありそうだが，患者の背景（つまり，難治性の苦痛があって退院できない患者が入院になる可能性）も考えれば，この差は場所による差というよりも，患者自身の背景の違いというほうが合理的なように思える。治療場所にかかわらず，苦痛の強い病態のある患者では治療抵抗性の苦痛が一定の割合で生じると解釈するのが妥当である。

鎮静の対象となっている苦痛

　鎮静の対象となる苦痛としてよく知られているのは，せん妄，呼吸困難，次いで疼痛，これよりまれなものとして悪心・嘔吐，けいれん，出血・窒息などがある。これは比較的合意の得られている事実であって，あまり議論の余地がない。

　少し注意が必要なこととして，症状の扱いは報告によって記載方法が異なっているので，統一して集計することが少し難しいことがある。つまり，従来の報告の方法では，10名の鎮静を受けた患者がいたとして，対象症状は，せん妄6名，呼吸困難5名，疼痛3名，悪心・嘔吐1名，けいれん1名のように，合計が患者数を超えて16名になっても1名当たり複数の症状があるのでよしとしていた。しかし，最近のイタリアの研究では，せん妄＋呼吸困難＋疼痛3名，せん妄＋呼吸困難＋不安2名…のように，重複しないで1名当たりにどんな苦痛があったかをわかるように記載することが増えている。

　今回の分析は合計数が患者数を上回る書き方のものが多いため，単純に合計数を求めている。また，記載されている症状の合計数が鎮静を受けた患者の合計数と一致している場合には，記載されていない症状の頻度を0とみなしたが，ひょっとすると1名の患者が多くの症状を持っていたこともあるかもしれない。したがって，苦痛の頻度は正確なものではなく，おおむねこういった苦痛が鎮静の適応に（治療抵抗性に）なるんだな，という理解をする程度のものである。

　持続的深い鎮静の対象症状として，せん妄が55%（51-59），次いで呼吸困難が27%（24-31），疼痛はこれよりは少ないが20%（17-23）を占めていた。これらの知見は，2012年のMaltoniの系統的レビューとほぼぴったり同じ結果であった（せん妄54%；呼吸困難30%；疼痛17%）[1]。せん妄，呼吸困難，次いで疼痛が適応となることは，かなり頑強な事実であると考えられる（疼痛はおそらくは疼痛だけではなく，疼痛＋せん妄の重複と考えてよい）。

　他の症状の頻度はこれよりぐっと下がって，悪心・嘔吐2.1%（1.2-3.5），けいれん0.5%（0.1-1.3），出血・窒息1.4%（0.6-2.6）となる。やや扱いに国際的な差がある（日本の国内事情がある）と思われるのは，倦怠感と身の置き所のなさ（restlessness）である。倦怠感は国内の研究ではしばしば報告されるが，国際的な鎮静の研究で鎮静の対象症状と記載されることはあまりなく，8%（**図7a**）（6.0-10）である。身の置き所のなさ（restlessness）（**図7b**）も2%（1.0-3.3）であった。これには言語的な差

| 図7 | 持続的深い鎮静の対象となる苦痛としての倦怠感と身の置き所のなさ

ⓐ 倦怠感

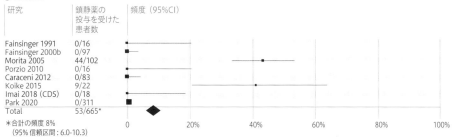

*合計の頻度 8%
（95%信頼区間：6.0-10.3）

ⓑ 身の置き所のなさ（restlessness）

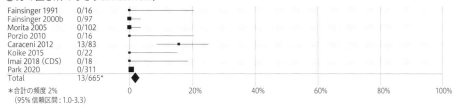

*合計の頻度 2%
（95%信頼区間：1.0-3.3）

があるのではないかと思われるが，確かに日本の終末期患者は身の置き所のない感じを「だるい」と表現するのだが，この「だるい」を英語圏ではfatigueとは表現しないようである。むしろ，体の置き所がないことをとってrestlessnessとしたり，せん妄も合併していれば，agitation（過活動型せん妄）の症状としてせん妄に入れることが多い。余談になるが，緩和ケアで用いる苦痛を表す方言を調べた研究で，「倦怠感」の表現として，なんとも言えないような身体の全体的な不調，しんどさ，えらさ，いづらい感じを表す方言が圧倒的に多く，緩和困難な苦痛としての倦怠感が多いのも，倦怠感に対する言語的な事情の影響を受けているのかもしれない[2]。

鎮静の対象症状としての精神的苦痛

　精神的苦痛はどれくらい鎮静の対象症状になっているのかも集計した（**図8**）。これももとの研究の記載方法がまちまちなのであるが，「精神的苦痛のみを鎮静の対象とした」と記載があるもの，または，対象症状の合計が鎮静を受けた患者数と同一であり精神的苦痛がある場合には「精神的苦痛のみを対象とした鎮静」と判断して集計した結果である。

　他の苦痛と併存するような精神的苦痛（**図8a**）は，わりと頻繁に鎮静の対象症状として記載されており，①持続的深い鎮静以外の鎮静の21%（20-22），②持続的深い鎮静の5.9%（4.3-7.8）を占めていた。一方，精神的苦痛単独で鎮静の適応となったもの（**図8b**）に限定すると，①持続的深い鎮静以外の鎮静の3.7%（2.8-4.7）となり，②持続的深い鎮静に限定すれば0.6%（0.1-2.2）とまれであった。

　つまり，精神的苦痛に対する鎮静を論じる場合には，身体的苦痛の併存している場合（呼吸困難＋不安など）なのか，精神的苦痛が単独で存在しているのか（生きてい

ても意味がないなど）を区別して論じる必要がある。前者は鎮静の対象となった苦痛に含まれるようだが，精神的苦痛のみとするとその頻度はぐっと下がる。精神的苦痛に対する鎮静は増加する傾向にあることが示唆されているものの，鎮静全体として見た場合には，実証研究でこれまでに報告されている限りでは，現状，精神的苦痛のみで鎮静を行う状況になる場合はきわめて例外的であるといえる。

│図8│鎮静の対象症状としての精神的苦痛

❶持続的深い鎮静以外の鎮静

ⓐ他の苦痛との併存を含めた精神的苦痛

研究	鎮静薬の投与を受けた患者数	頻度（95%CI）
Ventafridda 1990	0/63	
Ikenaga 1995	0/138	
Morita 1996	0/69	
Stone 1997	8/30	
Fainsinger 1998	0/23	
Fainsinger 2000a	0/10	
Chiu 2001	0/70	
Muller-Bush 2003	32/80	
Cameron 2004	0/20	
Kohara 2005	0/63	
Elsayem 2009	0/186	
Maltoni 2009	66/267	
Mercadante 2009	5/42	
Rosengarten 2009	9/36	
Alonso-Babarro 2010	2/29	
Claessens 2011	5/20	
Jaspers 2012 (PCU, 05)	41/70	
Jaspers 2012 (PCU, 06)	67/120	
Jaspers 2012 (hospice, 05)	18/26	
Jaspers 2012 (hospice, 06)	35/66	
Krishna 2012	23/61	
Mercadante 2012	1/49	
Maltoni 2012	27/72	
Mecadante 2014	0/24	
Calvo-Espinos 2015	11/35	
Shinjo 2015	0/24	
Van Deijck 2016	28/58	
Schur 2016	159/502	
Monreal Carrillo 2017	2/20	
Imai 2018 (PPS)	0/32	
Caraceni 2018 (hospice)	101/370	
Caraceni 2018 (home)	25/161	
Schlidmann 2018	40/149	
Palacio 2018	9/66	
Prado 2018	3/203	
Tin 2019	0/81	
Ingravallo 2019	14/122	
Gambin 2020	7/54	
Total	738/3511*	

＊合計の頻度 21%
（95%信頼区間：19.7-22.4）

❷持続的深い鎮静

研究	鎮静薬の投与を受けた患者数	頻度（95%CI）
Fainsinger 1991	0/16	
Fainsinger 2000b	7/97	
Morita 2005	25/102	
Rietjens 2008	4/68	
Porzio 2010	0/16	
Caraceni 2012	6/83	
Koike 2015	1/22	
Imai 2018 (CDS)	0/18	
Park 2020	0/311	
Total	43/733*	

＊合計の頻度 5.9%
（95%信頼区間：4.3-7.8）

ⓑ精神的苦痛のみ

研究	鎮静薬の投与を受けた患者数	頻度（95%CI）
Ventafridda 1990	0/63	
Ikenaga 1995	0/138	
Morita 1996	0/69	
Fainsinger 1998	0/23	
Fainsinger 2000a	0/10	
Chiu 2001	0/70	
Muller-Bush 2003	32/80	
Cameron 2004	0/20	
Kohara 2005	0/63	
Elsayem 2009	0/186	
Maltoni 2009	16/267	
Mercadante 2009	0/42	
Rosengarten 2009	3/36	
Alonso-Babarro 2010	2/29	
Krishna 2012	0/61	
Mercadante 2012	0/49	
Mecadante 2014	0/24	
Shinjo 2015	0/24	
Monreal Carrillo 2017	0/20	
Imai 2018 (PPS)	0/32	
Tin 2019	0/81	
Ingravallo 2019	3/122	
Won 2019	3/89	
Total	59/1598*	

＊合計の頻度 3.7%
（95%信頼区間：2.8-4.7）

研究	鎮静薬の投与を受けた患者数	頻度（95%CI）
Fainsinger 1991	0/16	
Morita 2005	1/102	
Rietjens 2008	1/68	
Porzio 2010	0/16	
Caraceni 2012	0/83	
Koike 2015	0/22	
Imai 2018 (CDS)	0/18	
Total	2/325*	

＊合計の頻度 0.6%
（95%信頼区間：0.1-2.2）

全患者を母数とした場合に
緩和困難な苦痛の生じる頻度

　前記の数値は，「鎮静を受ける患者の中ではどんな苦痛が多いか？」という観点からの分析であるが，実際に関心を持たれるのは，「すべての患者の中で，痛みが緩和できずに鎮静を受ける患者の割合はどれくらいか」のほうが多いかもしれない。大雑把に計算すれば，例えば，鎮静の頻度を20％として，このうち20％が疼痛によるものだとすると，全体の0.2×0.2＝0.04（4％）の患者で痛みが緩和困難になり，鎮静を受けると見積もることができる。今回のデータベースでは，個々の研究での患者母数がわかっているので，すべての患者を母数とした場合に緩和困難な苦痛の生じる頻度について試算してみた（図9）。

　すべての患者を母数，何らかの鎮静（すべて）を子数として計算すると，治療抵抗性となる頻度は，せん妄（図9a）が8.5％（8.2-8.8），呼吸困難（図9b）が5.9％（5.7-6.2），疼痛（図9c）が3.9％（3.7-4.2）になる。重複があるのでこの合計より治

| 図9 | すべての患者を母数として，鎮静を受けた（治療抵抗性となった）苦痛が生じた頻度

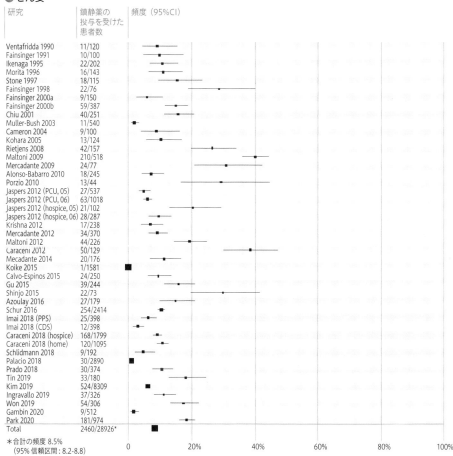

ⓐ せん妄

研究	鎮静薬の投与を受けた患者数	頻度（95%CI）
Ventafridda 1990	11/120	
Fainsinger 1991	10/100	
Ikenaga 1995	22/202	
Morita 1996	16/143	
Stone 1997	18/115	
Fainsinger 1998	22/76	
Fainsinger 2000a	9/150	
Fainsinger 2000b	59/387	
Chiu 2001	40/251	
Muller-Bush 2003	11/540	
Cameron 2004	9/100	
Kohara 2005	13/124	
Rietjens 2008	42/157	
Maltoni 2009	210/518	
Mercadante 2009	24/77	
Alonso-Babarro 2010	18/245	
Porzio 2010	13/44	
Jaspers 2012 (PCU, 05)	27/537	
Jaspers 2012 (PCU, 06)	63/1018	
Jaspers 2012 (hospice, 05)	21/102	
Jaspers 2012 (hospice, 06)	28/287	
Krishna 2012	17/238	
Mercadante 2012	34/370	
Maltoni 2012	44/226	
Caraceni 2012	50/129	
Mecadante 2014	20/176	
Koike 2015	1/1581	
Calvo-Espinos 2015	24/250	
Gu 2015	39/244	
Shinjo 2015	22/73	
Azoulay 2016	27/179	
Schur 2016	254/2414	
Imai 2018 (PPS)	25/398	
Imai 2018 (CDS)	12/398	
Caraceni 2018 (hospice)	168/1799	
Caraceni 2018 (home)	120/1095	
Schildmann 2018	9/192	
Palacio 2018	30/2890	
Prado 2018	30/374	
Tin 2019	33/180	
Kim 2019	524/8309	
Ingravallo 2019	37/326	
Won 2019	54/306	
Gambin 2020	9/512	
Park 2020	181/974	
Total	2460/28926*	

＊合計の頻度 8.5％
　（95％信頼区間：8.2-8.8）

ⓑ 呼吸困難

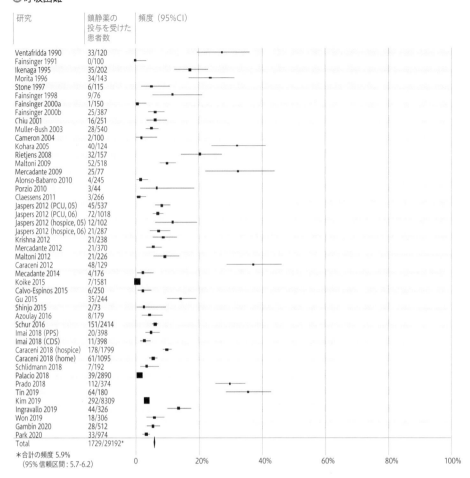

研究	鎮静薬の投与を受けた患者数	頻度（95%CI）
Ventafridda 1990	33/120	
Fainsinger 1991	0/100	
Ikenaga 1995	35/202	
Morita 1996	34/143	
Stone 1997	6/115	
Fainsinger 1998	9/76	
Fainsinger 2000a	1/150	
Fainsinger 2000b	25/387	
Chiu 2001	16/251	
Muller-Bush 2003	28/540	
Cameron 2004	2/100	
Kohara 2005	40/124	
Rietjens 2008	32/157	
Maltoni 2009	52/518	
Mercadante 2009	25/77	
Alonso-Babarro 2010	4/245	
Porzio 2010	3/44	
Claessens 2011	3/266	
Jaspers 2012 (PCU, 05)	45/537	
Jaspers 2012 (PCU, 06)	72/1018	
Jaspers 2012 (hospice, 05)	12/102	
Jaspers 2012 (hospice, 06)	21/287	
Krishna 2012	21/238	
Mercadante 2012	21/370	
Maltoni 2012	21/226	
Caraceni 2012	48/129	
Mecadante 2014	4/176	
Koike 2015	7/1581	
Calvo-Espinos 2015	6/250	
Gu 2015	35/244	
Shinjo 2015	2/73	
Azoulay 2016	8/179	
Schur 2016	151/2414	
Imai 2018 (PPS)	20/398	
Imai 2018 (CDS)	11/398	
Caraceni 2018 (hospice)	178/1799	
Caraceni 2018 (home)	61/1095	
Schildmann 2018	7/192	
Palacio 2018	39/2890	
Prado 2018	112/374	
Tin 2019	64/180	
Kim 2019	292/8309	
Ingravallo 2019	44/326	
Won 2019	18/306	
Gambin 2020	28/512	
Park 2020	33/974	
Total	1729/29192*	

＊合計の頻度 5.9%
　（95% 信頼区間：5.7-6.2）

療抵抗性の苦痛の頻度は減るが，合計すると18.3％となり，そういわれればそれくらいの頻度になるような臨床的な実感がある。「苦痛の80％は緩和できる」は，WHO方式がん疼痛治療法の時代からよくいわれてきたことである。痛みに限っていえば，「すべての患者で疼痛の96％は深い鎮静は必要としないで緩和できる」と言われると心強いが，「25人に1人は眠る方法でやっと緩和できる」と言われると，ちょっとびくっとする。苦痛全体にすると，「全体の20％は眠る方法が必要になる」と言われると少し不安な気持ちになり，「5人に1人では眠る方法が必要になる」と言われると，え?? そんなに?? という印象になる。現状は鎮静薬をうまく利用することを考えるとしても，未来に向けては意識を保って苦痛だけ取る治療法を開発しなければならない。

使用薬剤

　苦痛緩和のための鎮静にはミダゾラムが最も用いられ，イギリスではせん妄にレボメプロマジンが用いられることがよく知られているので，これは分析する必要はあまりないのかもしれないが，各研究で鎮静に用いられたと記載されている薬剤の割合を

◉ 疼痛

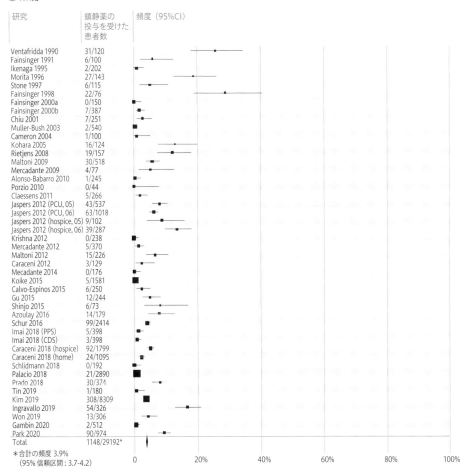

研究	鎮静薬の投与を受けた患者数	頻度（95%CI）
Ventafridda 1990	31/120	
Fainsinger 1991	6/100	
Ikenaga 1995	2/202	
Morita 1996	27/143	
Stone 1997	6/115	
Fainsinger 1998	22/76	
Fainsinger 2000a	0/150	
Fainsinger 2000b	7/387	
Chiu 2001	7/251	
Muller-Bush 2003	2/540	
Cameron 2004	1/100	
Kohara 2005	16/124	
Rietjens 2008	19/157	
Maltoni 2009	30/518	
Mercadante 2009	4/77	
Alonso-Babarro 2010	1/245	
Porzio 2010	0/44	
Claessens 2011	5/266	
Jaspers 2012 (PCU, 05)	43/537	
Jaspers 2012 (PCU, 06)	63/1018	
Jaspers 2012 (hospice, 05)	9/102	
Jaspers 2012 (hospice, 06)	39/287	
Krishna 2012	0/238	
Mercadante 2012	5/370	
Maltoni 2012	15/226	
Caraceni 2012	3/129	
Mecadante 2014	0/176	
Koike 2015	5/1581	
Calvo-Espinos 2015	6/250	
Gu 2015	12/244	
Shinjo 2015	6/73	
Azoulay 2016	14/179	
Schur 2016	99/2414	
Imai 2018 (PPS)	5/398	
Imai 2018 (CDS)	3/398	
Caraceni 2018 (hospice)	92/1799	
Caraceni 2018 (home)	24/1095	
Schildmann 2018	0/192	
Palacio 2018	21/2890	
Prado 2018	30/371	
Tin 2019	1/180	
Kim 2019	308/8309	
Ingravallo 2019	54/326	
Won 2019	13/306	
Gambin 2020	2/512	
Park 2020	90/974	
Total	1148/29192*	

＊合計の頻度 3.9%
（95％信頼区間：3.7-4.2）

集計した。想定通り，持続的深い鎮静以外の鎮静では，ミダゾラムが58%（95%信頼区間：57-60），ミダゾラム以外のベンゾジアゼピンが32%（30-34），クロルプロマジンが24%（21-26），レボメプロマジンが3.4%（2.2-5.0），フェノバルビタールが12%（10-15）に用いられていた。持続的深い鎮静では，ミダゾラムが76%（73-80）に用いられており，それ以外の薬剤は15%以下であった。

　ちょっと目を引くのは，クロルプロマジンとレボメプロマジンの位置づけである。これらはハロペリドールより鎮静作用が強いので，難治性のせん妄に対して鎮静薬というよりもせん妄に対するセカンドラインの「治療薬」として用いられる。特にレボメプロマジンはイギリスの緩和ケア専門家が強く推奨しており，日本国内でもクロルプロマジンの持続皮下注射を多用してせん妄の症状緩和を行っている施設がある。過活動型せん妄に対する治療という意味合いもあるため，クロルプロマジン・レボメプロマジンを「鎮静するための（患者に就眠をもたらすための）薬剤」と位置づけるのは微妙なところであり，国際的にも一致をみていない（難治性のせん妄に対して使用することは賛成であるが，それを鎮静と呼ぶかどうかについては一致していない）。

　また，国内で鎮静において比較的よく使用されていたフェノバルビタールは，国際

的にはセカンドライン以降の薬剤であり，頻繁には用いられない。蓄積性があって用量調節が難しいことと，自殺幇助に用いられるバルビツール製剤と同じである点もその理由と思われる。

ミダゾラムの投与量

　鎮静は苦痛の緩和を目的として，苦痛緩和の得られる最小量を使用するのが必須という考え方であるため，投与量を見ることで鎮静が死を目的としている行為とは異なることの証左にもなる。

　ミダゾラムの開始量を見ると，ほとんどの研究で48mg/日（2mg/時）以下であり，少量から開始されていることがわかる。最も多い84mg/日の国内研究は，ローディングを3.5mg/時で行った後，鎮静が得られれば減量するというプロトコールの効果を評価している。

　維持量では3.6〜53mg/日，最大投与量で見ても中央値が36㎎/日程度であり，比較的少量から開始して漸増されていることがうかがえる。

鎮静の効果

　定義はまちまちであるが，何らかの方法で「苦痛が改善した」ことを有効とした場合の有効率の頻度を集計した。苦痛が緩和された患者の割合は，持続的深い鎮静以外の鎮静で86%（95%信頼区間：84-88），持続的深い鎮静で83%（75-90）であった。このレビューを行った後に，国内からプロトコールに従った鎮静の効果と安全性を評価した多施設研究の結果が報告され（Chapter 7），同様の有効率であった。

▼プロトコールによる鎮静
Chapter7の表2参照

　鎮静が「他に方法がない時の最終手段」(last resort)であれば，有効率が100%であってほしいところではあるが，効果がなかった患者は，結果的に次の鎮静手段に移行して効果があったものと，効果の判定があいまいなまま自然経過で意識が低下して死亡した（意識が低下する直前までは苦しかった可能性はある）ものとが含まれると考えられる。治療抵抗性の苦痛であったとしても，最悪，意識の低下を前提とするならば，多くで苦痛は緩和できるということになる。治療抵抗性の苦痛を生じる頻度を20%，（初回の）鎮静が無効な可能性を20%とすると，（初回の）鎮静でも緩和が得られない苦痛は0.2×0.2＝0.04（4%）になる。人によっては「わりと多い」と思われるかもしれない。

患者・家族の
意思決定への参加

　患者・家族が鎮静の意思決定に参加した頻度をみてみると，患者が参加している頻度は，持続的深い鎮静以外の鎮静で32%（95%信頼区間：30-35），持続的深い鎮静

で59%（53-65）であり，国際的にも患者の参加が多数という状況ではなかった。鎮静が行われる状況では，患者はせん妄状態であることが多く，意思決定能力がない場合が多いことから，患者への同意の取得が半数程度であるのは説明できる。この中には，「患者が病状を受け入れられる状態になるのを待っていたら，説明する機会がないまま病状が悪化してせん妄となった」状況も考えられる。一方，「患者の全身状態が極端に悪い状況」では，患者にとって鎮静の説明を明確にすることが善であると臨床的に考えなかった場合（患者の不安が強い，それまでの病状に気持ちが追い付いていない，病状の詳細の説明を希望しない，はっきり言葉にしなくても言動から患者の希望はくみ取れるなど）があると想定されるが，イタリアからの研究が多いため，意思決定に関する文化差（むしろ日本には近い）はあるかもしれない。

　一方，家族が参加している頻度は，持続的深い鎮静以外の鎮静で93%（95%信頼区間：92-95），持続的深い鎮静で94%（90-97）であった。患者が意思表示できない場合には，家族から患者の推定意思を得て，意思決定の妥当性を担保する方法が行われていると考えられる。

◉─────まとめ

　苦痛緩和のための鎮静を理解する上で基盤となる知識という意味合いで2020年ま

表3 | メタ分析で推定された数値の要約

		%	95%信頼区間
持続的深い鎮静の頻度		17	16 - 18
場所別の 持続的深い鎮静の頻度	ホスピス・緩和ケア病棟	23	21 - 24
	在宅	14	12 - 16
持続的深い鎮静の対象となった 苦痛に占める頻度	せん妄	55	51 - 59
	呼吸困難	27	24 - 31
	疼痛	20	17 - 23
精神的苦痛に対する鎮静	持続的深い鎮静以外の鎮静	21	20 - 22
	持続的深い鎮静	5.9	4.3 - 7.8
精神的苦痛のみに対する鎮静	持続的深い鎮静を除く鎮静	3.7	2.8 - 4.7
	持続的深い鎮静	0.6	0.1 - 2.2
緩和困難な苦痛(/全患者)	疼痛	3.9	3.7 - 4.2
	呼吸困難	5.9	5.7 - 6.2
	せん妄	8.5	8.2 - 8.8
	合計	18	
持続的深い鎮静に用いられる薬剤	ミダゾラム	76	73 - 80
鎮静の効果	持続的深い鎮静を除く鎮静	86	84 - 88
	持続的深い鎮静	83	75 - 90
持続的深い鎮静の 意思決定への参加	患者	59	53 - 65
	家族	94	90 - 97

※集団が比較的均一である持続的深い鎮静の研究を記載したが，他の鎮静においても同様の結果である。

での文献の要約を行った。集計してしまうと，おおむね大きな変化はない。エビデンスの要約を**表3**に示す。

　本書のスコープとしては，集計してまとめてしまうとあまり目立たないところ，例えば，精神的苦痛に対する鎮静はありなのか，国による差はあまりなさそうなのだが，数字を超えた鎮静の意味づけにも差はないのか，患者が意思決定に参加できない状況はもっと改善する余地はあるのか，といったあたりにある。「エビデンスを超えて，まだ見えていないところを見る」ための基礎資料として眺めてほしい。

謝辞
このChapterの内容は，日本緩和医療学会の『がん患者の治療抵抗性の苦痛と鎮静に関する基本的な考え方の手引き（第3版）』を作成するために行われた系統的レビューの際にあわせて作成したものです。作成過程や詳細については手引きも参照（2023年6月発行予定）。ワーキングチームの大谷弘行先生（聖マリア病院），内藤明美先生（宮崎市郡医師会病院），横道直佑先生（聖隷三方原病院）に感謝します。

Summary

- 持続的深い鎮静の頻度は17％と推定される。鎮静薬の使用はそれより高頻度と思われるが，定義がまちまちなので推定は難しい。

- ホスピス・緩和ケア病棟では23％，在宅では14％とやや差があるが，患者背景の違いも考えるとどの治療環境でも治療抵抗性の苦痛は生じる。

- 鎮静の頻度について，国による大きな違いはないようである。

- 持続的深い鎮静の対象となる症状は，せん妄（55％），呼吸困難（27％），少し下がって疼痛（20％）である。

- 精神的苦痛は，身体症状の併存がある場合に持続的深い鎮静に限らない鎮静であれば全体の21％を占めるが，精神的苦痛のみに限ると数％以下でまれである。

- 鎮静薬としては，ミダゾラムの少量〜中等量が用いられる（最大投与量の中央値が36mg/日）。

- 鎮静の有効率は85％前後である。

- 患者の半数，家族の90％以上が鎮静の意思決定に参加している。

文献

1）
Maltoni M, Scarpi E, Rosati M, et al.: Palliative sedation in end-of-life care and survival: a systematic review. J Clin Oncol, 30(12): 1378-83, 2012.
苦痛緩和のための鎮静が初めて系統的レビューとして登場した，腫瘍学雑誌の論文。鎮静の対象症状の頻度の分布が今回の分析とほとんど同じである。

2）
三輪 聖，森田達也，松本禎久, 他：緩和ケア医が苦痛の評価を行う上で知っておくことが必要と考える方言：緩和医療専門医・認定医に対する質問紙調査．16(4)：281-7，2021.
倦怠感を表現する方言が圧倒的に多いことを示したユニークな研究。鎮静の対象症状としての倦怠感を思い浮かべながら方言を眺めていると，状況が目に浮かんでくる。

レビュー対象となった文献一覧

1）Ventafridda V, Ripamonti C, De Connno F, et al.: Symptom prevalence and control during cancer patients'last days of life. J Palliat Care, 6(3): 7-11, 1990.

2）Fainsinger R, Miller MJ, Bruera E, et al.: Symptom control during the last week of life on a palliative care unit. J Palliat Care, 7(1): 5-11, 1991.

3）McIver B, Walsh D, Nelson K: The use of chlorpromazine for symptom control in dying cancer patients. J Pain Symptom Manage, 9(5): 341-5, 1994.

4）池永昌之，恒藤 暁，前野 宏，他：死亡直前における末期癌患者の耐え難い苦痛にいかに対処するか？ ―鎮静の必要性．死の臨床，18(1)：48-53，1995.

5）Morita T, Inoue S, Chihara S: Sedation for symptom control in Japan: the importance of intermittent use and communication with family members. J Pain Symptom Manage, 12(1): 32-8, 1996.

6）Stone P, Phillips C, Spruyt O, et al.: A comparison of the use of sedatives in a hospital support team and in a hospice. Palliat Med, 11(2): 140-4, 1997.

7）Fainsinger RL, Landman W, Hoskings M, et al.: Sedation for uncontrolled symptoms in a South African hospice. J Pain Symptom Manage, 16(3): 145-52, 1998.

8）Peruselli C, Di Giulio P, Toscani F, et al.: Home palliative care for terminal cancer patients: a survey on the final week of life. Palliat, 13(3): 233-41, 1999.

9）Fainsinger RL, De Moissac D, Mancini I, et al.: Sedation for delirium and other symptoms in terminally ill patients in Edmonton. J Palliat Care, 16(2): 5-10, 2000.

10）Fainsinger RL, Waller A, Bercovici M, et al.: A multicentre international study of sedation for uncontrolled symptoms in terminally ill patients. Palliat Med, 14(4): 257-65, 2000.

11）Chiu TY, Hu WY, Lue BH, et al.: Sedation for refractory symptoms of terminal cancer patients in Taiwan. J pain Symptom Manage, 21(6): 467-72, 2001.

12）Sykes N, Thorns A: Sedative use in the last week of life and the implications for end-of-life decision making. Arch Intern Med, 163(3): 341-4, 2003.

13）Muller-Busch HC, Andres I, Jehser T: Sedation in palliative care- a critical analysis of 7 years experience. BMC Palliat Care, 2(1): 2, 2003.

14）Cameron D, Bridge D, Blitz-Lindeque J: Use of sedation to relieve refractory symptoms in dying patients. S Afr Med J, 94(6): 445-9, 2004.

15a）Morita T, Chinone Y, Ikenaga M, et al., Japan Pain, Palliative Medicine, Rehabilitation, and Psycho-Oncology Study Group: Efficacy and safety of palliative sedation therapy: a multicenter, prospective, observational study conducted on specialized palliative care units in Japan. J Pain Symptom Manage, 30(4): 320-8, 2005.

15b）Morita T, Chinone Y, Ikenaga M, et al., Japan Pain, Palliative Medicine, Rehabilitation, and Psycho-Oncology Study Group: Ethical validity of palliative sedation therapy: a multicenter, prospective, observational study conducted on specialized palliative care units in Japan. J Pain Symptom Manage, 30(4): 308-19, 2005.

16）Lundström S, Zachrisson U, Fürst CJ: When nothing helps: propofol as sedative and antiemetic in palliative cancer care. J Pain Sympt Manage, 30(6): 570-7, 2005.

17）Kohara H, Ueoka H, Takeyama H, et al.: Sedation for terminally ill patients with cancer with uncontrollable physical distress. J Palliat Med, 8(1): 20-5, 2005.

18）Vitetta L, Kenner D, Sali A: Sedation and analgesia-prescribing patterns in terminally ill patients at the end of life. Am J Hosp Palliat Care, 22(6): 465-73, 2005.

19）Bulli F, Miccinesi G, Biancalani E, et al.: Continuous deep sedation in home palliative care units: case studies in the Florence area in 2000 and in 2003-2004. Minerva Anestesiol, 73(5): 291-8, 2007.

20）Rietjens JA, van Zuylen L, van Veluw H, et al.: Palliative sedation in a specialized unit for acute palliative care in a cancer hospital: comparing patients dying with and without palliative sedation. J

Pain Symptom Manage, 36(3): 228-34, 2008.

21) Elsayem A, Curry Iii E, Boohene J, et al.: Use of palliative sedation for intractable symptoms in the palliative care unit of a comprehensive cancer center. Support Care Cancer, 17(1): 53-9, 2009.

22) Maltoni M, Pittureri C, Scarpi E, et al.: Palliative sedation therapy does not hasten death: results from a prospective multicenter study. Ann Oncol, 20(7): 1163-9, 2009.

23) Mercadante S, Intravaia G, Villari P, et al.: Controlled sedation for refractory symptoms in dying patients. J Pain Symptom Manage, 37(5): 771-9, 2009.

24) Rosengarten OS, Lamed Y, Zisling T, et al.: Palliative sedation at home. J Palliat Care, 25(1): 5-11, 2009.

25) Alonso-Babarro A, Varela-Cerdeira M, Torres-Vigil I, et al.: At-home palliative sedation for end-of-life cancer patients. Palliat Med, 24(5): 486-92, 2010.

26) Porzio G, Aielli F, Verna L, et al.: Efficacy and safety of deep, continuous palliative sedation at home: a retrospective, single-institution study. Support Care Cancer, 18(1): 77-81, 2010.

27) Claessens P, Menten J, Schotsmans P, et al. Palsed Consortium: Palliative sedation, not slow euthanasia: a prospective, longitudinal study of sedation in Flemish palliative care units. J Pain Symptom Manage, 41(1): 14-24, 2011.

28) Jaspers B, Nauck F, Lindena G, et al.: Palliative sedation in Germany: how much do we know? A prospective survey. J Palliat Med, 15(6): 672-80, 2012.

29) Krishna RLK, Poulose VJ, Goh C: The use of midazolam and haloperidol in cancer patients at the end of life. Singapore Med, 53(1): 62-6, 2012.

30) Mercadante S, Porzio G, Valle A, et al., Home Care-Italy Group (HOCAI): Palliative sedation in advanced cancer patients followed at home: a retrospective analysis. J Pain Symptom Manage, 43(6): 1126-30, 2012.

31) Maltoni M, Miccinesi G, Morino P, et al.: Prospective observational Italian study on palliative sedation in two hospice settings: differences in casemixes and clinical care. Support Care Cancer, 20(11): 2829-36, 2012.

32) Caraceni A, Zecca E, Martini C, et al.: Palliative sedation at the end of life at a tertiary cancer center. Support Care Cancer, 20(6): 1299-307, 2012.

33) Mercadante S, Porzio G, Valle A, et al.: Home Care-Italy Group. Palliative sedation in patients with advanced cancer followed at home: a prospective study. J Pain Symptom Manage, 47(5): 860-6, 2014.

34) Koike K, Terui T, Takahashi Y, et al.: Effectiveness of multidisciplinary team conference on decision-making surrounding the application of continuous deep sedation for terminally ill cancer patients. Palliat Support Care, 13(2): 157-64, 2015.

35) Calvo-Espinos C, Ruiz de Gaona E, Gonzalez C, et al.: Palliative sedation for cancer patients included in a home care program: a retrospective study. Palliat Support Care, 13(2): 619-24, 2015.

36) Gu X, Cheng W, Chen M, et al.: Palliative sedation for terminally ill cancer patients in a tertiary cancer center in Shanghai, China. BMC Palliat Care, 14: article No.5, 2015.

37) 新城拓也, 石川朗宏, 五島正裕:在宅療養中の終末期がん患者に対する鎮静についての後方視的カルテ調査. Palliat Care Res,10(1):141-6, 2015.

38) Maeda I, Morita T, Yamaguchi T, et al.: Effect of continuous deep sedation on survival in patients with advanced cancer (J-Proval): a propensity score-weighted analysis of a prospective cohort study. Lancet Oncol, 17(1): 115-22, 2016.

39a) van Deijck RHPD, Hasselaar JGJ, Verhagen SCAHHVM, et al.: Patient-related determinants of the administration of continuous palliative sedation in hospices and palliative care units: a prospective, multicenter, observational study. J Pain Symptom Manage, 51(5):882-9, 2016.

39b) van Deijck RH, Hasselaar JG, Verhagen SC, et al.: Level of discomfort decreases after the administration of continuous palliative sedation: a prospective multicenter study in hospices and palliative care units.J Pain Symptom Manage, 52(3):361-9, 2016.

40) Azoulay D, Shahal-Gassner R, Yehezkel M, et al.:Palliative sedation at the end of life: patterns of use in an Israeli hospice. Am J Hosp Palliat Care, 33(4):369-73, 2016.

41) Schur S, Weixler D, Gabl C, et al., AUPACS (Austrian Palliative Care Study) Group: Sedation at the end of life - a nation-wide study in palliative care units in Austria. BMC Palliat Care, 15:50, 2016.

42) Monreal-Carrillo E, Allende-Pérez S, Hui D, et al.: Bispectral Index monitoring in cancer patients undergoing palliative sedation: a preliminary report. Support Care Cancer, 25(10):3143-9, 2017.

43) Imai K, Morita T, Yokomichi N, et al.: Efficacy of two types of palliative sedation therapy defined using intervention protocols: proportional vs. deep sedation. Support Care Cancer, 26(6): 1763-71, 2018.

44) Caraceni A, Speranza R, Spoldi E, et al., Italian Society of Palliative Care Study Group on Palliative Sedation in Adult Cancer Patients: Palliative sedation in terminal cancer patients admitted to hospice or home care programs: Does the Setting Matter? Results from a National Multicenter Observational Study. J Pain Symptom Manage, 56(1):33-43, 2018.

45）Schildmann E, Pörnbacher S, Kalies H, et al.: 'Palliative sedation'? A retrospective cohort study on the use and labelling of continuously administered sedatives on a palliative care unit. Palliat Med, 32(7): 1189-1197, 2018.

46）Parra Palacio S, Giraldo Hoyos CE, Arias Rodríguez C, et al.: Palliative sedation in advanced cancer patients hospitalized in a specialized palliative care unit. Support Care Cancer, 26(9):3173-80, 2018.

47）Prado BL, Gomes DBD, Usón Júnior PLS, et al.: Continuous palliative sedation for patients with advanced cancer at a tertiary care cancer center. BMC Palliat Care,17(1):13, 2018.

48）Setla J, Pasniciuc SV: Home palliative sedation using phenobarbital suppositories: time to death, patient characteristics, and administration protocol. Am J Hosp Palliat Care, 36(10): 871-6, 2019.

49）Tin WW, Lo SH, Wong FC: A retrospective review for the use of palliative sedation in a regional hospital in Hong Kong. Ann Palliat Med, 9(6):4502-13, 2020.

50）Kim YS, Song HN, Ahn JS, et al.: Sedation for terminally ill cancer patients: A multicenter retrospective cohort study in South Korea. Medicine (Baltimore), 98(5):e14278, 2019.

51）Ingravallo F, de Nooijer K, Pucci V, et al.: Discussions about palliative sedation in hospice: frequency, timing and factors associated with patient involvement. Eur J Cancer Care (Engl), 28(3):e13019, 2019.

52）Won YW, Chun HS, Seo M, et al.: Clinical patterns of continuous and intermittent palliative sedation in patients with terminal cancer: a descriptive, observational study. J Pain Symptom Manage, 58(1):65-71, 2019.

53）Gamblin V, Berry V, Tresch-Bruneel E, et al.: Midazolam sedation in palliative medicine: retrospective study in a French center for cancer control. BMC Palliat Care, 19(1): 85, 2020.

54）Park SJ, Ahn HK, Ahn HY, et al.: Association between continuous deep sedation and survival time in terminally ill cancer patients. Support Care Cancer, 29(1): 25-31, 2020.

注）レビューの対象とした論文をすべて挙げた。数値の算出に必要なデータが記載されていないためにどの図表にも使用されていない論文がある。

鎮静は生命予後を
短縮するのか? に関する
医学的知見の蓄積

本当に知りたいことは何か?

Chapter6を読み終わればわかること

- 鎮静が生命予後に影響するかを知る方法にはどういうものがあるか?
- 現在得られている医学的知見から, 生命予後が日の単位の時に行われた鎮静は生命予後を短縮することがありそうか?
- 生命予後が数週以上の時に持続的深い鎮静を行うと生命予後を短縮する, と主張しうるか?

読み解くための
Key words

鎮静が生命予後に影響するかを知る3つの方法

ランダム化試験と観察研究での効果推定を用いた比較

鎮静前の患者の状態

鎮静を受けた患者の観察

鎮静薬による脱水と脳幹機能の抑制

◉─────はじめに

　鎮静を受けると患者の生命は短縮するのだろうか──これは鎮静の倫理的・法的妥当性を検討する上で重要な科学的基盤となるため，長きにわたって議論の的であり，いまも継続している。本Chapterでは，鎮静が生命予後に与える影響を知るために行われてきた医学研究を総括する。

そもそも何を知りたいのか？

　「鎮静が生命予後に与える影響」と一言で言った場合に，議論している人によって想定している状況が異なる場合があり注意が必要である。医学研究が最も行われてきたのは，「**死亡直前に**，緩和困難な苦痛が生じた時に鎮静薬を投与すれば，投与しない場合に比べて生命予後は短縮するか？」であった。なぜなら，死亡直前期に（呼吸抑制などの効果があることがわかっている）鎮静薬を使用することの安全性の懸念を医学的な関心として持っていたためである。したがって，以下に述べる研究はすべて，死亡が時間から日の単位に起きるだろう患者の，他に手段のない苦痛に対して鎮静薬を投与する場面を想定している。

　この状況について，近年の倫理的・法的検討において，「仮に生命予後が縮まったとしても，死亡直前期であれば（患者の推定意思，他に手段がない，死亡が差し迫っているならば）問題ない」と結論するのであれば，この課題は医師が感じる葛藤のためにあるだけなのかもしれない。むしろ，最近の鎮静をめぐる話題は，生命予後が数週以上の時に鎮静を行うことや，生命予後はさておいて患者の意識を低下させることの是非に移っているようにも思われる。

　とはいえ，時間単位〜日の単位の時に鎮静を行ったことが生命予後に影響するのかも重要な課題であるのは間違いない。そもそも鎮静に生命予後を短縮する影響がないのであれば，現在行われている議論のうち，少なくとも安楽死との異同に関する議論自体が存在しなくなるからである。

鎮静の生命予後への影響を知る 3つの方法

　鎮静の生命予後への影響を考える方法は3つある（**表1**）。すなわち，❶鎮静が行わ

表1	鎮静の生命予後への影響を推定するための医学的方法

❶鎮静が行われた患者と行われなかった患者とで生命予後を比較する。

❷鎮静が行われる直前の患者の状態から生命予後を推定する。

❸鎮静が行われた患者で，鎮静薬の投与に関連したと思われる有害事象を調べる。

れた患者と行われなかった患者とで生命予後を比較する，❷鎮静が行われる直前の患者の状態から生命予後を推定する，❸鎮静が行われた患者で，治療（鎮静薬の投与）に関連したと思われる有害事象を調べる。この順に見ていく。

鎮静が行われた患者と行われなかった患者とで生命予後を比較する方法

　1つ目の最もスタンダードな方法は，鎮静が行われた患者と行われなかった患者とで生命予後を比較する方法である。治療や要因がアウトカムに影響するかを見たい時に，医学研究として選択される最も一般的な方法である。この方法には，ランダム化試験と，患者の背景を調節して比較する2つの方法がある。

◉────── ランダム化試験 (図1a)

　医学領域では，治療Aと治療Bを受けた時の結果の違いを比較する時には，ランダム化試験という方法が行われる。ランダム化試験とは，その治療を受ける患者を「ランダムに」（無作為に：ABABという交互にではなく，乱数表などを用いて，確実にランダムになるように）割り付けをしていく。ランダム化はどうして必要なのか？それは，患者の背景を同じにできる唯一の方法だからである。鎮静の場合で説明すると，鎮静を（結果的に）受けた患者の生命予後と，（結果的に）受けなかった患者の予後を単純に比較しても，もともと鎮静を受けるような患者では年齢が若く（病気が進行しやすく），呼吸困難になる頻度が高い（生命に直結する呼吸不全を生じやすい）ならば，「もともと（鎮静を受けなくても）」生命予後が短いというだけの可能性が高い。このように，曝露（鎮静を受けた／受けなかった）と，結果（生命予後が短くなった／ならない）の因果関係を推定するためには，曝露を受けた群と受けなかった群とで，結果に影響しそうな「他の」要因にばらつきがないようにしてから比較しなければならない。ランダム化をすると，理論上（計算上），未知のものでも既知のものでもどんな背景であったとしても，2つの群には同じ確率ですべての変数が均一に分散するはずであり，このため，2群間の比較をする前提で同じ背景にそろえるための最も有効な方法であるされている。

　鎮静に関してランダム化試験を行おうとすると，「（鎮静を受けてもいいほどの）苦しさになった患者」をまず対象として，片群は鎮静を，もう片群は鎮静以外の方法（おそらくはそれ以外の苦痛緩和手段で，いまできる最大のもの）を提供することを，（患者や家族の同意を得て）ランダムに割り付けるということになる（図1a-1）。私たちが知りたいのは，「緩和困難な苦痛が生じてから」（起点），鎮静をした場合としなかった場合とでは生命予後が短くなるのか？ であるから，この課題をストレートに明らかにしてくれる唯一の方法である。

　しかしながら，苦痛の耐えがたい患者に効果のある治療を行わないという対照群を置くことは，患者が自由に選択できたとしてもかなり倫理的に問題のない方法で実施

するのはハードルが高そうだし，仮に患者の自己決定権を根拠に実施できたとしても，そんなに多くの患者がこの研究に参加するとも思えない。つまりは，実施可能性の点から考えると，将来にわたって実現しなさそうに筆者は思う。つまり，鎮静が生命予後に影響を与えるか？　という点について，本来知りたい，「緩和困難な苦痛が生じてから，鎮静薬を使った人と使わなかった人での生命予後の比較」については，はっきりとした回答は永遠に得られないことを覚悟しなければならないといえる。

| 図1 | 鎮静の生命予後への影響を見ようとする医学的方法

▼生命予後の比較
鎮静なし■
鎮静あり■
上記を比較していることになる。本来知りたいのは，ⓐ-1の期間。ⓐ-2では起点が異なる。ⓑとⓒでは鎮静なしのデータがないので，比較はできない。

ⓐ 鎮静が行われた患者と行われなかった患者とで生命予後を比較する方法

ⓐ-1 緩和困難な苦痛の出現を起点にしたランダム化試験

鎮静なし
鎮静あり ?
入院・在宅サービスの開始　緩和困難な苦痛の出現を起点

ⓐ-2（1）観察研究：生命予後の起点は入院・在宅サービスの開始

鎮静なし
鎮静あり ?
入院・在宅サービスの開始を起点

ⓐ-2（2）観察研究：生命予後の起点は全身状態の悪化（例えばPPS＝20）

鎮静なし
鎮静あり ?
入院・在宅サービスの開始　PPS＝20を起点

ⓑ 鎮静が行われる直前の患者の状態から生命予後を推定する

緩和困難な苦痛の出現
鎮静あり ?
入院・在宅サービスの開始　鎮静直前の患者の状態を詳細に観察

ⓒ 鎮静が行われた患者で，治療（鎮痛薬の投与）に関連したと思われる有害事象を調べる

緩和困難な苦痛の出現
鎮静あり ?
入院・在宅サービスの開始　鎮静中に生じる有害事象を詳細に観察

?：短縮しているかどうかを知りたい生命予後を示す。

◉───入院・在宅サービスの開始を起点にした観察研究〔図1a-2（1）〕
　　　──単純な生命予後の比較

　そこで，鎮静を受けた患者と受けなかった患者との観察研究を行い，生命予後を比較するという方法が試みられてきた。鎮静にかかわらずどの研究領域でも，専門家の意見→質の低い観察研究→質の高い観察研究→ランダム化試験と研究が進んでいくことが常であり，よりバイアスの少ない研究になる（図2）。

　鎮静が議論になった初期には，「鎮静すると余命が短くなる」という前提のもとに議論がなされていた。その時，多くの観察研究が世に出され，鎮静を受けた患者と鎮静を受けなかった患者とでは，（鎮静を受けてからの期間ではなく，緩和ケア病棟や在宅プログラムに入ってからの期間を生存期間と定義した場合に），生存期間に差がなさそうだという研究が相次いだ。イタリアのMaltoni Mの系統的レビューが有名であるが[1]，その後10年近く経っているので，この間に出版された鎮静の研究で生命予後を比較しているものをまとめた（表2）。生命予後の計算の起点はすべての研究で，緩和ケアサービスの開始（入院または在宅サービスの開始）である。比較をしている研究25件のうち，21件で生命予後に有意差はなかった。4件では生命予後に有意差があったが，いずれも，懸念していたこととは逆で，鎮静を受けた群のほうが長かった。この，「鎮静を受けるほうが生命予後が長い」という事象はしばしば観察されるのだが，「長く知り合いになっているほうが，苦痛悪化時に患者の希望に従って完全に苦痛が緩和できる方法を選択できる」という現象を見ているかもしれず，興味深い[2]。

　集計をしてみると，広い意味での鎮静では，生命予後は，鎮静あり（1,421名）vs. 鎮静なし（3,711名）の順に中央値で13.3日 vs.11.0日，平均値で20.5日 vs. 20.6日といかにも群間差はなさそうである。持続鎮静だけにすると，中央値で7.8日 vs. 7.5日，平均値で32.8日 vs. 33.5日（鎮静あり713名 vs. なし1,341名）であった。生命予後に

│図2│**鎮静が行われた患者と行われなかった患者とで生命予後を比較する方法の研究の歴史**

バイアスが少ない
＝おそらく正しい結果

ランダム化試験	……………… 行われていないし，おそらく行われない
質の高い観察研究	……………… 「鎮静は予後を短くしない」 ●傾向スコアによる補正 　（Maeda I, Morita T: Lancet Oncol, 2016） 　（Yokomichi N, Morita T: Palliat Med, 2022） ●マッチドコホートによる補正 　（Maltoni M:Ann Oncol, 2009）
質の低い観察研究	……………… 多施設での観察のメタ分析 （Maltoni M: J Clin Oncol, 2012）
専門家の意見	……………… 1990年代のさまざまな意見 「鎮静は予後を短くする」

与える影響が深刻と想定されている持続的深い鎮静だけにしても，中央値で23.3日 vs. 22.7日，平均値で24.3日 vs. 24.1日（鎮静あり784名 vs. なし3,249名）となる。少なくとも単純に比較した場合には，入院や在宅サービスの開始を起点とした生命予後は鎮静の影響を受けているとは思えない。すべてを合わせると，鎮静あり（2,918名）vs. 鎮静なし（8,301名）の順に，中央値で14.3日 vs. 13.6日，平均値で25.9日 vs. 26.1日となり，数が大きくなればなるほど「ほとんど一緒」の結果になる。

| 表2 | 鎮静を受けた患者と受けなかった患者とでの生命予後を比較した研究

		鎮静を受けた患者			鎮静を受けなかった患者			
		生命予後（日）		N	生命予後（日）		N	p
		中央値	平均値		中央値	平均値		
広い意味での鎮静	Ventafridda(1990)	25		63	23		57	0.57
	Stone(1997)		19	30		19	85	>0.2
	Fainsinger(1998)	8	9	23	4	6	53	0.09
	Chiu(2001)		28.5	70		24.7	181	0.43
	Sykes(2003)	7	14.3	114	7	14.2	123	0.23
	Muller-Bush(2003)	16	21.5	80	14	21.1	468	有意差なし
	Kohara(2005)		28.9	63		39.5	61	0.1
	Maltoni(2009)	12		267	9		251	0.33
	Krishna (2012)							有意差なし
	Gu(2015)		27.4	82		21.6	162	0.066
	Azoulay(2016)		22.9	38		16.6	141	0.25
	Schur(2016)	10		502	9		1,912	0.49
	Won(2019)	34		89	25		217	0.11
	加重平均	13.3	20.5	1,421	11	20.6	3,711	—
持続鎮静	Alonso-Babarro(2010)		63.9	29		63.3	216	0.96
	Mercadante(2012)		38	49		35	321	0.98
	Maltoni(2012)		11	72		9	154	0.51
	van Deijck(2016)		34.8	130		33.1	337	0.7
	Schildmann (2018)	6		149	4		43	0.01
	Prado(2018)		33.6	203		16	171	<0.001
	Tin(2019)	11		81	9		99	0.76
	加重平均	7.8	32.8	713	7.5	33.5	1,341	—
持続的深い鎮静	Bulli(2007)(2000)	23	41.2	47	23	36.6	284	有意差なし
	Bulli(2007)(2003)	24	51.5	89	17	31.1	655	<0.01
	Rietjens(2008)	8		68	7		89	0.12
	Maeda(2016)	27		269	26		1,558	0.2
	Park(2020)		14	311		11.8	311	0.032
	加重平均	23.3	24.3	784	22.7	24.1	3,249	—
	加重平均（すべて）	14.3	25.9	2,918	13.6	26.1	8,301	—

●表中の研究についてはChapter 5の系統的レビュー（pp.81-101）を参照。
●　　　　は生命予後に有意差のある研究で，いずれも，鎮静を受けた患者のほうが生命予後は長い。

▼加重平均
値の「重み」を考慮して平均値を求める算出方法。この研究では，症例数を加味して平均値を算出した。

◉────入院・在宅サービスの開始を起点にした観察研究
　　　　──背景を補正した生命予後の比較

　単純に比較をするだけだと，患者の背景がばらばらであるので，2009年のMaltoni
の研究を皮切りにしてその後，患者の背景をそろえる統計処理を行って比較する試み
がなされるようになった。イタリアでは鎮静を受けた患者を最初に同定して，次に鎮
静を受けていない患者群から鎮静を受けた患者と同じ背景を持った患者を抽出して比
較するマッチドコホート（matched cohort）研究が行われた[3]。この研究では，鎮静
の定義は幅広くとっており，広い意味での鎮静ありの群（$N=267$）と鎮静なしの群
（$N=251$）とで，生命予後に有意差はなかった（**図3**）[3]。

　マッチドコホートだと調整できる変数に限りがあり，数項目の背景しか合わせられ
ないので，続いて，傾向スコアマッチング（prepotency score）を用いた調整が試みら

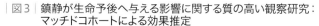

│**図3**│**鎮静が生命予後へ与える影響に関する質の高い観察研究：
マッチドコホートによる効果推定**

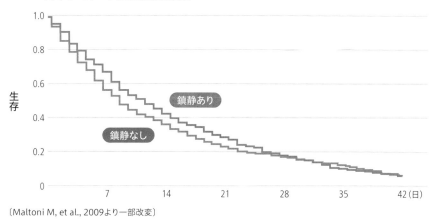

〔Maltoni M, et al., 2009より一部改変〕

│**図4**│**鎮静が生命予後へ与える影響に関する質の高い観察研究：
傾向スコアマッチングによる効果推定**

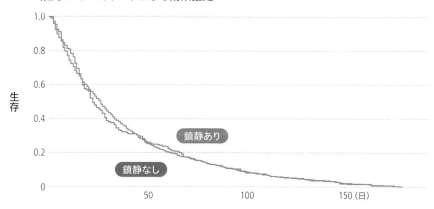

〔Maeda I, et al., 2016より一部改変〕

れた[4]。これは、「鎮静の受けやすさ」を患者背景から計算で求めて、同じくらいの鎮静の受けやすさでも結果的に鎮静を受けた患者と受けなかった患者での生命予後を比較するものである。その結果、持続的深い鎮静を受けた患者群（$N=269$）と鎮静なしの群（$N=1,558$）とで、生命予後に有意差はなかった（**図4**）。入院や在宅サービスの開始から死亡までの中央値は補正なしで27日 vs. 26日、補正を行うと22日（95%信頼区間：21-24）vs. 26日（24-27）と同等だった。

◉────── **全身状態が悪化した時点を起点にした観察研究〔図1a-2（2）〕**

このように、入院や在宅サービスの開始を観察の起点として生命予後を比較する研究の積み重ねでは、鎮静を受けた患者と受けなかった患者とで、観察が開始されてから死亡までの期間に差はなさそうである、との結果に落ち着いてきた。ところが、**図1a-2（1）**を見ると明らかなように、生命予後の起点を入院・在宅サービスの開始とするのはちょっとおかしい気がしてくる。というのは、もともと全体として1か月くらいの入院・在宅期間で、鎮静が行われるのは最後の数日であるから、最後の数日のところで生命予後が短縮しても全体から見ると影響しないのは当たり前では？という感覚になるのである。

そこで、鎮静を受けていない患者では実際に苦痛が生じていないのだから「緩和できない苦痛が生じてからの期間」は比較できないとしても、せめて、全身状態が悪化した時点を起点にして生命予後を比較してみてはどうかという考えが生まれた。この研究では、生命予後の起点をPPS＝20（死亡直前）において、そこからの生命予後を比較した[5]。1,625名の終末期がん患者を対象として156名の持続的深い鎮静を受けた患者とそれ以外の患者153名の生命予後を傾向スコアマッチングで比較したところ、これまた、PPS＝20になってから死亡までは中央値81時間（95%信頼区間：77-88）であったが、生命予後のリスク比は1.06（95%信頼区間：0.85-1.33）で有意な増加は見られなかった（**図5**）。

▼PPS
緩和ケアで用いられる palliative performance scale。全身状態を0〜100の11段階で表す。20は終日臥床で経口摂取が数口以下の状態。

| 図5 | **全身状態が悪化した時点からの鎮静が生命予後に与える影響**

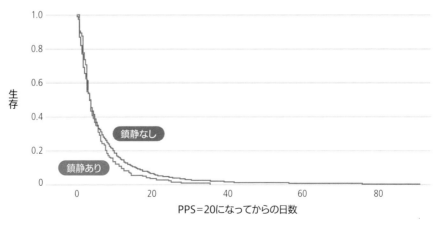

〔Yokomichi N, et al., 2022より一部改変〕

　以上をまとめると，鎮静が行われた患者と行われなかった患者とで生命予後を比較する方法では，生命予後の起点をいろいろに設定して，患者背景もいろいろ調整して解析が行われてきたが，少なくとも，鎮静によって生命予後が（おしなべて）短縮するというエビデンスはなく，大きな差がないと結論できそうである。これらからいえることは，ある1名についてどうかということではなく，鎮静薬を投与するとだいたいはみなに生命予後が短縮していそうかといわれると，いや，みなに短縮するというものではなさそうだ，ということである（この研究方法では，個別の事例で，この患者さんでは短くなったかもという可能性を否定することまではできない）。

鎮静が行われる直前の患者の状態から 生命予後を推定する（図1b）

　もう1つの，あまり注目されていない方法として，鎮静を行われる直前の患者の状態から，生命予後に与えるであろう影響を推定するという考え方がある。この方法はあまり積極的にとられることがなかったが，それは，そもそも鎮静の適応となるのが死亡直前の患者であるという暗黙の了解があったためである。近年になって，精神的苦痛のために鎮静を受ける患者や予後が週の単位とみなされる患者の鎮静による予後への影響を議論するためには，直前の全身状態を把握することでも十分なように思われる。

　表3に既存の観察研究で，鎮静を受ける直前の全身状態（performance status：PS），予測される生命予後，経口摂取，意識が示されているものをまとめた。PSはいろいろなはかり方ではあるが，PSが3/4が98-100%，PPS≦20（動けず経口摂取が数口以下）が83%，KPS≦20以下（非常に重症）が100%と，非常に状態が悪い患者がほとんどであることがわかる。予後予測としても，臨床的な予測で数日以内が89-90%，1週間以内が90%，日の単位が91-100%であり，予後予測指標を用いるとPPI＞6（3週間以下の予後予測）が94%，PaP score≧17.5が100%と，数日，長くても1週間，2週間以下の患者がこれもほとんどである。経口摂取という点からも，数口以下が89%，数口の水分以下がほぼ100%，嚥下できない71-77%と，鎮静前から食事ができていない（水分摂取もほとんどできない）患者が大多数を占める。時として，鎮静を行うと水分摂取ができなくなるので生命予後を短縮するという意見があるが，実際に（少なくともこれまで行われていた）鎮静では，鎮静を行う前にすでに水分摂取ができない患者がほとんどであるから，鎮静のために水分がとれなくなって生命予後が縮まるということはないといえる。本Chapterの課題からすると余談になるが，同じように，意識がしっかりしているかという点では，意識が清明なのは17%，見当識があるものは18%に過ぎない。

　つまるところ，鎮静を受ける前の患者の状態はほとんどがベッド上で過ごしていて，予後予測が日の単位，経口摂取することができず，意識も清明ではない患者がほとんどを占めることがわかる。時々イメージされるような「意識がしっかりしていて，

▼PPI，PaP score

PPI：palliative prognostic index
PaP score：palliative prognosis score
いずれも予後の予測指標。国際的に用いられている。

ご飯も食べられる人が，鎮静を受けた後にぐっすり眠ってそのまま亡くなる」というのは，現在主として行われている鎮静の現実には合わない。これをして，鎮静に生命予後の短縮効果が仮にあったとしても，その効果の絶対的な大きさは小さいと主張することもできるだろう。

表3 | 鎮静を受けた患者の直前の状況

全体の傾向として，鎮静を受ける前の全身状態は著しく不良である。

	PS		予測される生命予後		経口摂取		意識	
Morita(1996)			<24時間 数日 1週以上	16% 74% 10%				
Morita(2005) 持続的深い鎮静	PS 4 3 0-2	 85% 13% 1%	<24時間 数日 1-3週 3週以上 PPI >6	24% 65% 8.8% 1% 94%	数口以下	89%	清明 単純 つじつまが合わない 意思伝達ができない 	17% 22% 20% 39%
Kohara(2005)	PPS 10-20 30-40 50-	 83% 17% 0%	<1週 1週以上	90% 9.5%				
Mercadante (2009)	KPS ≦20	 100%			嚥下できない	71%		
Maltoni (2012)	KPS ≦20 30-40	 94% 5.6%						
Caraceni (2012) 持続的深い鎮静			死亡が切迫している 兆候 PaP score ≧17.5	 100% 100%				
van Deijck (2018)					食事は数口，飲水 　できる 少量の水分のみ 数口の水分のみ 経口摂取できない 	1.7% 22% 60% 16%		
Caraceni (2018)					嚥下できない	77%	見当識あり 傾眠 声かけに反応 身体刺激に反応 刺激に反応なし 	18% 35% 27% 16% 4.1%
Imai(2019)	PS 4 3	 81% 19%	日の単位 週の単位	91% 9.4%				
Imai(2019) 持続的深い鎮静	PS 4 3	 83% 17%	日の単位 週の単位	100% 0%				

PS：performance status　PPI：palliative prognostic index　PPS：palliative performance scale
KPS：Karnofsky performance scale　Pap score：palliative prognosis score
※表中の研究についてはChapter 5の系統的レビュー（pp.81-101）を参照。

　この延長で少し目を引く研究として，セントクリストファーズホスピスで，ミダゾラムの投与を受けた患者では受けなかった患者よりも経口摂取量が少ないか？ を比較した研究がある[6]。この研究では，ミダゾラムの投与を受けた患者72名と受けなかった患者49名とで，死亡前7日間の経口摂取量の推移を比較した。ミダゾラムは死亡日には全体の60％が投与を受けていたが，投与量は7日前で15mg/日，死亡当日で20mg/日と比較的少量の苦痛に合わせた使用（proportional use）であった。経口摂取量は，**図6**に見るようにミダゾラムを投与しているほうで少なかったが，いずれの群も亡くなる3日前ではほぼ数口以下であり，両群とも「同じような低下の仕方」であった。この変化から，鎮静によって経口摂取量が明らかに（不自然に）低下していることはないと結論している（あまり複雑な統計解析をしていないのがイギリスっぽい）。鎮静薬が入っていても入っていなくても，段々に経口摂取は低下していて，鎮静薬が入ったからといって，かくんと急激に経口摂取が低下しているわけではないと言いたいということである。

　これらの結果から，これまでに行われた鎮静の対象患者は，そもそも鎮静を受ける前の時点で，病気の進行と苦痛のために全身状態が非常に悪化していることがわかる。鎮静薬が生命予後を縮めるか？ を推定できるわけではないが，仮に短縮したとしても，全身状態から推定される生命予後から，数時間から数日というフレームは超えないといえる。むしろ問題になるのは，予後が数週以上見込めるような，場合によっては月の単位で見込めるような患者の精神的苦痛や痛みに対する鎮静である。鎮静を開始する時点で死亡が切迫しておらず，経口摂取もでき，意識が清明な患者の場合は，あらためてエビデンスをどうこういうまでもなく，鎮静によって昏睡となれば経口摂取ができなくなるわけであるから，生命予後は短縮されると考えるのは妥当だろう（これについての実証研究はいまのところないが，医学的に当然であるように筆者には思われる）。

| 図6 | ミダゾラムの投与が経口摂取量に与える影響

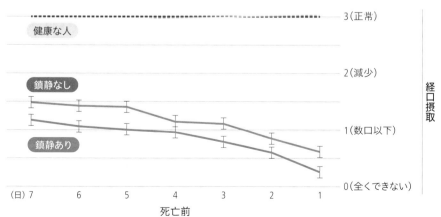

〔Giles A, et al., 2017より一部改変〕

鎮静が行われた患者で，
治療（鎮静薬の投与）に関連したと思われる
有害事象を調べる（図1c）

　最後に，鎮静が行われた患者で，治療（鎮静薬の投与）に関連したと思われる有害事象を調べるという方法もある。鎮静を受けた患者を詳細に観察して，何か鎮静薬の有害事象が生じたかどうかを臨床的に判断する方法である。

　一見してわかりやすい方法ではあるが，この方法をとっている実証研究は少ない。その理由は，鎮静は死亡直前に用いられることが多いため，血圧の低下や呼吸数の減少が生じたとしても，鎮静薬の投与と因果関係があるかどうかを判断することは非常に困難であるためである。

　筆者の臨床経験で，これを説明するのによい事例がある。大腸がんの肝転移の患者で，PSが4でさらに肝不全・黄疸によるせん妄で予後は数日であると考えられていた。それまで症状緩和はうまくいっていたが，急に，右季肋部の激しい疼痛を訴え，苦悶様の声をあげて，身の置き所もなく身もだえしている状態になった（う〜〜〜う〜〜〜と声を出してもがいている感じである）。医学的には，肝腫瘍から出血したのだろうとある程度の経験を積んだ医師なら判断は容易であり，肝腫瘍から出血して腹腔内に血液が出ている状態である。すでに投与されているオピオイド（鎮痛薬）を追加したが鎮痛が得られなかったため，鎮静を加えることとして「ミダゾラムの点滴」を持ってきてもらうように看護師に依頼した。

　さて，ここからなのだが，病院でも在宅でも，すべての薬が患者のそばにあるわけではなく，ミダゾラムは管理も厳しいために，その病棟には常備しておらず薬剤部まで取りに行かなければならなかった。そうすると，現場では，医師が電子カルテにオーダーする→看護師が薬剤部に取りに行く→戻ってきて点滴に詰める→点滴を患者につなぐという過程を経て，はじめてミダゾラムが患者に投与できるわけである。急いだつもりであるが，はたしてこの患者さんは，その準備をしている間にだんだんと血圧が低下して（腹部に出血しているので，徐々に血圧が下がるのである），呼吸も停止した…。「もがいている時間」は10分はなかっただろう。数値で聞くと短く感じる人もいるかもしれないが，現場に立ち会ったことのある人ならとても長く感じる時間である（患者さんにも申し訳ない）。さて本論，もしもであるが，運よく（？）病棟にミダゾラムがあって，すぐに点滴を始められて投与直後に呼吸が停止したとしたら，この呼吸停止は鎮静薬の合併症ということになるだろうか？ 元気な（そのせいで死亡するわけのない）患者に薬物を投与して死亡した場合に因果関係を説明することは容易だが，自然経過で数時間から数日の間に死亡することが予想される患者に薬物を投与し，死亡した場合の因果関係を断言することには格段の難しさがある。これがこの研究方法があまり用いられない（信用がない）理由である。

　このタイプの研究としては，セントクリストファーズホスピスの研究と日本の多施

| 表4 | 鎮静が行われた患者で鎮静に関連した死亡の頻度を調べた研究

	死亡の頻度	95%信頼区間
セントクリストファーズホスピス	1.8%（2/114）	0-6
日本の21施設	3.9%（4/102）	2-10
合計	2.7%（6/216）	1-6

設研究がある（**表4**）[7,8]。

　前者では，イギリスにおける苦痛に合わせた鎮静薬の使用（proportional use）が生命予後に与える影響を詳細に検討した[7]。終末期がん患者237名中ミダゾラムの投与を受けた194名（82%），レボメプロマジンの投与を受けた51名（22%）を対象として，鎮静を薬物の使用量で定義した。ミダゾラム10mg/日以上，レボメプロマジン25mg/日以上，ハロペリドール20mg/日以上を鎮静とすると，鎮静を受けた患者は114名（48%）で，臨床的に鎮静薬による（かもしれない）死亡は2例のみであった。以上から，鎮静薬の使用のすべてに「二重効果の原則を適用する必要はない」と結論している。

　後者では，21施設の各主治医の臨床的判断ではあるが，臨床的に「鎮静薬の使用との関連が否定できない心停止」と担当医が臨床的に判断した頻度は，持続的深い鎮静を受けた患者の3.9%と報告されている[8]。この2つの報告を集計すると，呼吸停止・心停止を生じる頻度は2.7%（95%信頼区間：1-6，6/216）となり，3%前後と想定される。鎮静を受ける患者の全身状態が非常に悪いことや，苦痛を緩和する手段が他にないこと，苦痛が著しいこと，また，苦痛そのものが致命的な合併症の表現である可能性も考えると，十分に低いと筆者は考える。

　鎮静は全体としては生命予後を短縮しないが，3%くらいの患者では短縮するよう（にみえる）な影響が（病気の自然経過と厳密に区別できないが）生じるかもしれない，くらいのことがいえそうである（逆にいうと，鎮静薬を投与する97%では生命予後の短縮は起きていなさそうということになる）。

実証研究にかかわらず，深い鎮静は生命予後を短縮する，という生理学的な主張

　前記のように，鎮静薬の生命予後への影響を見るためには実証研究（実際の患者データ）をもとに議論しようという考えが医学には強いが，米国のメイヨー・クリニックの集中治療医であるRady MYは鎮静に関する実証研究にさかんにcorrespondence（letter）を寄せて，鎮静薬は薬物学的に生命予後を短縮するのは自明であるとの説を張っている[9]。つまり，鎮静薬を深い鎮静になるまで投与すれば脳幹の活動が下がるために呼吸・循環機能を低下させる，「経口摂取のできていた人や咳反射のある人に深い鎮静を行うと，脱水・腎不全，肺炎・低酸素を経由して生命予後

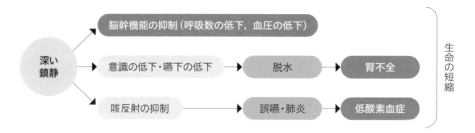

| 図7 | 鎮静が生命予後を短縮する生理学的機序

脳幹機能の抑制（呼吸数の低下，血圧の低下）

深い鎮静 → 意識の低下・嚥下の低下 → 脱水 → 腎不全

咳反射の抑制 → 誤嚥・肺炎 → 低酸素血症

生命の短縮

を短縮するという説明である（**図7**）。

　この生物学的な主張自体は正しく，実証的に示されなかったとしても論自体に間違いはない。臨床的に本課題を疑いのない状態で明らかにするためには，冒頭に述べたランダム化試験を行う以外にみんなの合意する科学的見解に到達はしないと考える。

◉――――まとめ

　以上から考えると，鎮静が生命予後に及ぼす影響については，以下のようにまとめられる。

　まず，従来の苦痛緩和のための鎮静の対象となるような，死亡直前の苦痛に対して鎮静を行う限りにおいて，鎮静が生命予後を短縮するとする明確な根拠はなく，むしろ，生命予後には大きな影響を与えないとする根拠がある。おそらくは，ごく一部の患者において鎮静薬による有害事象は生じうるであろうが，それは，患者の全身状態と優先する治療目標から考えて許容される範囲内にあると主張できる（鎮静薬でなくても，例えば，解熱のためにボルタレン座薬を用いて血圧低下が生じる確率とそう違わないかもしれない）。本質的に上記の臨床推論は，本来苦痛が激しい患者を対象としたランダム化試験を行わなければ結論できないものであるが，そもそも，現在鎮静が行われている患者の全身状態は，鎮静を行う前にすでにかなり悪いため，仮に生命予後を短縮する効果があったとしても，数時間～日の単位を超えない。

　一方，経口摂取ができる，移動ができるなど全身状態がよい患者に対して持続的深い鎮静を行った場合には，それによって水分がとれなくなるため，生命予後を短くすることは医学的に見て明らかである。

Summary

- 予後が時間〜日の単位と考えられる患者の治療抵抗性の苦痛に対して鎮静薬を使用した場合には，平均として（すべての患者で）生命予後を短縮させる効果は検出されていない。

- 苦痛が生じてからの生存期間をランダム化して比較しない限り，鎮静薬の生命予後への影響は断言できない。

- 現在鎮静が行われている患者の全身状態が，鎮静を行う前にすでにかなり悪いため，仮に生命予後を短縮する効果があったとしても数時間〜日の単位を超えない。

- 予後が数週以上ある患者に対して鎮静，特に持続的深い鎮静を行った場合には，実証研究によらなくても，水分摂取できなくなることから生命予後を短縮すると考えるのは妥当であるだろう。

文献

1)
Maltoni M, Scarpi E, Rosati M,et al.: Palliative sedation in end-of-life care and survival: a systematic review.J Clin Oncol, 30(12):1378-83, 2012.
鎮静を受けた患者と受けない患者の生命予後の日数の単純な比較をしている。

2)
Ingravallo F, de Nooijer K, Pucci V, et al.: Discussions about palliative sedation in hospice: Frequency, timing and factors associated with patient involvement. Eur J Cancer Care (Engl), 28(3):e13019, 2019.
長く治療関係があるほうが，苦痛が取れない時の方法についてあらかじめ話すことができて，鎮静を受ける患者が多くなるというイタリアの研究。

3)
Maltoni M, Pittureri C, Scarpi E, et al.: Palliative sedation therapy does not hasten death: results from a prospective multicenter study. Ann Oncol, 20(7):1163-9, 2009.
鎮静を受けた患者と同じ背景の患者を選択して背景を統一したマッチドコホート研究。「背景を調整しよう」とする研究の最初のものである。

4)
Maeda I, Morita T, Yamaguchi T, et al.: Effect of continuous deep sedation on survival in patients with advanced cancer (J-Proval): a propensity score-weighted analysis of a prospective cohort study. Lancet Oncol, 17(1):115-22, 2016.
鎮静を受けた患者と受けなかった患者の背景をそろえるために，傾向スコアマッチング用いた初めての研究。研究方法の詳しい解説は前著『終末期の苦痛がなくならない時，何が選択できるのか？』を参照。

5)
Yokomichi N, Yamaguchi T, Maeda I, Morita T, et al.: Effect of continuous deep sedation on survival in the last days of life of cancer patients: A multicenter prospective cohort study. Palliat Med, 36(1): 189-99, 2022.
傾向スコアマッチング用いて，さらに起点をPPS＝20（死亡直前）にした研究。

6)
Giles A, Sykes N: To explore the relationship between the use of midazolam and cessation of oral intake in the terminal phase of hospice inpatients: a retrospective case note review: Does midazolam affect oral intake in the dying? Palliat Med, 31(1):89-92,2017.
Sykesの歴史を感じさせる研究。今度は鎮静薬の使用が経口摂取に及ぼす影響を見ている。

7)
Sykes N, Thorns A: Sedative use in the last week of life and the implications for end-of-life decision making. Arch Intern Med, 163(3):341-4, 2003.
鎮静が行われた患者で治療に関連したと思われる有害事象を調べたセントクリストファーズホスピスの研究。鎮静で生命予後が短縮するのはまれなので，二重効果は該当しないと結論している。

8)
Morita T, Chinone Y, Ikenaga M, et al, Japan Pain, Palliative Medicine, Rehabilitation, and Psycho-Oncology Study Group: Efficacy and safety of palliative sedation therapy: a multicenter, prospective, observational study conducted on specialized palliative care units in Japan. J Pain Symptom Manage, 30(4):320-8, 2005.
鎮静薬の効果と合わせて安全性について国内の多施設研究で見ており，致命的になる頻度は臨床的に見て3.9%であった。

9)
Rady MY, Verheijde JL: Continuous deep sedation until death: palliation or physician-assisted death? Am J Hosp Palliat Care, 27(3):205-14, 2010.
Radyの主張のわかる代表的な論説。予後が縮まらないという実証研究に対して多くのcorrespondenceで生理学的な反証を行っている。例えば，下記は筆者の研究に対するコメント。
Rady MY, Verheijde JL: Empirical clinical research in continuous deep sedation at the end of life. J Pain Symptom Manage, 53(6):e10-e12, 2017.

鎮静を
「目に見える薬の使い方」で
定義するという考え方の進展

● 実際の鎮静薬の使い方には，どのような方法があるのか？
● 「持続的深い鎮静」が他の鎮静とは異なる点は何か？
● 調節型鎮静と持続的深い鎮静とでは，実際に患者の苦痛や意識の変化は違う
　のか？
● 調節型鎮静と持続的深い鎮静とでは，家族の体験は違うのか？

調節型鎮静

持続的深い鎮静

プロトコールによる定義

治療レジメン

　世界中で，ミダゾラムが苦痛緩和のために高頻度に使用されているのは間違いない事実（medical fact）であるが，いざそれを「鎮静」と呼ぶかどうかとなると，人によってうなずき方に大きな差がある。この現象をなんとかするために，鎮静薬の使い方を視覚化して誰が見ても理解できるいくつかの方法を定めてはどうかという研究の方向性がある。

　「薬の使い方を目に見えるようにしたもの」を医学領域では「プロトコール化する」という言い方をすることがあり，抗がん剤の治療プロトコールと同様である。「肺がんにシスプラチンが有効である」といわれても，有効になるようにどのように投与したらいいか明確化されなければ，投与量が少なすぎれば効果がなく，多すぎれば患者の命の危険がある。したがって，1日目にはこのように，2日目にはこのように，と使い方を決めるのである。緩和ケアでは，痛みにしろ呼吸困難にしろ，薬剤の使い方は患者の状態に応じて臨機応変に調節するさじ加減が大事とされているが，「さじ加減」のせいで同じ治療なのかわからなくなっている面もある。

　「脱毛がくるけど，消化器症状はこない（はずの）」抗がん剤のプロトコールは，検証試験において「確かにそうなっている」ことが確かめられる。だから，あるレジメンは，「脱毛がくるけど，消化器症状はこない」といえるのである。もちろんこれは平均しての話であって，ある人には消化器症状がきたり，脱毛がこなかったりもする。しかし，治療プロトコールの通りに治療すれば予想されたことがおおむねその通りに再現されるから，ある治療は名称を持ち，万人が同じようにイメージすることができる。鎮静においても，実際にどうなるのかのイメージを持てるプロトコールが作れるのではないかという発想が基になっている。

　このChapterでは，鎮静を薬剤の使い方という点でプロトコール化した実証研究と，それをさらに概念化に発展させた考え方の進展を紹介する。

鎮静には2種類あるらしいとの国際的な気付き：調節型鎮静と持続的深い鎮静の誕生

　鎮静鎮静というが，どうやら少なくとも2種類の鎮静が国際的にはあるらしい，ということに人々は2000年代後半に同時に気付き始めた。持続的鎮静について，少なくとも2つの実践パターンが世界的にあることが理論上も実証研究上も指摘されるようになったのである[1,2]（**図1**）。理論上の観点からは，Quill TEが，proportional palliative sedation（PPS）とpalliative sedation to unconsciousness（PSU）の概念を提案した。PPSは，「患者を（意図的に）寝かせる」のではなく，「苦しい」に合わせてミダゾラムを少量使用する，「まだ苦しい」なら少し増量する…のように，投与量を「苦痛に合わせて漸増」した結果，苦痛緩和が得られないならば「やむをえず」深い鎮静となるような方法である。PSUは，出血など非常にせっぱつまった時に，短時間

| 図1 | 調節型鎮静と持続的深い鎮静の始まり

	鎮静のパターン	薬物投与例
調節型鎮静	proportional palliative sedation：PPS （症状に合わせて鎮静薬を漸増した結果による，持続的深い鎮静）	❶ ミダゾラムを2mg皮下注射した後，1mg/時で持続投与する。 ❷ 4時間ごとに患者の状況をみて，苦痛がない状態になればそこで増量はしない（結果的に，うとうとするくらいで増量しない場合もある）。 ❸ 深昏睡になれば投与を減量する。
持続的深い鎮静	palliative sedation to unconsciousness：PSU （急速に患者を深昏睡として，死亡まで持続する持続的深い鎮静）	❶ ミダゾラムを2mg皮下注射した後，4mg/時で持続投与する。 ❷ 1時間ごとに患者の状況をみて，患者の意識がなくなるまで増量する。 ❸ 死亡まで患者の意識がない状態を維持する。

に意識が低下することを目的として昏睡になるまで患者に鎮静薬を投与することである。Quillの考えでは，緩和ケアでは苦痛の強さに合わせて鎮静薬を投与するので，突然意識を低下させるような（意識の急激な低下自体を目的とするような）薬物療法はまれであり，窒息や大量出血・急激な呼吸不全の時に限られるとしたのである（どうでもいいことであるが，緩和ケアの略語を作るとだいたいpalliativeのPが入ってしまい，PPSはpalliative performance scale，PSUはpalliative care unitと見た感じ同じなのでなんとか避けてほしい）。

　同じ時期に，実証研究の立場から，オランダ・ベルギー・イギリスでの鎮静の実態を比較研究していたUNBIASED studyチームは，丁寧な質的研究から，オランダ・ベルギーとイギリスとで持続的鎮静の方法が異なっていることを示した[2]。すなわち，イギリスでは緩和治療専門医は症状に合わせて徐々に薬物を使用し（イメージ的にはQuillのいうPPSが主体であり），「ここから鎮静」のような明確なポイントはなく，家族もそのようなポイントを認識していない。一方，オランダ・ベルギーでは，「いまから鎮静を行う」というポイントは明確で，家族にお別れを言うタイミングがあり，実施した後患者が深昏睡に至るように鎮静薬を維持する実践（QuillのいうPSU）が多いことを示した。

　このパターンの違いは，結局のところ，「徐々に鎮静薬を増やして結果的に深い鎮静になった」と，「最初から意識がなくなることを是として鎮静薬を投与する」を両極端として見せるものである。もちろん，この2つのタイプは絶対的なものではなく相対的なものであり，間が実践上はありうる。筆者がこれを整理して，2つの鎮静の類型があるみたいだよね？　と，鎮静に調節型鎮静と持続的深い鎮静の2種類の様式があることを2017年に提案し[3]，その内容が2018年の国内のガイドラインに反映されている。持続鎮静の様式を2種類に分けたことは国際的にも初めてであり，2020年には海外の学術雑誌にガイドラインの変更点が発表されている[4]。

▼国内のガイドライン

日本緩和医療学会による『がん患者の治療抵抗性の苦痛と鎮静に関する基本的な考え方の手引き 2018年版』

2018年のガイドラインでは，これまで「浅い鎮静」と「持続的深い鎮静」と呼ばれていたものを，「調節型鎮静」と「持続的深い鎮静」に区別した（**図2**）。この主な理由は，「浅い鎮静」といっても，「浅い鎮静をめざして行った鎮静（意図）」なのか「結果的に浅い鎮静になっている状態（結果）」なのかがはっきりしないことがある。持続的深い鎮静についても，「最初から深い鎮静をめざして行った鎮静（意図）」なのか「本当は浅い鎮静をめざしていたのに結果的に深い鎮静になっている状態（結果）」なのかがはっきりしない。したがって，「患者に持続的深い鎮静を行った事例」を医療者が発言した時に，苦痛が取れないのでだんだんに鎮静薬を増量していった結果深い鎮静になったのか，最初から患者の意識がなくなることを目的としたのかが論者によってまちまちであることが混乱の源であると考えられたためである。

　この視点で調節型鎮静と持続的深い鎮静の概念図を見てみよう（**図2**）。調節型鎮静では，治療目標が苦痛の緩和である，それに見合う方法として少量からの鎮静薬の投与を行う，というコンセプトがよくわかる。苦痛が取れるだけの最小量の鎮静薬を投与するため，患者によっては意識が低下せずに苦痛が緩和する場合もあることになる。一方，持続的深い鎮静では，（患者が就眠しなければ苦痛が緩和しないであろうという医師の見込みのもとに，）患者の深い鎮静を目標として，患者が眠れるだけの鎮静薬を投与する，これを苦痛があるとみなされる期間継続する──というコンセプトがよくわかる。国内のガイドラインで強調されているのは，「持続的」といってもそれは「中止する時期をあらかじめ定めずに＝苦痛があるとみなされる間」という意味であり，「死亡まで（持続させる）」ではない。

| 図2 | 調節型鎮静と持続的深い鎮静：ガイドラインの定義

調節型鎮静	苦痛の強さに応じて苦痛が緩和されるように，鎮静薬を少量から調節して投与すること
持続的深い鎮静	中止する時期をあらかじめ定めずに，深い鎮静状態とするように鎮静薬を調節して投与すること

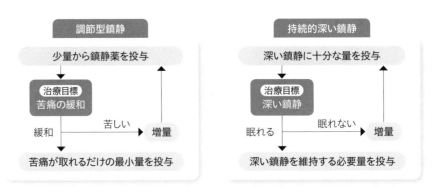

〔日本緩和医療学会：がん患者の治療抵抗性の苦痛と鎮静に関する基本的な考え方の手引き 2018年版．p.10の表3，図1を改変〕

国際的に用いられている鎮静をカバーするために
4類型の提案へ

　鎮静を調節型鎮静と持続的深い鎮静の2つに区分する考え方は，通常の（我が国の）臨床で行われている鎮静をおおむねカバーするように思われるが，国際的に見た場合にはいくつかの難点がある。最も大きいのは，「死亡まで継続する持続的深い鎮静」（continuous deep sedation until death：CDSUD）という概念に相当する鎮静が含まれないことである。ここには大きな論争があるが，「鎮静を始めた時から，死亡まで深い鎮静を維持することを意図している」のか，「苦痛を緩和しようとしたら，結果として死亡まで深い鎮静が続くことになった」のかはあまり明確にされていない場合が多い。しかし，フランスにおける治療中止に伴う鎮静は死亡まで継続することが前提とされているし，スイスの報告では「死亡まで継続すること」が前提とされている[5]。

　日本国内においては，鎮静のガイドラインの作成初期の段階から倫理専門家の強い指摘があり，鎮静は苦痛の強い時期だけに行うものであって，始める時から「死亡まで継続して行うぞ！」と明確に意図することは認められない，とした経緯がある。したがって現在でも，持続的深い鎮静の定義は「中止する時期をあらかじめ定めずに，深い鎮静状態とするように…」なのであり，「死亡まで継続して…」なのではない。定期的に鎮静の必要性を評価することによって，例は少ないかもしれないが，苦痛が軽減すれば鎮静が中止できることが担保されているのである。実際，深い鎮静に導入した後に，うっすらと患者の目が開いてきて特段苦痛を訴えていなければ，「まずいまずい，深くしなければ！」とはあまり思わないのではないだろうか。苦しくなく目が開いてきたのならそれでよいことで，鎮静が浅くなってきたからといって深くし直すことは日本の臨床では想定しにくい。

　このように，国内の調節型鎮静と持続的深い鎮静の2区分では，死亡まで継続する持続的深い鎮静（CDSUD）を扱うことができない。この点を修正して，筆者らは，現在世界中に存在しているとおぼしき4つの鎮静類型を示した[6]。

　ものごとを分類する時に，いくつかの変数（parameter）を使って分類を試みるのは常套手段である。この分類では，プロトコールに記載された，①治療目標（症状緩和を目的とする vs. 深い鎮静を目的とする），②用量調節の速さ（ローディングがある vs. ない），③鎮静期間（症状が強い間だけで鎮静を中止する可能性が理論上ある vs. 死亡まで継続する）の3変数を用いて，4つの区分を提案している（表1）。治療目標（treatment goal）をプロトコール内に記述することによって，STASやIPOSのような症状の強さを測る尺度や意識レベルの評価尺度で測定できるようになり，あいまいな「医師の意図」ではなく目に見えるようになっているところが一番のポイントである。用量調節の速さはQuillが当初指摘したPPS/PSUの概念を念頭に置いて，ローディングの有無で可視化したが，これは投与量の幅はどのみち臨床家が必要に応じて変えるであろうから，概念上はあまり重要ではない。一方，鎮静期間は，倫理・法学

▼死亡まで継続させる深い鎮静

我が国の鎮静の学術的議論に初期から参加していた清水哲郎が，「死亡まで」の概念に疑問を呈したのが始まりである。

▼鎮静中に苦痛もしくは開眼した時

日本ではわざわざ深い鎮静にすることは想定しにくいが，オランダの研究では家族から死を早めるように要請されることがあるようだ。

▼STAS，IPOS

STAS：support team assessment schedule
IPOS：integrated palliative care outcome scale
緩和ケア領域で用いられる症状の強さを定量する評価尺度。

上非常に重要であり，症状が強い間だけ鎮静を行う前提であれば鎮静を中止する（患者が回復する）機会があることを意味するが，死亡まで継続して深い鎮静を維持する（CDSUD）場合は鎮静を中止する機会がない（患者の死亡が確定する）ことを意味する。

4種類の鎮静の類型はそれぞれ**表1**のように名前を付けているが，これは暫定的である。

①調節型鎮静（proportional sedation）では，治療目標は意識低下ではなく苦痛緩和で，鎮静薬は徐々に増量し，苦痛が緩和すれば鎮静を中止できる可能性がある。②迅速な調節型鎮静（rapid proportional sedation）も治療目標は苦痛緩和で，苦痛が緩和すれば鎮静を中止できる可能性があり，調節型鎮静との違いは急激な症状悪化に対するローディングがあるかどうかだけである（ローディングを行うかどうかにも投与量に幅があるから，本質的には①と②は同じである）。③持続的深い鎮静（deep sedation with a chance of cessation）になると，治療目標が深い鎮静になり，患者の意識がなくなることを明示した目標として鎮静薬を投与する。しかし，深い鎮静に導入された後は，治療目標を定期的に見直す段階があるので，苦痛緩和が達成された後に深い鎮静から調節型鎮静に変更されれば，鎮静を中止することにつながりうる。つまり，持続的深い鎮静を行ったからといって，死亡まで深い鎮静が維持されるとは限らない。一方，④死亡まで継続する持続的深い鎮静（continuous deep sedation until death：CDSUD）では，治療目標を定期的に見直す段階がなく，あるのは，深い鎮静が維持されているかどうかだけである。したがって，深い鎮静が維持されてさえいれば治療目標は達成されているとみなされて，深い鎮静が死亡まで維持されることになる。

これをプロトコールとして目に見えるようにすると**図3a-d**のようになる。

結論からいえば，筆者の個人的見解としては，①（ローディングの有無にかかわらず）調節型鎮静は「鎮静」ではなく通常の緩和ケアであると思うし（この意味でイギリ

| 表1 | 鎮静の4つの類型

類型	治療目標	ローディング	鎮静期間
①調節型鎮静 （proportional sedation）	苦痛緩和	なし （漸増による調節）	苦痛が強い間 （苦痛が軽減したとみなされれば鎮静は中止できる）
②迅速な調節型鎮静 （rapid proportional sedation）	苦痛緩和	あり （ローディングしてから調節）	
③持続的深い鎮静 （deep sedation with a chance of cessation）	深い鎮静	あり （ローディングしてから調節）	
④死亡まで継続する 持続的深い鎮静 （continuous deep sedation until death：CDSUD）	深い鎮静	あり （ローディングしてから調節）	死亡まで継続する （鎮静をやめる選択肢はない）

スの専門家と同意見である），②（調節型鎮静に移行できる）持続的深い鎮静は他に手段がない苦痛に対しては苦痛緩和のための最終手段（last resort）として適切な医療行為である，そして，③（意図的に）死亡まで継続する持続的深い鎮静については安楽死との境界があいまいになるために緩和ケアの一環にはおくべきではないと考える（何らかの倫理的・法的な整備がなされたならばその要件に従って行われるのは問題ない）。明示された複数の変数（parameter）を用いて鎮静を定義しようとする試みはまだ始まったばかりであり，それぞれの臨床的，倫理的，法的位置づけについては今後の議論の展開を待つ必要がある。

　以下，薬物を投与する「治療目標」として何が記載されているか，いったん治療目標が達成された後に定期的に何を見直すかの違いに注意して図を1つずつ見てみたい。

4類型の1つ目：調節型鎮静
——通常の緩和ケアと同じ？

　調節型鎮静（図3a）では，治療目標は苦痛緩和であり，深い鎮静は治療目標ではない（苦痛が取れるだけの最小限の鎮静薬を投与する）。定期的なモニタリングを行い，患者のコミュニケーションを最大化するために，鎮静薬の投与量を調節することが不可欠である。患者が苦痛の緩和を越えて深く鎮静された場合，鎮静薬の投与量を減らす必要がある。結果的に，深い鎮静になった場合には，調節型鎮静に従って症状コントロールを行った結果であると解釈できる。

　実証研究では，調節型鎮静プロトコールは，開始4時間後に69％の目標達成（すなわち，症状緩和）をもたらし，STASの平均は0.8，RASSでは−0.7となることが確認されているため，ある程度意識を保ちながらまあまあの苦痛緩和を得ることができる

▼STAS，RASSの評価
STASの0は症状がない，1は軽度の症状を示す。RASSの0は意識清明，−1は傾眠を示す。

| 図3a | 調節型鎮静（proportional sedation）

より概念的な図はChapter12の図2を参照。

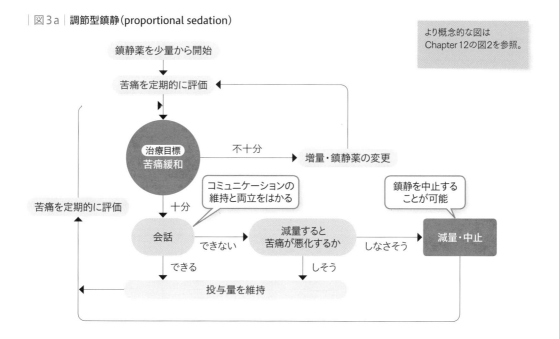

といえるだろう[7]（後述）。興味深いことに，調節型鎮静で結果的に深い鎮静になったのは31%であり，意識を失った患者が比較的少数であったことから，確かに，調節型鎮静の治療目標は症状緩和であり，深い鎮静そのものではないことが確認された。

「苦痛に合わせて緩和治療を行った結果として意識が低下するのはやむをえない」とみなす考えは，痛みや呼吸困難に対するオピオイド投与でも見られる考えであるため，これを「鎮静」と呼ぶのが適切なのかには議論がある。イギリスにおける proportional use of sedatives もこの概念を表現するのにいいのだが，日本語として適切な言い方がにわかには思いつかない（「鎮静薬の相応投与」とかになってしまう…）。特に鎮静薬に症状の緩和効果があるような場合，例えば，不安に対するミダゾラムやせん妄に対するレボメプロマジン・クロルプロマジンでは，鎮静という呼称をやめて「持続ミダゾラム注入療法」「せん妄に対するレボメプロマジン持続皮下注療法」とでも呼ぶべきなのかもしれない。Stone P が初期の研究で鎮静薬の使用を症状緩和の目的で分けたことや，Sulmasy D が使う薬剤が症状に薬効があるかどうかによって double-effect sedation を分けたことも同じ意義になる（それぞれ，Chapter 3，11 参照）。

4 類型の 2 つ目：迅速な調節型鎮静 ——調節型鎮静の臨床上の亜系

迅速な調節型鎮静（**図 3b**）は，調節型鎮静の一部であり，症状が激しいためにローディングが初期に行われることだけが異なっている。通常，出血，窒息，激しい呼吸困難などの緊急事態にある患者に適応される。鎮静薬は通常の調節型鎮静よりも高用量で使用されるが，治療の目標は深い鎮静ではないので，深い鎮静に至った場合にはいったん減量し，苦痛緩和が得られる最小量を投与する。おそらくこの区別をおきたくなるのは臨床家であり，倫理学や法学上はとりたてて区別する必要のない類型に見えるだろう。

4 類型の 3 つ目：持続的深い鎮静 ——中止することのできる深い鎮静

持続的深い鎮静（**図 3c**）では，治療目標が深い鎮静〔RASS ≦ 4 や昏睡（coma）〕である点が調節型鎮静とは大きく異なっている。イギリスや米国のように鎮静に二重効果の原則を当てはめる国においては，「患者の意識の低下（深い鎮静）を治療目的とする」という考え方は概念上受け入れられない。苦痛緩和というよい効果を目的としているから，意識の低下という悪い効果を許容できるのであって，悪い効果そのものを目的としてはいけないと考えるからである。したがって，イギリスや米国では，一般的にこの類型は認められない。しかし，「持続的に鎮静薬を使用する時の治療目標は深い鎮静（unconsciousness）である」とする医師が，世界全体では相当数（22-72%）いることから，この種の鎮静が現在の世界の臨床にリアルに存在していることがわか

| 図3b | 迅速な調節型鎮静（rapid proportional sedation）

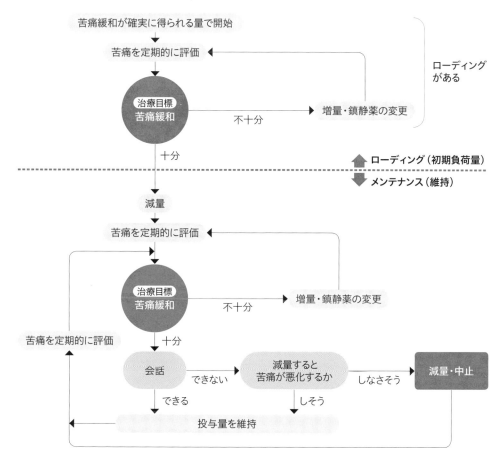

る[8]。

　治療上重要なのは，治療目標（患者を深い鎮静におくこと）が適切かどうかを定期的に繰り返し評価する機会がプロトコールに設けられていることである。見直しが行われている限りにおいて，深い鎮静が持続しているということは「深い鎮静でなければ緩和しない苦痛がある」とみなされていると解釈できる。もし，「深い鎮静でなくても緩和できる」となれば，治療目標が調節型鎮静に変更され，理論上，鎮静中止の可能性が生じることになる。この点が非常に重要であり，持続的深い鎮静を開始したからといって，死亡が確定するわけではないということがプロトコールに明示されている。

　国際的には，持続的鎮静を開始した患者であっても，22名中3名（14%），186名中43名（23%）が鎮静を中止して退院したという報告もあり，患者の全身状態によっては「中止することができる」というところが重要である（当然，鎮静前の状態が不良ならば回復しない）[9,10]。持続的深い鎮静のプロトコールを用いた実証研究では，開始4時間後に83%の目標達成（すなわち，深い鎮静）をもたらし，STASで平均0.3，RASSで−4.2であった[7]。注目すべきは，死亡直前期であるので退院まではいかな

▼STAS，RASSの評価
STASの0は症状がない，1は軽度の症状を示す。RASSの−4は深い鎮静（身体刺激のみに反応），−5は昏睡（身体刺激にも反応しない）を示す。

かったにしても，一部の患者（24時間後に7名中3名）において，鎮静が深いレベルに達する前に患者が十分な症状緩和を達成したため，深い鎮静プロトコールが中止されていたことである（浅い鎮静までで済んでいた）[7]。このことは，医師が「持続的深い鎮静を行う」と宣言しても，臨床上は，実は苦痛の緩和を見ていて，深い鎮静を絶対にめざすぞ！　と思っているわけではない，すなわち，確かにイギリスの専門家のいうように「すべての鎮静は調節型鎮静である」ということなのかもしれない。

4類型の4つ目：
死亡まで継続する持続的深い鎮静

　死亡まで継続する持続的深い鎮静（図3d）は，非常に特異な鎮静の形態である（特異であるという認識があるかないかが問題と感じる時もあるが）。導入の初期から明確な治療目標として深い鎮静に導入し，その後，「深い鎮静が維持されていれば治療成功と考える」――ということは，深い鎮静が維持されるように死亡まで継続するということであり，患者が自然に目を覚ますなどの突発的な出来事が生じない限り，患者は深い鎮静のまま死亡することを意味する。日本語だと，「死亡まで継続する持続

| 図3c | 持続的深い鎮静（deep sedation with a chance of cessation）

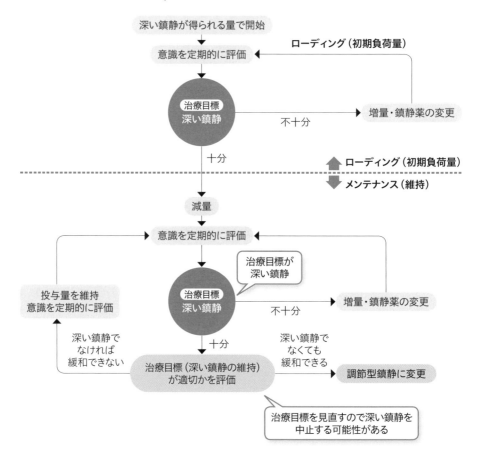

的深い鎮静」ではなく,「死亡まで継続させる持続的深い鎮静」というとさらにニュアンスが伝わりやすい。

　この類型に属する鎮静は,日本においては,本来,ガイドラインでは認められておらず,持続的深い鎮静を行う場合には鎮静の必要性を定期的に評価することを必須としており,死亡するまで深い鎮静を漫然と継続することを禁じている。一方で,2016年の調査研究では,緩和ケアの専門家であっても,終末期に持続鎮静を行う時に38％が「死亡まで深い鎮静を維持することを意図している」と回答している[11]。この「意図している」が,「何があっても鎮静を続けるぞ！」という意図なのか,「死亡まで鎮静を継続することになるだろうなぁ」という予見なのか,つくづく意図は複合的で解釈が難しい。

　この類型の鎮静をプロトコールに従って行うと,鎮静を開始した時点から死亡するまで患者を深い鎮静に置くことが前提とされていることが図3cと図3dを眺めて比べるとしみじみとよくわかる。現状で倫理学的に明確な結論は出ていないが,このタイプの鎮静を明確化すると,苦痛緩和のための鎮静という意味合いよりも,死に向かう鎮静 (sedation toward death) という意味合いが強くなると筆者には感じられる。ま

| 図3d | 死亡まで継続する持続的深い鎮静（continuous deep sedation until death: CDSUD）

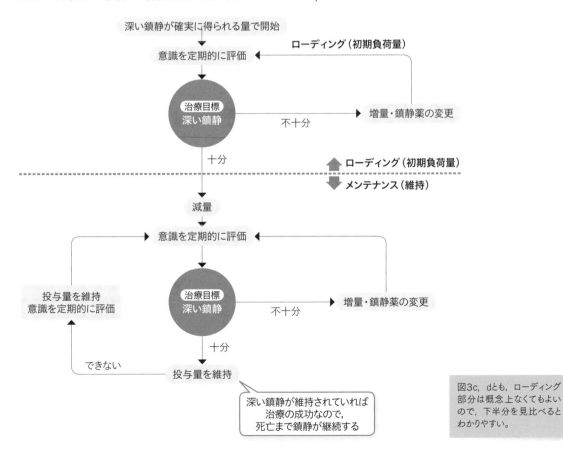

さに鎮静に関わる議論の焦点の1つであり，仮に，予後が日の単位とかなり確実に見積もられたとしても，始める時に死亡まで深い鎮静を継続するぞ（深い鎮静を持続させたまま死を迎えさせるぞ）と宣言するのは，相応ではない（最小限の害ではない，やりすぎである）という批判はある。

　筆者の4類型の提案の論文が掲載されるや，EAPC(ヨーロッパ緩和医療学会)の鎮静ガイドラインで概念化を担当したベルギーの倫理学者であるBroeckaert BとTwycross Rがコメントを寄せてくれた。Twycrossは，プロトコール化によって，CDSUDは他の緩和的類型とは別の医療行為であることが明確になったとし，従来の苦痛緩和のための鎮静とは異なるものであるとした（fall outside the definition of palliative sedation）[12]。Broeckaertは，類型1～3は一体となったものであるとしながらも，CDSUDは鎮静の範疇に入れないほうがよいという意見に同意し，安楽死に近い医療行為となる危険を指摘した（runs the risk of getting bogged down in euthanasia-like practices）[13]。4類型そのものの詳細はともかく，プロトコールによって可視化することにより，CDSUDは従来の鎮静とは異なるという主張の一致が明確になったといえる。

鎮静の2類型・4類型への批判

　ところで，このような鎮静の類型化に対しては，強力な批判もある。いわく，「すべての鎮静は苦痛に応じて相応的（proportional）に行うものであり，1つしかない（There must be only one proportional sedation）」という批判がある。特にイギリスの緩和ケア専門家はこのスタンスを明確にとっており，深い鎮静も「深くしなければ苦痛が緩和されない」という調節型鎮静の一部に過ぎないと主張している（Chapter 3も参照）[14]。Twycrossを引用しよう——「すべての医療行為は必要性に裏づけられる必要があって，相応（proportional）である必要がある。深い鎮静であっても相応でなければならない（Even rapid continuous deep sedation must be proportionate）」。

　この言及はおそらく真実であり，的を射ている。しかし，現実として，実証研究が示す限り，少なくとも世界の臨床現場には，治療目標（症状緩和 vs. 深い鎮静），用量調節の速さ（鎮静薬をできるだけ低く開始する vs. 目標達成のために十分高くしてから減らす），鎮静期間（苦痛のある時だけ鎮静を行う vs. 死亡まで鎮静を維持する）に区別しうる違いがあるようである[8]。イギリスの医師は，鎮静薬を投与する時に意識の低下や深い鎮静（unconsiousness）を意図していると回答したのはわずかに4-9%であったが，イタリア・ドイツ・オランダ・ベルギー・日本の医師では30-48%，11-32%と比較的多い。よって立つ倫理的・法的規範（二重効果の原則の強さ）による違いもあると思われるが，イギリスの専門家が思う以上に，国際的には多様な「鎮静」（鎮静薬の投与）が行われていると見られる。

　この概念枠組みは，これの何かが「存在してはならない」，これだけが「あるべき

だ」という議論のためではなく，どうも世の中には（４つでいいかどうかわからないけど，少なくとも）何種類かの「鎮静って呼んでいる医療行為」があるみたいなんだけど，お互いにどこが違ってるんだろうね，なるほどここが違っているのか，これはどう考えたらいいんだろうね，といった議論に役立てられるのが本筋である。

「目に見える薬の使い方」で行った 鎮静の効果を見た研究

　鎮静がどうあるべきかの研究は，「医療とはどうあるべきか」のような理念もからむのでなかなか難しい。一方で，あるプロトコールに従って鎮静を受けた（鎮静薬の投与を受けた）患者がどのように苦痛が緩和して，どのように意識が変化したかを記述することは，それ自体は比較的単純な研究領域である。

　鎮静に限らず，緩和治療をプロトコール化しようという試みは世界中で行われている。筆者らは最初に，疼痛に対するオピオイドの投与レジメンとして同じものを病院中で使うようになった。その後，鎮静，呼吸困難，せん妄と，どの医師でも同じように治療ができるようにという質管理（quality improvement project）の一環でのプロトコール化を試行している[15]。

　最初に行ったのは，自施設の患者398名のうちプロトコールに従って鎮静を受けた50名（32名が調節型鎮静，18名が持続的深い鎮静）の診療記録をもとにアウトカムを抽出した後ろ向き研究である（後ろ向きではあるが，調査項目は通常診療として前向きに診療記録や看護記録に記載のある苦痛緩和や意識を使用しているので，retrospective cohort studyといわれる）[16]。結果，調節型鎮静では治療目標の達成（苦痛緩和，STAS ≦ １）が69％に得られて，STASは3.8から0.8に低下した（**表2**）。意識はというと，RASSで＋1.2から－1.7に低下し，結果的に深い鎮静になったもの（深

| 表2 | プロトコールに従った調節型鎮静と持続的深い鎮静の効果

	調節型鎮静		持続的深い鎮静	
	pilot試験 $N=32$	多施設研究 $N=64$	pilot試験 $N=18$	多施設研究 $N=17$
4時間後に治療目標が達成された割合	69%（苦痛の緩和）	77%	83%（就眠）	88%
コミュニケーション可能な患者	—	34%	—	10%
苦痛の強さの変化（STAS/IPOS）	3.8→0.8	3.5→0.9	3.7→0.3	3.5→0.4
意識（RASS）の変化	+1.2 → −1.7	+0.3 → −2.6	+1.4 → −3.7	+0.4 → −4.2
結果的に就眠になった患者の割合	31%	45%	—	—
致死的合併症	0	2%	0	0

〔Imai K, et al., 2018より作成〕

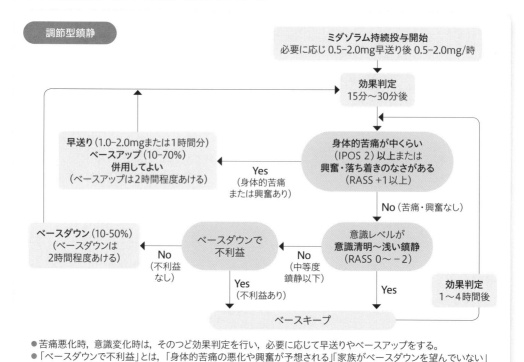

調節型鎮静

- 苦痛悪化時, 意識変化時は, そのつど効果判定を行い, 必要に応じて早送りやベースアップをする。
- 「ベースダウンで不利益」とは, 「身体的苦痛の悪化や興奮が予想される」「家族がベースダウンを望んでいない」「夜間睡眠中」などの場合が該当する。

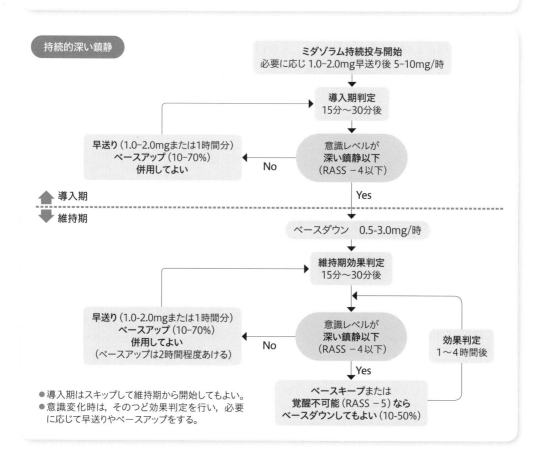

持続的深い鎮静

- 導入期はスキップして維持期から開始してもよい。
- 意識変化時は, そのつど効果判定を行い, 必要に応じて早送りやベースアップをする。

い鎮静でなければ苦痛が緩和しなかったもの）は31%であった。持続的深い鎮静だと治療目標の達成（深い鎮静，RASS≦−4）が83%に得られて，STASは3.7から0.3に低下した。意識は深い鎮静が治療目標であるので，RASSで+1.4から−3.7に低下した。予想通り，調節型鎮静ではまあまあの苦痛緩和が意識をほどほどに維持しながら達成でき，持続的深い鎮静では深い鎮静に伴って確実な苦痛の緩和が達成できた。

　この後に，多施設でも使用しやすいようにプロトコールを一部修正して，前向きの多施設研究を行った[7]。最終的に使用した調節型鎮静と持続的深い鎮静のプロトコールは**図4**の通りである。多施設研究では，1,633名のうちミダゾラムの投与を受けた154名のさらに81名がプロトコールに従った治療を受けた（64名が調節型鎮静，17名が持続的深い鎮静）。結果は，pilot試験とほぼ同じような結果となった。**表2**にpilot試験と多施設研究を並べて書いたが，おおむね同じ結果である。

　2つの研究をまとめると，治療目標の達成は，調節型鎮静が74%（95%信頼区間：64-82，71/96），持続的深い鎮静が86%（70-94，30/35）になる。つまり，調節型鎮静プロトコールでは約75%の患者で苦痛緩和が得られ，3分の1ではコミュニケーションが可能だが，40%では苦痛緩和を得ようとすると結果的に深い鎮静になるといえる（鎮静薬を投与したからといって，全例で意識がなくなるわけではないというところがポイントである）。持続的深い鎮静プロトコールでは，より確実な効果となり，約90%の患者で深い鎮静（＝苦痛緩和）が得られ，10%では深い鎮静までいかなくても苦痛緩和が得られるということになる。このすべてを通して，致死的であると臨床的に考えられた合併症は1名（1/131）なので，致死性合併症の頻度は0.8%（95%信頼区間：0-4）であった。

　この結果を図示するともう少し直感的にわかりやすくなる（**図5**）。大雑把に言えば，「調節型鎮静では，意識を保ちながら，そこそこの苦痛緩和ができる」「深い鎮静では，意識はなくなるが，確実な苦痛緩和ができる」ということになる。これは，当

│図5│ 調節型鎮静と持続的深い鎮静の比較

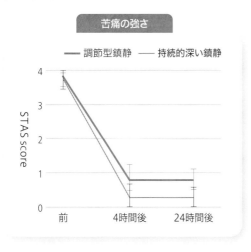
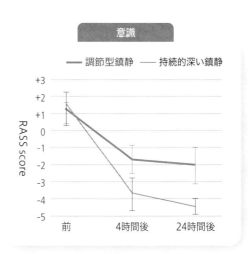

初目的としていた，「医師の意図ではなく，具体的に定められた治療プロトコールによって浅い鎮静とか深い鎮静とかを定めたらいいんじゃないの？」という疑問に対する明確な回答になる。もし，数年間の議論を経て，イギリスの緩和ケア専門家が自分たちは調節型鎮静プロトコールを用いている，イタリアの専門家が自分たちは持続的深い鎮静のプロトコールを用いることもあるということで意見の一致をみられたならば，その後は，理念やさじ加減の問題ではなく，治療法Aと治療法Bのどちらがどのような患者に有効かという比較的明確な医学的課題に還元することが可能になるかもしれない。さらにいえば，治療方法自体を明確にすることで，名人のさじ加減ではなく，結果の予測可能な緩和治療が受けられるようになるといいのではないかと願っている。

調節型鎮静 vs. 持続的深い鎮静：家族から見たら違いがあるのか？

プロトコールによる鎮静の効果や意識の変化に差があるのは予測通りであるが，患者の家族にとっては違いがあるのだろうか。もし，プロトコールによる違いが家族にとっても実感されるのであれば，区別することの価値はさらに高まる。この観点から，プロトコールによって鎮静を受けた患者の遺族を対象として体験を調べる質問紙調査が（世界でも初めて）行われた[17]。

数の少ない研究なので，まだ確定的なことはいえないが，少なくとも，調節型鎮静に比べて持続的深い鎮静のほうが「悪いというわけでもない」ようである。鎮静に関する満足度，患者の苦痛，家族の心配（話せないことがつらかった，寿命が縮まったと思った，寝ている状態は尊厳がないと思ったなど），抑うつには差がなかった（表3）。むしろ，持続的深い鎮静では，医療者に対する信頼が高く，家族のunfinished business（もっと話したりしておけばよかったという気持ち）も少なかった。これは，イギリス・オランダ・ベルギーの質的研究で，「これでお話しできなくなるかもしれませんよ」と言われる時期がはっきりしている鎮静のほうが家族は気持ちの整理をすることができるという示唆と一致している[18]。深い鎮静を行う場合には，（患者さんや）ご家族に「この先お話しできなくなるかもしれませんので…」といったことをしっかりと伝えるが，調節型鎮静の場合はあいまいなまま患者の意識が低下していく可能性を反映していると思われる。もし，家族から見ても「持続的深い鎮静では苦痛はしっかり取れた」という結果であったら，調節型鎮静より苦痛緩和が迅速にできるといえるのだが，もともと深い鎮静を受けた患者では苦痛が強かった可能性もあるので単純に比較はできない。「もともとの苦痛が強かったにもかかわらず，同じくらいの苦痛緩和の程度だった」と肯定的に受けとってもいいのかもしれない。

患者や家族の視点から治療効果（調節型鎮静と持続的深い鎮静の差）を明らかにしていく研究は始まったばかりである。今後の蓄積が必要である。

| 表3 | 家族から見た調節型鎮静と持続的深い鎮静の体験の違い

	調節型鎮静		持続的深い鎮静		p
	N=58		N=20		
鎮静に対する満足度（1-8）	5.27		5.15		0.74
家族のつらさ（1-5）	2.94		3.00		0.85
鎮静を行ったタイミング（適切だった，%）		74%		75%	0.49
患者の苦痛（1-5）	2.59		2.84		0.60
家族の心配（1-5）					
話せないことがつらかった	3.73		3.44		0.40
寿命が縮まったと思った	2.30		2.11		0.53
患者といることに意味を見出せなかった	2.25		2.41		0.65
寝ている状態は尊厳がないと思った	1.96		2.24		0.34
法律上の問題があると思った	1.48		1.83		0.12
Good Death Scale（1-7）	4.71		4.82		0.54
苦痛が緩和されていた	4.57		4.00		0.20
医療者との関係がよかった	5.23		6.00		<0.01
人として尊重されていた	6.08		5.95		0.60
ケアに対する満足度（1-7）	4.91		5.00		0.71
抑うつ（PHQ-9，%）		41%		50%	0.80
患者のunfinished business（1-7）	3.85		4.27		0.56
家族のunfinished business（1-7）（もっと話したりしておけばよかった）	4.73		3.54		0.06

色字：差がありそうな項目（症例数が少ないので有意差がはっきりつかないところもある）
〔Imai K, et al., 2022より表を作成〕

◉————— まとめ

　鎮静を，医師の意図やさじ加減ではなく，他の治療と同じように「目に見えるようにした薬の使い方」で区別してみてはどうかという着想に基づく研究を整理した。筆者には，この方法は現在の鎮静をめぐる議論のどこに課題があるのかを明確にしてくれる意味があると思われる。調節型鎮静と（中止できる）持続的深い鎮静は，対象の選択が適切であるならばいずれも妥当な医学的治療であるので，効果や意識への変化を比較してプロトコールを改善していくことで，患者により適切な緩和治療が提供できるようになる。一方，死亡まで継続する持続的深い鎮静（CDSUD）は医学的問題よりも倫理的・法的課題が明確であり，学際的な議論が必要である。

　個人的な見解としては，苦痛を確実に評価する技術を現在人類は持っていないことも考えると，医学的な適応の判断の上にではあるが，将来的には，鎮静方法は患者の価値観に従って選択できるとよいと考える。例えば，苦痛に耐えることに意味があ

る・なるべく意識を維持したい人は調節型鎮静（意識に影響しない苦痛緩和の方法）を，（状況にそれほど不相応でないならば）完全に苦痛がない状態にしてほしい人は持続的深い鎮静を選択できるなら，それでもよいように筆者は思う。

　この点についてQuillは，調節型鎮静と持続的深い鎮静の区別を最初に提案した論説の中で，苦痛に相応な程度を超えた深い鎮静については（proportionalityの観点から）「いきすぎ」だから反対するという人がいることを認識した上で，以下のように述べている。

　「持続的深い鎮静が法律上は許容されても，倫理的に強く反対する人はいる。もし施設の方針として，調節型鎮静は行うが持続的深い鎮静は行わないことを選択したならば，そのことを質問のあった患者や家族に渡す書面に施設の方針として明示するべきである。もし施設の方針としては持続的深い鎮静も行うが，臨床家が個人としては実施に反対ならば，患者が鎮静を受けられるように他の担当者を探すか転院することを検討するべきである」[1]

　いまからもう10年以上前，2009年の論説である。

謝辞
　本研究実施の中心となっている，聖隷三方原病院の今井堅吾先生，ならびにホスピス科・緩和支持治療科のスタッフに感謝します。

▼患者の選択であってほしい

鎮静に限ったことではないが，施設の方針によって「○○はやってない」のが後でわかっても，患者にはすでに施設を変える余裕のないことも多い。施設の理念ではなく，患者が選択できるものであってほしい。

Summary

- 国際的な鎮静薬の使用方法としては，①苦痛に合わせた分の鎮静薬を使う調節型鎮静，②深い鎮静をめざすが中止も可能な持続的深い鎮静，③死亡まで継続させる持続的深い鎮静（CDSUD），くらいの類型がある。

- 持続的深い鎮静プロトコールを，必要性の評価を行わずに「死亡まで深い鎮静を維持する」行為とした場合（CDSUD）には，相応ではないという批判があり安楽死との区別もあいまいになる。

- 調節型鎮静プロトコールではほどほどの苦痛緩和がそれなりに意識を残して得られ，持続的深い鎮静プロトコールでは意識は失うが確実な苦痛緩和が得られる。

- 家族から見ると，お別れが言えるという利点が持続的深い鎮静にはあるかもしれない。満足度や鎮静に関するつらさや心配，抑うつにははっきりした差がない。

文献

1)
Quill TE, Lo B, Brock DW, et al.: Last-resort options for palliative sedation. Ann Intern Med, 151(6):421-4, 2009.
鎮静に2種類あることを概念的に提案した。

2)
Swart SJ, van der Heide A, van Zuylen L, et al.: Considerations of physicians about the depth of palliative sedation at the end of life. CMAJ, 184(7): E360-6, 2012.
鎮静に2種類あることをヨーロッパでの比較研究から実証的に見出した。

3)
Morita T, Imai K, Yokomichi N: Continuous deep sedation: a proposal for performing more rigorous empirical research.J Pain Symptom Manage, 53(1):146-52, 2017.
1)と2)の研究を受けて，鎮静を調節型鎮静と持続的深い鎮静に区分することを提案した。

4)
Imai K, Morita T, Akechi T, et al.: The principles of revised clinical guidelines about palliative sedation therapy of the japanese society for palliative medicine. J Palliat Med,23(9):1184-90, 2020.
調節型鎮静と持続的深い鎮静の区分が反映された国際的に最初のガイドライン。日本語では学会ホームページ（http://www.jspm.ne.jp/guidelines/sedation/2018/index.php）参照。

5)
Tomczyk M, Dieudonné-Rahm N, Jox RJ: A qualitative study on continuous deep sedation until death as an alternative to assisted suicide in Switzerland. BMC Palliat Care, 20(1):67, 2021.
持続的深い鎮静は死亡までするものだ，という前提を感じさせるスイスの報告。

6)
Morita T, Imai K, Mori M, et al.: Defining "continuous deep sedation" using treatment protocol: a proposal article. Palliat Med Rep, Published Online: 8 Feb 2022https://doi.org/10.1089/pmr.2021.0058
鎮静を「目に見える薬の使い方」（視覚化されたプロトコール）で概念化できるのでは？ と提案した研究。受け入れられるかは今後の議論を待つことになる。

7)
Imai K, Morita T, Yokomichi N, et al.: Efficacy of proportional sedation and deep sedation defined by sedation protocols: a multicenter, prospective, observational comparative study: Protocol-based palliative sedation. J Pain Symptom Manage, 62(6):1165-74, 2021.
鎮静を「医師が適当にやる」のではなく，プロトコールに従ってやるとどうなるかをみた多施設研究。

8)
Heijltjes MT, Morita T, Mori M, et al.: Physicians' opinion and practice with the continuous use of sedatives in the last days of life. J Pain Symptom Manage, 63(1): 78-87,2021.
世界の医師の鎮静に関する初めての国際調査。イギリス以外では，深い鎮静を目的とするという医師も少なくない。

9)
Elsayem A, Curry Iii E, Boohene J, et al.: Use of palliative sedation for intractable symptoms in the palliative care unit of a comprehensive cancer center. Support Care Cancer, 17(1)：53-9, 2009.

10)
Lundström S, Zachrisson U, Fürst CJ: When nothing helps：propofol as sedative and antiemetic in palliative cancer care. J Pain Sympt Manage, 30(6)：570-7, 2005.
9,10)は，持続鎮静（鎮静薬の持続投与）を始めても,モニタリングを行うことで苦痛が緩和されれば鎮静を中止することができるとの研究（もともとの患者の状態によるだろうが）。

11)
Hamano J, Morita T, Ikenaga M, et al.: A nationwide survey about palliative sedation involving japanese palliative care specialists: intentions and key factors used to determine sedation as proportionally appropriate. J Pain Symptom Manage, 55(3):785-91, 2018.
日本の緩和ケア専門医の鎮静を行う時の意図に関する調査研究。「死亡まで持続する」と回答したものも多いが，意図と予見の区別は思っているより明確ではないともいえる。

12)
Twycross RG: Response to Morita et al., Re: Defining "continuous deep sedation" using treatment protocol (DOI: 10.1089/pmr.2021.0058). Palliat Med Rep, Published Online: 7 Jun 2022https://doi.org/10.1089/pmr.2022.0020

13）
Broeckkaert B: Response to Morita et al., Re: Continuous deep sedation (DOI: 10.1089/pmr.2021.0058). Palliat Med Rep, Published Online:7 Jun 2022https://doi.org/10.1089/pmr.2022.0018
「プロトコールによって鎮静を定義する」という提案〔文献６）〕に対するコメント。概念がつくられていく歴史がわかる。

14）
Twycross R: Regarding palliative sedation. J Pain Symptom Manage, 53(6):e13-e15, 2017.
鎮静の類型化に対するイギリスの緩和ケア専門家の考え方がよくわかるコメント（Chapter３も参照）。

15）
Mori M, Kawaguchi T, Imai K, et al.; EASED Investigators: visualizing how to use parenteral opioids for terminal cancer dyspnea: a pilot, multicenter, prospective, observational study. J Pain Symptom Manage, 62(5):936-48, 2021.
（鎮静とは関係ないが）呼吸困難の治療プロトコールを設定して治療を行うことで，専門家が行う治療と同等の効果が得られることを示した多施設研究。「さじ加減」と呼ばれる緩和治療であっても，ある程度のプロトコールに従った治療を行う方向性にある研究を示す。

16）
Imai K, Morita T, Yokomichi N, et al.: Efficacy of two types of palliative sedation therapy defined using intervention protocols: proportional vs. deep sedation.Support Care Cancer, 26(6):1763-71, 2018.
プロトコールに基づいて調節型鎮静と持続的深い鎮静を行ったpilot試験。

17）
Imai K, Morita T, Mori M, et al.: Family experience of palliative sedation therapy: proportional vs. continuous deep sedation. Support Care Cancer, 30(5): 3903-15, 2022.
調節型鎮静と持続深い鎮静を受けた患者の遺族の体験に関する調査研究。

18）
Bruinsma SM, Brown J, van der Heide A, et al., UNBIASED: Making sense of continuous sedation in end-of-life care for cancer patients: an interview study with bereaved relatives in three European countries. Support Care Cancer, 22(12):3243-52, 2014.
イギリス・オランダ・ベルギーの鎮静の仕方の違いに関する，家族を対象とした質的研究。

鎮静中の患者の苦痛を評価する
医学研究のチャレンジ

Chapter 8 を読み終わればわかること

● 鎮静中の患者が苦しくないという医学的な根拠はあるのか?

● 「意識がない」「反応がない」「苦痛がない」は違うのか?

● 鎮静中の苦痛を測定するためにどのような試みが行われ,
　結果はどうだったのか?

読み解くための
Key words

反応がない (unresponsiveness)

意識がない (unconsciousness)

意識

外界との連絡が遮断された意識 (disconnected consciousness)

BISモニター

終末期拡延性脱分極 (terminal spreading depolarization)

下顎呼吸

死の過程のノーマリゼーション (normalization)

苦痛があるとみなして治療する (overtreatment)

　苦痛緩和のための鎮静は，「患者が苦しくなくなるように」意識を犠牲にするというコンセプトの治療であり，「苦痛は本当になくなっているのか？」は大問題である。程度にもよるが，鎮静によって患者の苦痛はどのように体験されているのかについては医学的に未解決のことが多く，最終的には「人間の意識とは何か」が解き明かされていないことにたどり着く。

　このChapterでは，鎮静を受ける患者の苦痛について専門家がどのようにとらえているのかを起点にして，意識や苦痛に対する一般的な医学知識と，緩和ケア領域において鎮静中の患者の苦痛を何とか評価しようという試みを振り返る。最終的に，医学的に未知な段階でのいくつかの考え方を共有したい。

意識があいまいな時の苦痛に関する 限られた専門家の疑念の始まり

　鎮静の概念が紹介されて以来，これまでに複数の専門家が個人的な論考の中で，鎮静中の患者の苦痛が緩和されている確証はないことに警告を与えてきた。

　ベルギーのVrije大学の緩和医学・麻酔学・神経科学・公衆衛生学の専門家たちが，Pain誌（疼痛研究の領域では権威のある学会誌）に出した短い論説では，「緩和的鎮静：どうして私たちは患者が（鎮静を受けていても）苦しい最期を体験している可能性を考えるべきなのか（Palliative sedation: why we should be more concerned about the risks that patients experience an uncomfortable death）と問いかけた[1]。この3ページほどの短い論文では，意識がないとみなされてきた遷延性植物状態の患者において画像イメージングを用いると意識が残存していることを示した研究や，緩和ケアにおける鎮静では苦痛に見合っただけの（proportionalな）鎮静を提供することがすすめられているものの実際にその調節は難しく，オランダの家庭医が行った鎮静の40%程度では鎮静が不十分であったことなどが紹介されている。結論として，鎮静中の患者に対して，現在行われているような行動評定を用いた苦痛の評価（苦しそうな様子があるかを評価するために開発された評価尺度——簡単に言えば見た感じ苦しそうか楽そうかを評価して，穏やかな表情ですやすやと眠っていれば苦しくないと判断する）だけではなく，今後，脳波やfMRIなど客観的な方法での苦痛の体験の計測に挑む必要性が論じられている。

　同じくベルギーのGhent大学のチームは，意識と苦痛は同じではないことことに目を向ける必要性を追加し，「眠っていて反応がないこと（unresponsiveness）」と「患者の意識がないこと（unconsciousness）」「患者が苦痛を感じていないこと」は同義ではないことを強調した[2]。この視点は，鎮静の初期の研究が鎮静の定義を「患者をunresponsivenessにすること」としていたものがあり，unresponsivenessでも意識はあることはよく知られている（locked-in症候群など）と批判されたことを想起させる。

結論としては，やはり脳波などのテクノロジーを用いた苦痛の（意識の）評価を進めていくべきであるとしている。同様の意見は，緩和ケア領域では専門家として名高いDavis MPも「緩和的鎮静は常に苦痛を緩和できているのか？（Does palliative sedation always relieve symptoms?）」との短い論考を発表している[3]。

日々患者を診療している緩和ケア専門家は鎮静中の苦痛をどう考えているのか？

以上はごく限られた専門家の論考であったが，日々患者を診療している緩和ケア専門家は鎮静中の苦痛をどう考えているのか？ドイツ・イタリア・日本・イギリスの緩和ケア専門医を対象にして行われた調査研究を示す[4]。質問の仕方の影響もあるかもしれないが，「患者の反応が全くなかった（unresponsive）としても，苦痛が完全に緩和されているとはいえない」に対する回答の平均値は，「そう思わない」から「そう思う」の中間「どちらともいえない」付近に位置し，実際に回答分布を見てみると，「そう思わない」と回答した医師と「そう思う」と回答した医師の頻度は拮抗していた（**図1**）。これは，緩和ケア専門医の中でも，鎮静中の患者の苦痛が十分取れているのかについては意見が分かれることを意味している。

この解析を行っている時にイタリアの緩和ケア専門医との個人的なやり取りの中で，「調節型鎮静（proportionalな鎮静薬の使用）という考え方は理想的でそうあるべきだとは思うのだが，イタリアの医師の多くはその方法では苦痛が十分に取れていないのではないかとの懸念を持っている（から，せめて確実に意識がなくなるようにdeep sedationを選択することが多い）」との返事をくれた。「意識の低下は最小限にするべきだ，最小限の鎮静でも苦痛は取れる（苦痛が取れていると思えるようにじっくり患者を観察し，苦痛が取れていると確信の持てる最小限の鎮静を行うべきだ）」と

| 図1 | 「患者の反応が全くなかった（unresponsive）としても，苦痛が完全に緩和されているとはいえない」に対する世界の緩和ケア専門医の考え

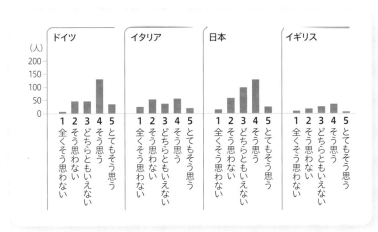

回答は「どちらともいえない」を中心として拮抗している。

〔Morita T, et al, 2022より一部改変〕

考えるか，「鎮静が浅いと苦痛が取れている保証はない。死亡が差し迫っているなら（自然経過でも会話はできなくなっていくのだから，患者や家族の希望をもとに），せめてがっちりと眠っていて苦痛は感じていないだろうと自信が持てるほうがいい」と考えるかのスタンスの違いがあるようである。この根本的な違いの理由は，「鎮静中の苦痛の程度を知る科学的な方法を私たちがまだ持っていない」ところに帰着する。

脳科学・麻酔学が示す意識のかたち

　意識や苦痛については，「麻酔をかける」という医療行為を扱うことから麻酔学（anesthesiology）領域で研究が積み重ねられてきた領域である。表1に理論上の意識の考え方を簡略化して示す。意識がある／ないという区分をするのではなく，大きくconnected consciousness（意識があり外界との連絡がある：通常の意識）とdisconnectedness（外界との連絡が遮断されている）を分け，後者の中にdisconnected consciousness（意識はあるが外界との連絡が遮断されている）とunconsciousness（意識がない）を区別する。

　普通の臨床では，意識があるかをみる時に，「○○さ〜ん，わかりますか〜〜」のように呼びかけたり，（救急室では）手足をつまんだりして刺激を与えることで反応を見る，そして，反応がなければ「意識がないとみなす」という判断をする。しかし，患者の反応がないこと＝意識がない，わけではない。

　鎮静薬で意識がなくなるメカニズムは，大脳の活動をすべてなくすということではなく，外界からの刺激を感じなくする（外界との連絡をなくす）ことによって，感覚に対する知覚や反応がない状態を作っている（感覚の入力される視床と，入力された

| 表1 | 麻酔学で一般的に用いられる意識の概念

	connected consciousness 意識があり 外界との連絡がある： 通常の意識	disconnectedness 外界との連絡が遮断されている	
		disconnected consciousness 意識はあるが外界との 連絡が遮断されている	unconsciousness 意識がない
わかりやすい例	起きている時	ぐっすり寝ている時	—
外界からの刺激を感知すること	感知できる	感知できない	感知できない
外界からの刺激に対して反応すること（responsiveness）	反応がある	反応はない	反応はない
主観的な体験（subjective experience）	ある	ある	ない

感覚をとりまとめる頭頂感覚連合野を抑制するようだ）。これを，disconnectedness（外界との連絡が遮断された状態）と呼ぶ。この状態では，外界からの刺激を感知することと刺激に反応することはできないが，頭の中で生まれてくることに対する意識（主観的体験）はある。（医学的にはあまり正確でないのかもしれないが）わかりやすい例を挙げると，connected consciousnessは起きている時の通常の状態であり，disconnected consciousnessはぐっすり寝ている時である。ぐっすり寝ていれば，ゆすってもたたいても，（人によるだろうが）かなり痛くしても目を覚まさない。痛みの刺激が脳（の意識を作るところ）まで到達しないからである。しかし，寝ている間に何も脳活動がないかというとそんなことはなく，夢を見ていれば幸せな時も追い詰められて苦しい体験をしていることもある。一方，unconsciousnessは夢を見るといった脳活動も全くない状態と考える。こう考えると，緩和ケアで言うところの「unconsciousness」は本当のunconsciousnessではなく，disconnected consciousnessの時が多いのかもしれない。RASS scoreなど鎮静の深さを示す尺度の最も意識状態の悪い状態でも，「意識がない（unconsciousness）」ではなく，「覚醒しない（unarousable）」「昏睡（coma，刺激に反応しない）」と記述されている。

意識の理解もややこしいが，苦痛緩和のための鎮静の文脈では，さらに意識に加えて，意識が苦痛を感じているかどうかが重要である。意識と苦痛の関係を図2にまとめてみた。外界との連絡ができる意識がある状態であれば，理論上は，苦痛の感覚は認知され，それに対応した反応を示すことができる（図2a）。苦しくなければ穏やかであり（図2a-1），苦しければ穏やかではない何らかの反応がある（図2a-2）。しかし，リアルな臨床では，意識があいまいな時には，患者が本当のところ苦しいのかどうかの判断は悩むことが多い。眉間にしわが寄っている…ちょっと声が出る…苦しそうといえば苦しそう，でも普段寝ている時もこんな感じだったといえばこんな感じで寝ていたなぁ，苦しくなさそうといえば苦しくなさそう…みたいな時が多い。

さらに問題なのは，外界との連絡が遮断された意識（図2b）の状態の時である。この時には反応がないだけで何らかの主観的体験は行われている。しかし，患者が苦痛を体験しているのかいないのかを外から知ることはできない。つまり，患者が苦しくない状態（図2b-1）でも，主観的に何らかの苦しさを体験している状態（図2b-2）でも，外からは全くわからない。やや余談であるが，鎮静薬による鎮静は睡眠と似ているらしいことが示されている。もし深い鎮静の時に患者の体験しているものが「夢と同じ」なら，「つらい夢」を緩和することも必要なのかという論点にまでたどり着くのかもしれない。

意識は医学がまだ解明できていない謎であり，さらに，苦痛を感じる意識になるとまだまだ未解決なことが多い。

▼眉間のしわ問題

眉間のしわが苦痛を表しているのか，臨床で問題になることが多い。「もともとそんな寝顔」の人も少なくないようで，なかなか難しい。

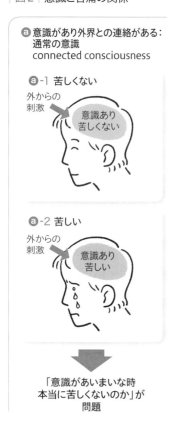
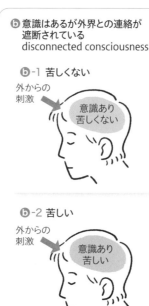
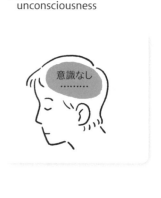

ⓐ意識があり外界との連絡がある：
通常の意識
connected consciousness

ⓐ-1 苦しくない

外からの刺激 → 意識あり苦しくない

ⓐ-2 苦しい

外からの刺激 → 意識あり苦しい

↓

「意識があいまいな時本当に苦しくないのか」が問題

ⓑ意識はあるが外界との連絡が遮断されている
disconnected consciousness

ⓑ-1 苦しくない

外からの刺激 → 意識あり苦しくない

ⓑ-2 苦しい

外からの刺激 → 意識あり苦しい

↓

苦しくなさそうでも「本当に苦しくないのか」が問題

ⓒ意識がない
unconsciousness

意識なし・・・・・・・

鎮静中の患者の苦痛の意識や苦痛を客観的に評価しようというチャレンジ

　基礎研究の知見からなかなか難しいとはいえ，鎮静中の患者の苦痛や意識を定量する必要性があるという認識のもと，2016年以降，鎮静中の意識をテクノロジーで測定しようという試みが世界各国でなされた。本来は意識ではなく苦痛を測定したいのであるが，苦痛を評価する測定手段というのは依然「しっかりしている患者に苦しいかを直接聞く」ことがゴールドスタンダードであり，客観的に測定する方法は臨床応用されていない，したがって，（とりあえず）意識を評価してみようという発想になる。

　最も多く試されたのはBISモニターである。BISモニターは，もともとミダゾラムなどで麻酔をかける時の麻酔深度を評価する医療機器として開発された。数値計算は企業秘密（ブラックボックス）になっており，40-60が適切な鎮静レベルとされている。額にテープで脳波を感知するセンサーを付けるのだが，全身麻酔では同時に筋弛緩薬を使用するので前額筋が動く時の筋電図の影響を除くことができるが，緩和ケアにおける鎮静では筋電図の影響も入るので，もともとより数値の信頼度がないことを前提としている。

　オーストラリアでただ1か所，通常臨床でもBISモニターを使用している緩和ケア

| 図3 | 鎮静を受けている患者で意識レベルをBISモニターで測定した研究（1）

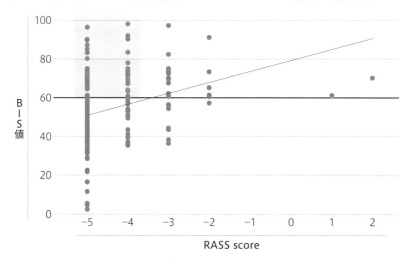

■ : RASS score が−4以下だがBIS値からは意識があるとみなされた患者
〔Barbato M, et al., 2017 より一部改変〕

病棟があるらしく（メルボルンとゴールドコーストの間くらいの東海岸の都市の15床の緩和ケア病棟），40名のミダゾラムの持続投与（平均25mg/日）を受けた患者でRASSとBIS値を測定した[5]。RASS scoreとBIS値は全体としては相関していたものの，個々の事例で見るとRASSが−4以下（深い鎮静）でもBIS値が60を超える（起きていると判断される）ものが相当数いた（**図3**）。

オランダの緩和ケア病棟の58名を対象とした研究でも，Ramsay scoreとBIS値は全体としては相関しており，鎮静前に76から60に低下していた[6]。しかし，深い鎮静状態の患者でもBIS値の幅が広く，やはり60以上（起きていると判断される）の患者が相当数いた（**図4**）。かつ，痛みや不快があるとされた患者群と苦痛はないとされた患者群とでBIS値に違いはなかった（これはもともと意識を測定していて，苦痛を評価しているわけではないので当たり前ともいえるが）。

メキシコの20名を対象とした研究（共同研究者がMD Anderson Cancer CenterのHui D）でも，Ramsay scoreとBIS値は全体としては相関し，鎮静前後でBIS値は低下していた[7]。これも，臨床的にはRamsay scoreで鎮静されていると評価された患者でも，BIS値では覚醒していると評価されたものが少なくなかった（**図5**のグレー部分）。

以上の試行的な研究からは，総じて，BISモニターで測定すると，鎮静薬を開始することで確かにBIS値は低下していくのだが，臨床的には眠っていると評価される患者でもBIS値から見ると「眠っているように見えるけど実は覚醒している（のと同じ脳活動がある）」と評価される患者がかなりいることがわかった。

この結果の解釈はBISモニターの数値がもともとブラックボックスであることに加えて，脳波以外に筋電図を拾っている可能性も高く，脳波といっても前額部の脳波を

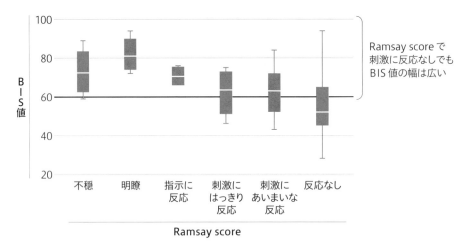

| 図4 | 鎮静を受けている患者で意識レベルをBISモニターで測定した研究（2）

Ramsay score で
刺激に反応なしでも
BIS 値の幅は広い

〔Masman AD, et al., 2016 より一部改変〕

| 図5 | 鎮静を受けている患者で意識レベルをBISモニターで測定した研究（3）

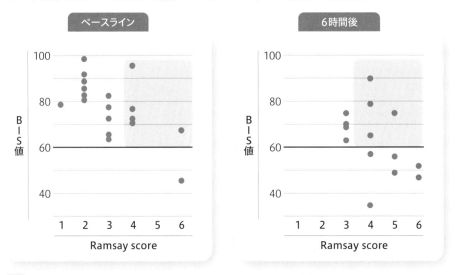

　：臨床的には鎮静されているように見えるが BIS 値からは覚醒していると判断されるもの
〔Monreal-Carrillo E, et al., 2017 より一部改変〕

拾っているに過ぎないなど，なかなかに難しい。そこで，BISモニター以外のデバイスでも同様のチャレンジが行われている。麻酔科領域で用いられる痛みや意識のモニターを**表2**にまとめた。何とかして人間の（手術時の）痛みや意識を測定しようと必死なのだが，計算に使われるデータを見てみると，そもそも，脳波，筋電図，心拍，血流，体動などである。生命機能がしっかりと維持されている麻酔中には変動しなさそうな数値であるが，そもそも，亡くなる前には心拍も血流も自然経過で変動するだろうから指標の信頼性を得るのは容易ではないように感じられる。

　例えば，ANI（心拍変動）を用いたpilot試験の結果でも，臨床的にはRamsay score

| 表2 | 麻酔科領域で用いられる痛みや意識のモニター

モニター	指標に使用されるデータ
BISモニター	前額部の脳波
RE-SE(エントロピー)	脳波，筋電図
ANI (analgesia nociception index)	心拍変動
SPI (surgical plethysmographic index)	心拍数，末梢血管の脈波の振幅
NoL Index (nociception level index)	体温，皮膚電気抵抗，末梢血管の脈波の振幅，体動の加速度

| 図6 | 鎮静を受けている患者で意識レベルをBISモニターで測定した研究

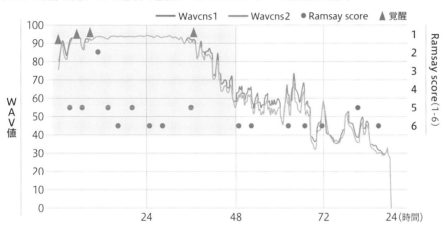

：Ramsay score で鎮静されていても，WAV 値で覚醒されているとみなされる時期には覚醒が多い。
〔Six S, et al., 2019 より一部改変〕

で鎮静されていると考えられる時期でも，（覚醒／就眠を表現する）WAV値を見ると覚醒していると判断される数値になることが多く，しかもこの時期には実際に患者が覚醒する時が多かった（**図6**）[8]。その後，鎮静が深くなると患者が覚醒しなくなり，WAV値も低下した。これはpilot試験の結果であり，この後に前向き研究を行っているが，筆者が個別に連絡を取った2020年夏の時点では，結果はBISモニターと同様であったようである。

　鎮静中の患者の体験を科学的に解明しようと努力が続けられているが，いまのところ，手ごたえのある進歩は見られていない。「見たところぐっすり眠っている」ように見える患者が，「本当にぐっすり眠っている」のかどうかすら，いまのところまだ確定的にはいえない。

　次の知識の飛躍は，インターネット脳の活用や脳画像が（ベッドサイドで）用いられるようになった段階ではないだろうか。脳画像の研究の進歩によって，痛みや呼吸困難，精神的なつらさがある時に局在的に反応する領域がさらに特定されたり，患者が実際に体験していることが画像として再現されるようになったり（夢をスクリーンで見れるなど）すれば，そこを基準として鎮静中の（意識があいまいな）時の苦痛を

(いまよりは) 測定できる時代が来るかもしれない。それまでの間は，「寝ているみたいだから苦しくないだろう」「眉間にしわが寄っているから苦しいんだろう」と安直に考えずに，鎮静を受けている時の意識と苦痛の関係はそう簡単なものではないというところに思いを巡らすことも必要と思う。

鎮静の有無にかかわらず，
そもそも意識がない (ように見える) 死亡直前の患者の
意識と苦痛はどうなっているのか? の謎

　終末期における意識と苦痛の関係は，鎮静をきっかけにして議論されるようにはなってきたが，そもそも，自然経過であっても徐々に意識が下がっていった時に，患者は本当に苦しくないのだろうかという疑問も聞かれるようになってきた (図2a)。これは，緩和ケア以外の領域で，全身麻酔中の患者の0.2%前後に覚醒が見られることや[9]，これまで脳活動が見られないと思われた脳障害の患者にも脳活動が見られることがわかった，といった医学知見にも影響を受けているのかもしれない[10]。意識がなかったように見える患者に意識があったという科学的知見を見ると，意識がだんだんにうすれていく死亡直前にはどうなっているのかを知りたくなる。

　「亡くなる直前まで声は聞こえていますよ」と臨床家は言っているが，一方で，「いまは意識があいまいになってきているから苦しくないと思いますよ」とも言っている。これは医学的に正しいのか?——実証に取り組もうとする人が現れている。カナダのバンクーバーで，死亡直前の (外からの反応のない) 5名のホスピス患者を対象とした研究では，音に反応する脳波の変化は通常の (反応のある) 患者と同じように認められた[11]。ただ，聴覚反応があるということはわかるものの，意識としてどのように体験化されているかまではわからない。

　さらに，人が亡くなる時にはterminal spreading depolarization (終末期拡延性脱分極) と呼ばれる現象として，脳波の急激なシグナルの増加が見られる (図7) ことが知られているが[12]，同じ現象がミダゾラムによる鎮静を受けている患者でも観察され

| 図7 | 死亡直前の終末期拡延性脱分極

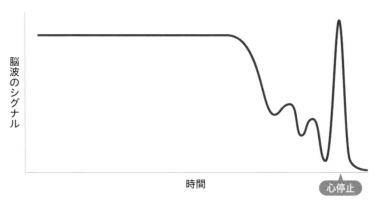

た[13]。この研究では，全例がミダゾラムの投与を受けている患者7名で死亡までBISモニターを使用し，死亡直前にBIS値の急激な上昇が認められることを示した[13]。著者らは手術中にBISモニターを使用することに慣れている集中治療医であり，筋電図の混入はないと考えられるとしているが，BIS値のアルゴリズム設計上の問題である可能性をおいても，この現象の意味づけはさらに難しい。トンネルを抜けてお花畑や光に囲まれるいわゆる臨死体験（near death experience：NDE）が少なくとも脳内で生じている証左であると考える人もいるが，単なる細胞が破壊される時の生理現象に過ぎないという考えもある。

　死亡直前の人間の意識がどうなっているのかは，人類にとって未知の課題である。脳波の測定で意識があるかどうか（ありそうかどうか）はある程度わかる日が来るかもしれない，さらにはfMRIなど脳画像の進歩によってだいたいどんな体験を脳内でしているのかを推測することもできるようになるかもしれない。それでも，人間の心を含めて，亡くなる直前に「どういう体験をしているのか」まで手が届く日は来るだろうか…多くの医学領域と同じように，確実ではない中でも何か決断をしなければならない――と，腹をくくることが必要な課題ではないかと筆者は思う。

苦痛があるかないか，本質的に不可知である中でどう考えるか？

　現状，いろいろな試みは行われているものの，鎮静中の（または，意識があいまいな時の）苦痛がどれくらいかを確定することはできない。考え方として唯一の正解があるわけでもないが，死亡直前の下顎呼吸の苦しさの可能性についての論考があるので紹介したい。

　下顎呼吸は哺乳類に共通して備わっている生理現象として理解されており，血液中の酸素濃度の低下に反応して生じる。患者さんが亡くなる数時間から半日ほど前になってくると，「顎をしゃくりあげて，呼吸のたびにもがくような呼吸」になる。英語圏では共通の術語があまりなく，agonal breathingとかagonal gaspingと呼ばれる。agonalという言葉自体が苦しい，苦悶しているという言葉であり，語源としてはキリスト教圏のイエス・キリストの苦しみに由来するようだ。日本語では，救急医学領域で特に死戦期呼吸と訳されることがしばしばあるが，あまり定着していない。

　さて，下顎呼吸は，伝統的に「患者の意識がないから苦しくはない」とされてきた。家族への説明が重要である――「顎を動かすように見えるのは自然な経過なので，苦しくはないんですよ」と説明することを死の過程のノーマリゼーション（normalizing the dying process）と呼んだりする。しかし，顎をしゃくりあげる呼吸は見ていると本当につらそうであり，特に小児領域で子どもを亡くした親の記憶にいつまでも「苦しそうに最期を迎えた我が子」として記憶される[14]。筆者も下顎呼吸に対しては，教えられたように「確かに苦しそうには見えますけど，意識がないから苦しくはないんですよ」と説明はしてきた。しかし，（人間でないことで恐縮だが），最近，犬を亡く

した時，全身をひきつるようにして最後の呼吸を何分かにわたって続ける姿は，「もういいんだよ，もう楽になっていいんだよ」という気持ちしか湧いてこない（3 kg弱の小型犬なので，下顎呼吸といっても全身がひきつるように動くのである）。撮影していたビデオを再生させてみるとわずかに数分のことであったが，その時には数時間に感じられた。楽しい思い出のほうがいっぱいあったはずなのに，亡くなった後に最後の下顎呼吸の「苦しそうな」様子を思い出すことも多い。

2002年に米国の小児科医が書き起こした論考に「下顎呼吸：最期のひと息は必要なのか？（The agony of agonal respiration: is the last gasp necessary?）と題したものがある[15]。テーマは下顎呼吸であるが，少し抽象度を上げると，「苦しいかどうか断言できないが苦しそうに見える現象」をどう扱うかがテーマである。この論考の著者はこう述べる――「最近の痛み，苦痛，脳科学の知見から考えて，おそらくは（probably）苦痛を感じていない。でもそれを確かめることはできない（We cannot be certain）。そうすると，最も倫理的に保守的な方法は，あるかもしれない苦痛を和らげる（overtreatment）方向に立つべきであって，本当はあった苦痛を見逃して実は和らげられていなかった（undertreatment）の方向に立つべきではない」。下顎呼吸を止める治療を行うことも提案しているが，これは鎮静の文脈では，苦しさが残っている可能性が完全に否定できないなら，苦しくない確実性が増すように深い鎮静をめざすべきということになる。そして，「もし，科学が下顎呼吸を生じている時期には全く意識がなく，したがって苦痛も全く感じていないことを証明できたら，自分たちは考えを変える。しかし，人間の意識や苦痛の体験についてはわかっていないことがたくさんあり，下顎呼吸になってから回復する患者がいないので実際にその時にどういう体験をしていたかを知ることができない。だから，私たちは下顎呼吸のある患者が苦しみを感じていないと断言することはできない。もし苦痛があるかもしれないと考える合理性が少しでもあるならば，何らかの緩和手段をとることは適切である」。

正解があるわけではないが，いろいろな考えがありうることを共有したい。

◉────まとめ

鎮静を受ける患者の苦痛がしっかり取れているかを評価することを考えつめていくと，「意識が低下した時の人間の苦痛の体験はどのようになっているのだろうか」という根源的な課題にたどり着く。心地よくいい夢を見て眠っているかもしれないし，何かにうなされるような体験をしているのかもしれない。現代の医学では不可知とせざるをえない領域がある。

筆者の考えとして，「鎮静中の患者が苦しくないことを確かめる医学的に確実な方法はない」前提に立つならば，「どれくらい苦痛が取れている（と想定される）ことをめざすか」は患者自身の価値観が反映される方向に意思決定することが，現状ではベストではないだろうか。すなわち，少しでも苦痛があるのはいやだとはっきり言っていた人は少しでも苦痛がないと思える方向へ（確実な深い鎮静をもたらす方向に），

周りの人と意思疎通をとりたいと願っていた人は苦痛と意識のバランスがとれるように（時々声が出たり顔をしかめても，全体としては見た感じ確かに苦しくなさそうで，意識も維持できる方向に）——未知のところであるからこそ患者一人ひとりの価値観を反映した細やかな配慮が必要だと考える。

謝辞
このChapterの麻酔学的な観点からの内容に関して，麻酔科出身の緩和ケア専門医である馬場美華先生（吹田徳洲会病院）との討議から新しい学びを得ました。感謝します。

Summary

- 「意識がない」「反応がない」「苦痛がない」は同義ではない。理論上，「意識があいまいで苦痛を表現できない」「反応がないが意識（苦痛）がある」状態はありうる。

- 鎮静中の患者が苦しくないことを確かめる医学的に確実な方法はない。

- 意識の障害がある時（患者がはっきりと苦しくないと言えない時），苦痛がないことを確実に確かめる方法はない。

- 反応がないほど深く眠っているように見える状態でも，患者自身は何かの体験をしている可能性がある（disconnected consciousness）。しかし，患者がどのような体験をしているかを確認する方法はない。

- 鎮静を受けている患者，意識が混濁する死亡前の患者が体験している苦痛を客観的に評価する試みは行われているが，原理的に解釈が困難である。

- 苦痛を確実に判断することは困難である，という前提に立つ必要がある。

文献

1）
Deschepper R, Laureys S, Hachimi-Idrissi S, et al.: Palliative sedation: why we should be more concerned about the risks that patients experience an uncomfortable death. Pain, 154(9): 1505-08, 2013.
Vrije大学の研究から，持続的深い鎮静下にある患者でも苦痛がないとは言いきれないとの警告。ベルギーでは，歴史的経緯から，鎮静と安楽死のどちらが苦痛の緩和を達成できるのかという視点での研究が多い。

2）
Raus K, de Laat M, Mortier E, et al.: The ethical and clinical importance of measuring consciousness in continuously sedated patients. J Clin Ethics, 25(3):207-18, 2014.
ベルギーのGhent大学からの同様の趣旨の論説。

3）
Davis MP: Does palliative sedation always relieve symptoms? J Palliat Med, 12(10): 875-877, 2009.
緩和ケアの専門家として著名なDavis MPも同様の意見を発表。

4）
Morita T, Kawahara T, Stone P, et al.: Intercountry and intracountry variations in opinions of palliative care specialist physicians in Germany, Italy, Japan and UK about continuous use of sedatives: an

international cross-sectional survey. BMJ Open, 12(4):e060489, 2022.
鎮静に対する緩和ケア専門家の考えにおける国の間，国の中での違いに焦点を当てた国際研究。

5）
Barbato M, Barclay G, Potter J, et al.: Correlation between observational scales of sedation and comfort and bispectral index scores. J Pain Symptom Manage, 54(2):186-93, 2017.
BISモニターで鎮静期間中の意識を測ろうとする研究，fromオーストラリア。

6）
Masman AD, van Dijk M, van Rosmalen J, et al.: Bispectral index monitoring in terminally ill patients: a validation study. J Pain Symptom Manage, 52(2):212-20.e3, 2016.
BISモニターで鎮静期間中の意識を測ろうとする研究，from オランダ。

7）
Monreal-Carrillo E, Allende-Pérez S, Hui D, et al.: Bispectral index monitoring in cancer patients undergoing palliative sedation: a preliminary report. Support Care Cancer, 25(10):3143-9, 2017.
BISモニターで鎮静期間中の意識を測ろうとする研究，from メキシコ with MD Anderson Cancer Center。

8）
Six S, Laureys S, Poelaert J, et al.: Should we include monitors to improve assessment of awareness and pain in unconscious palliatively sedated patients? A case report. Palliat Med, 33(6):712-6, 2019.
ANIを鎮静のモニターとして使用したベルギーの事例報告で，この後に前向き研究のプロトコールが出ている。

9）
Sandin RH, Enlund G, Samuelsson P, et al.: Awareness during anaesthesia: a prospective case study. Lancet, 355(9205):707-11, 2000.
全身麻酔中の患者に覚醒が見られる。

10）
Monti MM, Vanhaudenhuyse A, Coleman MR, et al.: Willful modulation of brain activity in disorders of consciousness. N Engl J Med, 362(7):579-89, 2010.
意識がないように見える患者でもfMRIで測定すると脳活動がある。

11）
Blundon EG, Gallagher RE, Ward LM: Electrophysiological evidence of preserved hearing at the end of life. Sci Rep, 10(1):10336, 2020.
「最後まで声は聞こえていますよ」を確かめにいった研究（！）。

12）
Dreier JP, Major S, Foreman B, et al.: Terminal spreading depolarization and electrical silence in death of human cerebral cortex. Ann Neurol, 83(2):295-310, 2018.
死亡時の急激な脳波シグナルの増加（terminal spreading depolarization）を人で初めて確認した。

13）
Chawla LS, Akst S, Junker C, et al.: Surges of electroencephalogram activity at the time of death: a case series. J Palliat Med, 12(12):1095-100, 2009.
terminal spreading depolarizationは鎮静中の患者でも観察できる。

14）
McHaffie HE, Lyon AJ, Fowlie PW: Lingering death after treatment withdrawal in the neonatal intensive care unit. Arch Dis Child Fetal Neonatal Ed, 85(1):F8-F12, 2001.
小さな子どもを亡くす親の体験として，亡くなる前の呼吸が本当につらそうだった。

15）
Perkin RM, Resnik DB: The agony of agonal respiration: is the last gasp necessary? J Med Ethics, 28(3):164-9, 2002.
下顎呼吸を例に挙げているが，苦しいかどうか断言できないならば苦しいとして扱うこともあっていいのではという考え。

「耐えがたい精神的苦痛」に対する理解を深める提案

精神的苦痛に対する鎮静の是非

Chapter 9 を読み終わればわかること

- 耐えがたい精神的苦痛にはどういうものが，どれくらいの頻度であるのか？
- 精神的苦痛に対する鎮静はどのくらい，どのような患者に行われているのか？
- 精神的苦痛に対する鎮静についての医師，患者，家族の賛否はどうか？
- 精神的苦痛に対して鎮静を行うことの倫理的論点は何か？
- 精神的苦痛をいくつかに区分すると，どういう考え方がありうるか？

読み解くための Key words

希死念慮

安楽死の要求

耐えがたい精神的苦痛

精神的苦痛に対する鎮静

心身二元論

トータルペイン

実存的苦痛（スピリチュアルペイン）

治療抵抗性の判断

生命予後との相応性の是非

　鎮静にはいくつかの「山場となる課題」があるが，精神的苦痛に対する鎮静は，間違いなく大きな議論の絶えない領域の1つである。「精神的苦痛に対する鎮静」と聞いて思い浮かべる情景には，身体的にはあまりつらいとは見えないけど，「もう生きていたくない」という人に鎮静薬を投与して眠りについたまま亡くなるという状況がある。一般常識から見て，ん？　それは…安楽死とは何が違うのかな？　という気持ちになり，越えてはいけない線がそこにあるように直感が告げる。このChapterでは，終末期がん患者の耐えがたい精神的苦痛について，実証研究をもとにどういう人がどのような気持ちを持っているのかを共有した後，精神的苦痛に対する鎮静の是非を考える上での倫理的な考え方と，精神的苦痛をいくつかに分けて考えると議論しやすくなるのでは，という視点での議論を紹介したい。

耐えがたい精神的苦痛：どのくらいの人が何に苦しんでいるのか？

　ホスピスケアがすべての苦痛をなくすのではないか，と楽観的に受けとられた1970年代から50年が経過した現在，残念ながら，終末期患者の一定数が十分な緩和ケアを受けたとしても，いくつかの精神的苦痛，例えば，「自分で自分のこともできないなら生きていても仕方がない」「自然な死を待つのではなく，自分で死ぬ時を決めてコントロールしたい」はなくならないことが国内外の大規模研究からわかっている（Chapter 4参照）。十分な緩和ケアを行えば死を望むことはないとの主張は，残念ながらいまのところ説得力を持っていない。

　どのような苦痛が耐えがたいのかを知る方法として，患者が「もう死んでしまいたい」と思ったとしたらどういう状況だったのかを探索するという研究の方向性がある。国内のデータを見てみたい。これまでに国内のホスピス緩和ケア病棟・在宅緩和ケアサービスの患者を対象とした本課題の大規模調査は3回行われた（**表1**）。2003年の70施設の緩和ケア病棟の遺族調査[1]，2014年の22施設の在宅緩和ケアサービスの遺族調査[2]，2017年の23施設の緩和ケア病棟の患者調査（医師の評価による）である[3]。「早く死にたい」と表現した患者の割合は，21%，27%，18%で，これを集計すると21%（95%信頼区間：19-23；370/1,793）となる。亡くなった患者全体の約20%の患者が（苦痛とは限らないが，何らかの）希死念慮を持っていることになる。また，explicit request for hastened deathという「（何か注射を打つなどの方法で）早く死なせてほしい」といった患者の頻度を求めると，10%，8.3%で集計すると8.6%（95%信頼区間：7-10；108/1,261），つまり，10%程度がより早く死をもたらすための医療行為を望んでいる。数回の調査なので確定的なことは言えないが，緩和ケア病棟でも在宅施設でもそれほど顕著な差はないように見える。

　とはいえ前者の希死念慮というのは，「もうお迎えが早く来てくれてもいいのに」と

| 表1 | 終末期がん患者の耐えがたい精神的苦痛に関する日本の大規模調査

	Morita T, Sakaguchi Y, et al.	Kobayakawa M, Morita T, et al.	Hatano Y, Morita T. et al.
	緩和ケア病棟 70施設の遺族500名 (2003年)	在宅緩和ケアサービス 22施設の遺族776名 (2014年)	緩和ケア病棟 23施設の患者971名 (2017年)
回答	290名	532名	—(医師の評価)
早く死にたい	21%	27%	18%
安楽死の希望	10%	—	8.3%
身体的苦痛を伴わない 耐えがたい精神的苦痛	6.3% (希死念慮のある患者の30%)	—	—
精神的苦痛の内容			
自分のことが自分でできない (dependence)	8.4%	—	8.1%
他人の負担になっている (burden)	8.8%	—	5.0%
生きていることに意味がない (meaninglessness)	5.5%	—	4.3%
それまでしてきた 楽しめることができない (unable to enjoy)	5.7%	—	4.3%
希望がない (helplessness)	—	—	3.8%
将来の苦痛の恐怖／ 死の恐怖(death anxiety)	6.5%	—	1.6%
死の時を自分で コントロールしたい (自分で決められなくなること のおそれ: loss of control)	2.1%	—	3.2%

%：全患者のうちの割合

いった，希死念慮というより「やがてやって来る死の受容」にも近いものを含んだ頻度といえる。「積極的に死を早めてほしい」に限ると，調査対象患者の10%程度になるが，これには，「楽にしてほしいと願うほど苦痛が強かったが，その先の緩和治療で苦痛が軽快した」場合も含まれる。このChapterの目的としては，希死念慮や安楽死の要求の頻度そのものを論じることではなく，このような，「もう死んでしまってもよい」と表現する人たちはどのような精神的苦痛を経験するのかを理解することである。

　耐えがたい精神的苦痛の内訳は，自分のことが自分でできない（dependence），他人の負担になっている（burden），生きていることに意味がない（meaninglessness），それまでしてきた楽しめることができない（unable to enjoy），希望がない（hopelessness），将来の苦痛の恐怖／死の恐怖（death anxiety），死の時を自分でコントロールしたい（自分で決められなくなることのおそれ：loss of control）といった内

容であり，国際的に見る安楽死や自殺幇助の理由となっている内容とほぼ同じである[4]。注目すべきは，この患者群の30％では耐えがたい身体的苦痛はその時になかった。つまり，身体的苦痛を伴わない耐えがたい精神的苦痛のために死を望む患者が6％（30％中の20％）程度存在することになり，これは諸外国のデータから見てもリアリティを感じる数である。

　これらの研究では，（わかりやすくするために，）苦痛を精神的苦痛と身体的苦痛に分けて調査することが一般的であるが，もともと人間の苦悩は心身の区分ができないsuffering（苦悩）として理解するべきもので，身体的苦痛と精神的苦痛は別々に存在するものではないとする考えもある[5]。

　どういう苦痛がどういうふうにからみ合って存在しているのか，これを計量的に見る方法として，クラスター分析という方法がとられることがある。医療関係者にとってクラスター分析のイメージを最も持ちやすいのは，うつ病や膠原病の診断基準である。ある人が複数の兆候（症状）を持つ時に，組み合わせは一見多彩だが，これとそれを持っている人と，あれとあっちを持っている人とは重なりが少ないことがある。兆候の出方をいくつかのパターンに分けて，気分が沈む，何もしたくない，食欲がない，だるい，自分を責める…が合わさっていれば抑うつと呼び，不安だ，どきどきする，息ができなくなりそう，死んでしまいそうな気がする…が合わさっていれば不安障害と呼ぶといったように，人間に出てくる決まったパターンをみつけることができる。

　希死念慮についても，心身の苦痛の入り混じり方を見るためにクラスター分析を行ってみた研究がある[3]。**図1**はいろいろな苦痛が「一緒に生じる度合い」はどれくらいあるかを見て，患者群を5つの類型に分けたものである。横軸には大きく，左に精神的苦痛，右に身体的苦痛，一番右に倦怠感が並んでいる。要点をまとめると**表2**のようになる。

　わかりやすいところからいくと，クラスター1は，精神的苦痛のところはほとんどなく，身体的苦痛——呼吸困難と痛みに山があり，精神的苦痛はそれほど前面には出てこない身体的苦痛が主の群と推定される（最も多い）。「息が苦しいです，苦しいのを何とかしてほしい（死にたくなるほど息が苦しい）」という患者群が想定される。身体的苦痛を緩和するために，鎮静の適応となりうるグループであり，このChapterで検討する対象ではない。

　さて，もう1つ目につくのは，倦怠感だけがぴんと跳ね上がっているクラスター4である。この患者群は「だるさ」と，自分で自分のことをすることができずに負担感を感じて，生きていることに少し意味のなさを感じている。この患者群では，「心の準備はできている」と回答した人が多いのも特徴で，希死念慮とはいうものの，「もう十分なことをしたので，早く最期が来てくれればいいのに」と願う，ADLが下がってだるさが強い患者群というイメージである。この群においても，精神的苦痛がつらいから眠らせてほしいということが主たる問題にはならなそうで，このChapterで主に検討する対象ではなさそうである。

| 図1 | 耐えがたい苦痛のクラスター分析

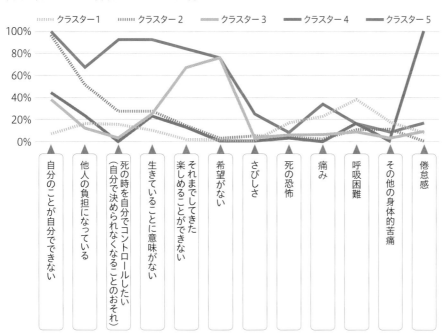

〔Hatano Y, et al., 2021より一部改変〕

クラスター1～5は患者群を指す。

　一方，残る，クラスター2，3，5では精神的苦痛の色合いは濃い。

　クラスター2は「自分のことが自分ででき ず負担をかけることがつらい」患者群で，強い身体的苦痛を伴わない。「迷惑にならないように入院を選んだ」と回答した割合が高いことも裏づけになる。（もともと自分の意見を通すより，人に迷惑をかけないことに重きを置いているからか，）生きていることに意味がない・死の時を自分でコントロールしたいとまでは思わないので，精神的苦痛を抱えながらも，鎮静の希望にまで至ることはあまりないのかもしれない。しかし，身体的苦痛を伴わない耐えがたい精神的苦痛という患者層を代表する1群である。

　クラスター3は「希望と楽しみがない」に特徴づけられる患者群で，強い身体的苦痛を伴わない。身体的苦痛はよくコントロールされているけれども，「楽しみも希望もなく，ただ寝ているだけの人生は意味がない」ことから鎮静を希望することもある患者群だと考えられる。今回のクラスターの中では，「身体的苦痛を伴わない精神的苦痛」で鎮静を希望する患者群，といえそうである。

　クラスター5は，図にすると他と同じただの線だが，一人ひとりの状況を聞くと，（患者自身も家族もケアする人たちも）大変だ…と思うような状態である。「自分のこともできないし楽しみもないし生きている意味がないという強い精神的苦痛，強い身体的苦痛，自分でコントロールしたい」患者群である。この群で，使用しているオピオイドの投与量が最も高い。全体の1％ではあるものの，心身ともに苦痛が強く，持続する強い精神的苦痛と併存する身体的苦痛を持っている。身体的苦痛と精神的苦痛

| 表2 | 耐えがたい苦痛の類型（クラスター分析）

	主な苦痛	頻度 (/希死念慮のある 患者 *n*=173)	頻度 (/全患者 *n*=971)	関連した要因
クラスター1	身体的苦痛が主	35%	6.3%	―
クラスター2	自分のことが自分でできず 負担をかけることがつらい （身体的苦痛はない）	21%	3.8%	「迷惑にならないように入院を 選んだ」と回答した割合が高い
クラスター3	希望と楽しみがない （身体的苦痛はない）	19%	3.4%	―
クラスター4	だるい	17%	3.1%	心の準備はできている人が多い
クラスター5	自分のこともできないし 楽しみもないし意味がない， 身体的苦痛も強い， 自分でコントロールしたい	7.0%	1.3%	オピオイドの投与量が最も高い

のどちらが優位か（どちらが先か）のような議論はこの集団には意味がないようにも思える。

　以上を**表2**にまとめると，身体的苦痛を伴わない精神的苦痛としては，クラスター2（自分のことが自分でできず負担をかけることがつらい）と，クラスター3（希望と楽しみがない）の患者群で身体的苦痛はあまりないながらも，死にたいくらいの精神的苦痛を感じうる群と想定される（7%前後）。そして，クラスター5の「自分のことも自分でできないし楽しみもないし意味がない，身体的苦痛も強い」といった群も，精神的要素が前面に出てくれば「精神的苦痛のために鎮静」といったイメージになりうる群だと考えられる。

　すなわち身体的苦痛のない精神的苦痛として，自分のことが自分でできず負担をかけることがつらい，希望と楽しみがないといった点から，耐えがたい精神的苦痛を持つ患者が6-7%存在する，さらに＋1%前後が加えて身体的苦痛もはなはだしいと想定しうる。

精神的苦痛に対する鎮静の現状とガイドラインの記載

　精神的苦痛に対する鎮静が現実的にどれくらい行われているかについては，Chapter 5で見たように，身体的苦痛も併存する精神的苦痛についてはまあまあの頻度で行われているようだが，少なくとも精神的苦痛単独に対して鎮静を行ったという研究は非常にまれな事象にとどまっている（Chapter 5　図8 b参照）。したがって，国際的にもまとまったデータもない。

　少し前の調査になるが，日本全国の緩和ケア病棟105施設の医師に精神的苦痛のため（だけ）に持続的深い鎮静を行った事例について質問した研究がある[6]。この研究でも，精神的苦痛のための持続的深い鎮静が行われたのは期間中の死亡患者8,661名

のうち90例であり，これは1％（95％信頼区間：1-1）にとどまった（この頻度をわりと多いと見るか少ないと見るかは人次第であるが，患者の半数が1週間以内に死亡することから考えれば，医師が精神的苦痛だけに伴う鎮静と回答しているとはいえ，何らかの身体的苦痛を併存している場合がほとんどであるだろう。「身体的というよりは，精神的な苦痛のために鎮静を行った…」というニュアンスが最も近そうで，完全に精神的苦痛のみの場合に限るとさらに少なくなりそうである）。

このうち詳細の記録を求めた46例について，**表3**にまとめる。年齢は60歳代が多く比較的若く，80％に意思決定能力があり，その全員が明確な希望を示し，家族も鎮静に同意した。苦痛の内容は，生きていることに意味がない，自分のことが自分でできない，死に対する恐怖，死の時を自分で決めたい（自然に任せるのはいやという意味）であり，死を望むほどの耐えがたい精神的苦痛の内容と同様になる。自分のことが自分でできない（dependence），意味がない，自分でコントロールしたい，あたりがキーワードだろう。

持続的鎮静を実施する前に，94％に間欠的鎮静（respite sedation：数時間休息をす

| 表3 | 精神的苦痛のために持続的深い鎮静を受けた患者の背景（*n*=46） |

年齢　69歳以下		78%
performance status（PS）	2	4.3%
	3	26%
	4	70%
予測された生命予後	1週間未満	48%
	1〜3週	46%
	1〜3か月	6.5%
抑うつ（臨床診断）	あり	57%
	なし	26%
	評価なし	17%
意思決定能力	あり	80%
	なし	8.7%
	不明	11%
苦痛の内容	生きていることに意味がない	61%
	自分のことが自分でできない	48%
	死に対する恐怖	33%
	死の時を自分で決めたい	24%
持続的鎮静を実施する前に行われた治療	間欠的鎮静	94%
	抗うつ薬	89%（／抑うつ状態のあった26名）
	精神科医・心理専門家の診療	59%
患者の同意	明確な意思表示	100%（／意思決定能力のあった37名）
	家族の同意	100%

〔Morita T, 2004より表を作成〕

ることでまた精神的な回復を目的とする治療）が試みられたが無効であり，抑うつ状態と診断された患者の89％に抗うつ薬が投与された（全例でないのは，内服ができなかったか，生命予後から考えて効果が出るまでの時間がない場合が想定される）。精神科医・心理専門家の診療を受けたのは59％だが，これは，緩和ケア病棟に精神科医や心理療法士が配置されていないという理由によると思われる。患者の全身状態は，PS2の患者が2名いたが，96％はPS3-4であり，緩和ケア病棟に入院しているという時点で進行がんの終末期であることから，予測される余命は限られているといえる。医師の臨床的予後予測は，1週間未満が48％と死が差し迫っており，残りの患者でも1〜3週が46％と大多数を占めた。数名の患者は臨床的予後の予測が1〜3か月であり，これはおそらくPS＝2の患者と一致していると思われるが，少なくともその時点では切迫した死亡の兆候はなかったという意味であると考えられる（緩和ケア病棟の平均入院期間からして，予測した生命予後よりは短い可能性も高いが，この数名の実際の予後の詳細は不明）。

　このように，少なくとも報告されている範囲では，精神的苦痛に対する鎮静は行われることがまれであり，行われたとしても，死亡が数週には迫っているような，間欠的鎮静やうつ状態に対する抗うつ薬が無効な事例に限って行われているといえる。精神的苦痛に対する鎮静が増えていると指摘するドイツからの報告でも，主に身体症状に対して鎮静した場合の期間が63.3時間，主に精神的苦痛に対して鎮静した場合の期間が62.6時間とほとんど変わらないのは，精神的苦痛に対する鎮静が，全身状態の不良な終末期の事例に限定されているからかもしれない[7]。

　一方で，高齢者施設で精神的苦痛に対して鎮静を行ったとの報告もあり，社会的望ましさから考えて研究報告に出てこないだけの可能性もある[8]。少なくとも筆者の身のまわりでもものすごく増えているという印象はないが，リアルな現状は闇の中といえよう。

診療ガイドラインでの精神的苦痛に対する鎮静の扱い

　診療ガイドラインでの精神的苦痛に対する鎮静の扱いも簡単に見ておきたい。施設レベルから学会，国レベルまでを含むガイドラインをまとめた系統的レビューでは，おおむね精神的苦痛に対する鎮静には抑制的な立場をとっている（**表4**）[9]。具体的な記述を見ると，例外的（exceptional），まれ（rate），間欠的鎮静を試みるべき，鎮静は本来は身体的苦痛に対する治療である，などとなっている。対象患者の生命予後も死亡直前期（数時間から数日，場合によって1〜2週間）に限定されている。

　したがって，一般的には，鎮静を検討すべき苦痛が精神的苦痛（だけ）であればそもそも対象から外れるとする考え方は主流といえる。ガイドラインだと，誰にでも当てはまるものということでやや歯切れが悪くなるが，「精神的苦痛→持続鎮静の適応なし」につながるいさぎよいフローチャートを示したものなどがある[10]。

| 表4 | ガイドラインにみられる鎮静の適応になる精神的苦痛と生命予後

ガイドライン	精神的苦痛に対する鎮静	生命予後
Health region guideline. Braun, et al. (2003)	はっきりしておらず研究が必要 （Role of palliative sedation for existential suffering is less clear and deserves further study.）	死が差し迫っている：数日以内 （Perceived to be close to death. Death must be imminent : within days.）
Massachusetts protocol. Hospice & Palliative Care Federation (2004)	間欠的鎮静を使用する （For existential suffering, 'respite' sedation can be considered.）	数時間から数日 （Generally the "prognosis is hours to days".）
Hospital guideline. Schuman, et al. (2005)	（適応に含められているが特別な記載はない）	死が差し迫っている （Dying imminently from a severe, irreversible, life-threatening illness.）
Japanese guideline. Morita, et al. (2005)	例外的 （Psychological and existential suffering as an indication for continuous deep sedation exceptional.）	数時間から数日 （For deep and continuous sedation: prognosis usually a few days or shorter.）
Dutch guideline. Legemaate, et al. (2007)	本来は身体的苦痛に対するものである （Indications for PST are more somatic in nature.）	1〜2週以内 （Death expected within one to two weeks.）
International guideline. De Graeff, et al. (2007)	例外的な状況 （PST for psychological or existential distress only under exceptional circumstances.）	数時間から数日 （Death expected within hours to days.）
EAPC framework. Cherny and Radbruch (2009)	特別な配慮のもとに終末期では検討しうる （Occasionally, when patients approach the end of life, sedation may be considered for severe nonphysical symptoms plus special guidelines presented.）	数時間から数日 （With an expected prognosis of hours or days at most.）
NHPCO statement. Kirk, et al. (2010)	間欠的鎮静をまず試みる （PST for existential suffering, trials of respite sedation.）	14日以内 （Death is imminent, prognosis of death within 14 days.）
Canadian framework. Dean, et al. (2012)	専門家が診療した上でまれな状況 （Purely existential symptoms only in rare cases after expert consultation.）	1-2週間 （Death expected within 1 to 2 weeks.）

医師・患者の考えは どうか？

　現状の頻度，すなわち過去に行われた実証研究では確かに精神的苦痛に対する鎮静はまれではあるが，これからどうなるかわからないことを示唆する研究知見は多い。その1つは，医師の考えの変化である。典型的には，精神的苦痛は適応としにくいという考えが主流ではある。例えば，仮想事例で持続的深い鎮静が妥当かどうかを質問した調査研究では，精神的苦痛に対する鎮静は適応としない方向にきれいなトレンド

が見られた（**図2**）[11]。

　質的研究で印象的なのは，精神的な理由で鎮静を希望する患者が，少しでも身体的なことを理由に挙げ始めると「ほっとする」という医師の感想である。これは実感できることで，「生きていても意味がないから眠りたい」——はいそうですね，とはそのまま受け取りにくいところであるが，「息が苦しくて仕方ない（生きていて意味がないとも思うけど，苦しいのを何とかしてほしい）」なら，苦痛の緩和のために鎮静を提供する「気になる」という現象は万国共通にみられているようだ。

　しかし，最近のより広範囲な国際的研究を見ると，精神的な苦痛に対する鎮静の是非に関する医師の態度は分かれてきている[12]。医師の態度に関する17の研究をまとめた系統的レビューでは，精神的苦痛に対して鎮静を行うことも是としている医師が少なくないことがわかる（**表5**）。この研究では，精神的苦痛に対する鎮静を認めるかは，患者側の要因（予後が短いなら検討してもよい）だけでなく，医師側の要因（身体的苦痛と分けるべきだ vs. 分ける合理性がないという考えや，医師自身の宗教）が影響していることを指摘している。結論としては，精神的苦痛に対する鎮静の是非に

| 図2 | 苦痛が精神的苦痛だった場合の持続的深い鎮静の適応

（図左の注記）
同じ生命予後，同じ患者の意思の状況では，精神的苦痛には鎮静をするべきではないと回答した専門医が多い。

◀：精神的苦痛に持続的深い鎮静が適切であると考える割合が他に比べて少ない傾向がわかる。

〔Hamano J, et al., 2018より一部改変〕

関する医師のコンセンサスはまだないようだとしているが，「完全否定」で一致しているというわけでもないようだ。

　いろいろな人と働いていていつも思うことは，医師といっても，内科や外科，麻酔科を中心とした緩和ケア医と，人間心理を専門とする精神科医には精神的苦痛に対する鎮静の是非に関する差があるのかという点である。これに関して，2019年に行った国内の調査（未発表）では，少なくともがん診療の一定の経験のある精神科医と緩和ケア医との意見に大きな差はないようであった（**図3**）。そうするとこの問題は，職種間に系統的な差があるというよりは，医師個人個人の考え方に基づく差が大きいようである。

　では，一般の人（患者・家族）はどのように考えるのだろうか。同一の質問を用いて別々に行われた複数の調査で，外来治療中のがん患者412名，がん患者の遺族512名，緩和ケア専門医440名，在宅医131名を対象に，「予後が日の単位／月の単位×身体的苦痛／精神的苦痛」の4つの場合について，持続的深い鎮静を適切だと思うかを質問した結果を簡単にまとめたものがある[13]。これによると，医師の職種による差

| 表5 | 精神的苦痛に対する鎮静の医師の賛否 |
国	年	賛成(%)	反対(%)	中立(%)
Putman MS	米国	2013	31	34	—
Smyre CL	米国	2015	31	34	—
Morita T	日本	2002	68	—	—
Simon A	ドイツ	2007	37-61	23-43	16-20
Cripe LD	米国	2017	6.8	14	47
Voeuk A	カナダ	2017	22	64	14
Maiser A	米国	2017	42	17	30

〔Rodrigues P, et al., 2020から表を作成〕

国際的には，精神的苦痛に対する鎮静の賛否は分かれている。

| 図3 | 精神的苦痛に対して持続的深い鎮静が適切と考える緩和ケア医と精神科医の割合

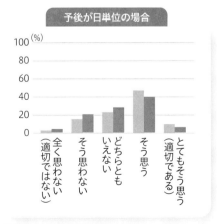
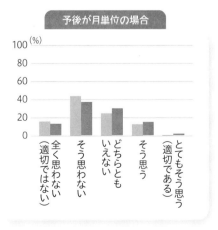

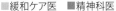

日本の緩和ケア医と精神科医とで，職種間にはっきりした差はなさそうである。

| 図4 | 医師と患者・家族における鎮静の適切さに関する考えの違い

患者・家族には，精神的苦痛と身体的苦痛に大きな差はない。

〔Morita T, et al., 2019より一部改変〕

はあまりないが，医師 vs. 患者・家族の間では，明確な差がある（**図4**）。すなわち，医師は精神的苦痛に対して特に生命予後が長い場合に持続鎮静を行うことは適切でないと考えているが，患者・家族は，（苦しいという点で同じで他に対処する方法がないならば）精神的苦痛であっても予後が長くても鎮静を行うことを肯定する傾向があるようだ。

　おおまかにいえば，精神的苦痛に対する鎮静については，患者の生命予後や状態次第であるものの医師の間でも意見は分かれてきており（肯定的な意見を持つ者も増えてきており），さらに，患者・家族は（おそらくは終末期なら苦痛を緩和してほしい，さらには死の時もコントロールしたいという考えの広がりも影響してか）肯定的にとらえる傾向が強まっているといえる…なかなかの大問題である。

精神的苦痛に対する鎮静の倫理（1）
4つの論点

　医学は，患者が希望しているからといってすべてをかなえればいい（かなえなくてはならない）というものでもなく，治療行為は，医学的妥当性，倫理的・法律上の妥当性の上に成り立つものであることはいうまでもない。そこで，精神的苦痛に対する

| 表6 | 精神的苦痛に対する鎮静を是非とする倫理的視点のまとめ（系統的レビューから）

		精神的苦痛に対する鎮静に	
4つの論点		賛成	反対
❶ 身体的苦痛と精神的苦痛は分けられるか	分けられる	0	2
	分けられない	4	0
❷ 実存的苦痛と精神的苦痛は異なるか	異なる	0	5
	同じである	3	3
❸ 精神的苦痛の治療抵抗性を判断することはできるか	できる	2	0
	できない	0	8
❹ 終末期であることは必要条件か	終末期であればよい	3	0
	終末期でもよくない	0	3
倫理原則			
二重効果		2	4
相応性		1	5
治療目的が必要である（principle of responsiveness）		1	1
自己決定（autonomy）		3	8
与益原則		3	4
無危害原則		0	8

※賛成と反対について，もとの論文では根拠としている論文の著者名が書かれているが，本表では論文数のみを書いた（同一著者が複数論文を書いている場合も，論文数のみを記載）。
〔Rodrigues P, et al., 2018をもとに作成〕

鎮静について倫理的検討をした系統的レビューがあるので要約しておきたい[14]（は？ 倫理学の研究で系統的レビュー？ と思うのだが，最近の勢いでは，そのうち「死をトピックとした文学作品の結末に関する系統的レビュー」とかも出そうだ）。

　倫理上の観点として，まず，4つの論点をおさえておきたい。**表6**に主要な論点でどのような立場に立つと精神的苦痛に対する鎮静の是非がどうなるのかをまとめた。

◉──────心身二元論

　1つ目は，心身二元論と呼ばれるもので，英語圏ではmind-body dualismという。緩和ケアのルーツとなっているホスピスケアでは初期の頃から，トータルペインという概念を用いて「人は心と身体が別々に苦痛を感じるわけではない」という理念を立ててきた。夜になれば寂しくなって痛みを強く感じ，誰かにやさしくしてもらえれば痛みも軽くなるというのは日常生活でもよく感じる現象である（筆者がこの話をする際に自分の経験として副睾丸炎のことを話すと，わりと目をそらされる）。

　日常的な緩和ケア臨床では，苦痛を一体のものとみなす考えがおおもとにあるのに，鎮静の議論に限って，心身二元論が前面に出るのはおかしいのでは？ という論点になる。「耐えがたい精神的苦痛」も進行がんにおいては，（クラスター分析で見たように），何らかの身体的苦痛を伴っていたり，身体的な「苦痛」ではなかったとしても自由に動けないADLの低下（身体的機能の低下）や腫瘍で顔や手足の風貌が変わると

いった身体的変化（緩和ケアでは社会的痛みに入れられることが多い）を伴う。ただ，「生きていても意味がない」と思うのではなく，その由来は身体的な機能の変化と一体となっている。苦痛は一体として成り立っているのでそもそも区別できないという立場に立つと，分けて考えることはナンセンスで鎮静は是という議論になる。

　心身の苦痛を区別するべきではないという視点は鎮静に限ったことではないが，Cassellのsuffering論が古典である。最も明快なのは，イタリアのNational Committee for BioethicsがCassellを引用してこう述べている――「『終末期に機序が異なるからといって苦痛や苦しみに一つひとつ区別を置くことは倫理的に許されない（It is not ethically acceptable to draw a distinction between the suffering caused by different sources）』…その通りだ。緩和ケアにおけるトータルペインの概念はまさにその通りだ」[15]。一方，心身の苦痛を分けるべきだという立場に立つと，精神的苦痛に対する鎮静は認めない方向の議論になりやすい。

▼Cassellのsuffering論
『 』内がCassellの引用。心身の苦痛は区分できないことを強調している。

◎――――　実存的苦痛

　次に，いわゆる実存的苦痛を「精神的苦痛」から分けて考えるかどうかの論点がある。実存的苦痛（existential suffering）は国内ではスピリチュアルペインと呼ばれるものに相当するが，国際的にもあいまいにしか定義されていない。生きている意味や価値の喪失が中核概念とされているが，心理学的に定義されてきた，希望のなさ（hopelessness），孤独（loneliness），死の恐怖（death anxiety）といった精神的苦痛と同じものなのか違うのかの議論はあいまいなままである。倫理上の論点としては，もし，実存的苦痛がそもそも「人間が持つ普遍的な苦悩であるならば，医学介入は行うべきではない」という考えになる。つまり，「私が今日生きているのって何か意味があるのかしら…」と思った人が医療機関を受診したとしても，医学的な疾患（うつ病など）でない限りは医学治療の対象にしないのであるから，終末期においても鎮静という医学治療の適応にするのは過剰な対応であるという考えになる。この考えは，米国内科学会の自殺幇助に関する声明でも用いられており，「そもそも医学介入ですべての人間の苦しみをなくそうとするのは合理的なのだろうか？　医学がすべての死をなくせないのと同じように，医学がすべての人間の苦しみをなくせるわけではない（Is it reasonable to ask medicine to relieve all human suffering? Just as medicine cannot eliminate death, medicine cannot relieve all human suffering）」というなかなか魅力的な言い回しがされている[16]。一方，実存的苦痛と精神的苦痛を区別しなければ，賛否いずれの立場にも立て，強い苦しみなのだから鎮静の対象になってもよいのではないかという考えがありうることになる（表6）。

◎――――　治療抵抗性の判断

　この他の論点として，精神的苦痛の治療抵抗性を判断することはできるかという点について，明確に「これ以上は改善しない（苦しみ続ける）」という信頼できる評価方

法がないという立場に立てば鎮静は否となり，これ以上よくならないと判断できる方法はある（から他の苦痛と同じである）という立場に立てば是となりうる。

◉————生命予後との相応性の是非

　最後に，終末期にだけ精神的苦痛の鎮静を許すという主張に対して，逆に，「どうして終末期だけなのか」の合理性がなくなるという（筆者のような医師から見ると，え？ そこ？ と驚きを感じる）論点がある。相応性を重視する観点からは，死亡が近くなれば鎮静は妥当な選択肢になりやすいが，例えば，相応性を認めずに自己決定権に重きを置くと「終末期にだけ認められる」のは理論上整合せず，終末期に認めるなら他の時期にも認められていないとおかしいとなる（苦痛が強いから鎮静をするのであって，予後の長さは関係ないと論じる）ようだ。

精神的苦痛に対する鎮静の倫理（2）
倫理原則としての二重効果

　倫理原則の考えとしては，二重効果，相応性を論じるものが多く，さらに上位の倫理原則である自己決定（autonomy），与益・無危害原則で議論される。いずれの議論においても賛否両方の結論を導くことができる（表6）。

　二重効果では，苦痛緩和というよいことのみを目的としていれば，死亡は意図されていない効果であるので許容される（Chapter11参照）。つまり，苦痛緩和のみを目的としている，死亡は予見のみされている，苦痛緩和は死亡によってもたらされるものではない，と主張することは精神的苦痛の場合でも可能である。しかし，意識低下については，意図しないと主張したとしても，「意識の低下を経由せずに苦痛が緩和される」ところが成り立たない。つまり，二重効果では，精神的苦痛に対する鎮静については，患者の意識をなくすことによって緩和するものであると認めるなら正当化できないことになる。

　相応性では，「精神的苦痛に対して苦痛緩和のために鎮静を行うのは相応な理由と言えるか」に帰着し，当然のことながら，賛否がある。人によっては，それはやりすぎであると感じ，人によっては，場合によってはありだろうと感じる。例えば，緩和ケア専門医として著名なDavis MPは，二重効果によって精神的苦痛に対する鎮静を妥当化しようとするRousseau Pの肯定論に対して「相応ではない（Palliative sedation for existential suffering does not meet the measures of proportionality）」と反論している[17]。ただ，「何が相応なのか」は人によって判断の分かれるところであり，唯一の正解があるわけでもない。

ひとくちに精神的苦痛というのが悪いので，
下位分類をおいてはどうかという提案

　心身二元論の問題や実存的苦痛は精神的苦痛と違うのではないかとの意見が見られ

るようになり，この数年，鎮静の対象となる精神的苦痛をいくつかに系統立てるほうがよいとの提案が実証研究からも理論研究からも聞こえ始めた。実際，一言で「精神的苦痛」といっても，患者の病前から持っていた価値観からもう十分生きた（から眠りたい）と考える場合，逆に死そのものがこわくて恐怖からパニックになる場合，脳転移など器質的原因の場合，病前からの精神疾患の場合など多様である。

　表7に，精神的苦痛の対象になる耐えがたい苦痛には（すべてではないが）このようなものが混じっているよねと，「精神的苦痛といってもいろいろある」ことを示した研究をまとめた。

　Sulmasy Dは2002年に精神的苦痛に対する鎮静の是非を述べた論考の中で，精神的苦痛をがんそのものによって生じたneuro-cognitive sufferingと，がんとは関係のない，生きていることに対する意味のなさといったagent-narrative sufferingに分けた。後者に対して鎮静を行うのは相応な行為とはみなせず，その理由として，principle of therapeutic responsiveness, restorative goals of medicineという概念を軸に説明し，医学の目的は心身が回復することをめざすことなので，精神的な苦痛に対して意識そのものをなくしてしまうことは医学の目的外になるとして反対した[18]。

　臨床に近い考えとしては，生きている意味のなさ（実存的苦痛）を，死に直面していない時に体験する苦しみ（existential suffering）が死を前にますます強まったものとしてexistential distressとして取り出し，existential sufferingに対して鎮静はするべきではないが，existential distressが極端に強く患者の生命予後が確実に限られている（数日〜1, 2週）なら間欠的鎮静が中心ではあるものの鎮静を許容すると提案したものもある[19]。

▼UNBIASED study
イギリス，ベルギー，オランダにおける鎮静についての質的研究。

　実証研究では，UNBIASED studyで，鎮静の対象となる精神的苦痛を3群に分けて，脳の器質的な異常のために生じた精神症状，以前から存在していた精神心理的問題，死が近づくことでできないことが増えていることによって生じた実存的苦痛を例示した[20]。この研究で，理論家が提示していた枠組みがリアルに存在することを示した。

| 表7 | 鎮静の対象となる精神的苦痛の概念的分類

精神的苦痛	例	Jansen L and Sulmasy D	Schuman-Oliver Z	Anquinet L (UNBIASED study)
疾患（がん）の直接の影響で生じる精神的苦痛	脳転移による不安	neuro-cognitive suffering	—	psychological symptoms as a direct result of the disease
終末期になるより前に体験している精神疾患	病気になる以前から患しているうつ病・不安障害	—	—	preexisting psychological problems
生きている意味のなさといった実存的苦痛（死に直面して生じることも，もともとあることもある）	生きていることの意味のなさ，死に対する恐怖など，人間が根本的に持っている苦しみ	agent-narrative suffering	existential distress (existential sufferingが死亡直前期に生じているもの)	psychological and existential suffering as a reaction to their decline and approaching of death

| 表8 | 精神的苦痛の類型と鎮静の適応

精神的苦痛		例	鎮静の適応
死亡直前期の心身の苦痛が一体となっている精神的苦痛		治療抵抗性の呼吸困難に併存する不安，何らかの治療抵抗性の身体症状に併存する意味のなさ	身体的苦痛と同じ（持続的深い鎮静もありうる）
精神疾患	器質性	脳転移によるうつ病	身体的苦痛と同じ（間欠的鎮静，調節型鎮静を優先するが，持続的深い鎮静もありうる）
	非器質性	うつ病，不安障害	
精神疾患ではない実存的苦痛（意味のなさ）		生きていても意味がないと感じる	ない（行ったとしてもレスパイト目的の間欠的鎮静。間欠的鎮静の反復が全く無効な場合には，持続的深い鎮静も非常に例外的にはありうるかもしれない）

　この区分は見たところ比較的臨床的な妥当性があり，現状を理解することに役立つ。大きくいえば，精神的苦痛の中には，①疾患の直接の影響で生じる精神的苦痛（器質性うつ病など），②終末期になるより前に体験している精神疾患（うつ病，不安障害など），③（もともと医学介入の対象とはされていない）生きている意味のなさといった実存的苦痛，の3つくらいを想定しているようである。

　これを筆者の考えで表8のように，①死亡直前期の心身の苦痛が一体となっている精神的苦痛，②精神疾患（器質性／非器質性うつ病，不安障害），③精神疾患ではない実存的苦痛，に分けて，鎮静の適応になりうるかを結論づけてみた。

　まず，死亡数日前に生じる，心身の苦痛が一体となった治療抵抗性の苦痛の一部をなす精神的苦痛である。臨床的にイメージしやすいのは，治療抵抗性の呼吸困難に併存する不安，何らかの治療抵抗性の身体症状に併存する生きることについての意味のなさである。このカテゴリーは，実際上，身体的苦痛と精神的苦痛に分けることは不可能であり，精神的苦痛だけを取り出して治療抵抗性を判断することもできない。したがって，相応性の考えからして，苦痛に見合う（身体的苦痛と同じ考えによる）鎮静の適応にはなるし，持続的深い鎮静の適応にもなると考えてよいのではないか。冒頭（p.157）で示したクラスター5の患者群の一部は，ここに相当するかもしれない。

　次に，鎮静も医療行為であるならば現代医学の枠組みを最大限活用するとして，「精神疾患」を取り出してはどうだろうか。精神疾患には，器質的なもの（例えば，脳転移によるうつ病）と，非器質性の精神疾患（うつ病，不安障害；以前は内因性といわれていた）がある。これらは通常においても薬物療法の対象であり，治療抵抗性（これ以上治療をしても回復しないと判断される水準）を設定することが理論上可能である。これも，身体的苦痛と同じ考えによる鎮静の適応になると考えてよいのではないか。つまり，間欠的鎮静や調節型鎮静を優先するものの，（身体的苦痛と同じ予後が日の単位である，治療抵抗性が確実そうであるといった）状況によっては持続的深い鎮静の対象となる場合はあるのではないか。実証研究では，この群に対しては向精神

薬による治療などが鎮静を実施する前に行われている。

　残る「精神的苦痛」は，死亡直前で身体的苦痛と一体化していない，精神疾患を併存していない，いわゆる実存的苦痛（意味のなさ）になる。これをどのように定義するかは未解決ではあるが，少なくともこのカテゴリーは，通常の医療において薬物療法の対象になるものではなく，人間が生きていれば誰しもが持ちうる苦しみである。そう考えると，臨床場面で鎮静薬を投与することはあるかもしれないが，あくまでも，少しの（まとまった）休息をすることができればまた精神的なゆとりも生まれるだろうという回復を目的とした間欠的鎮静のみの適応とするべきだと結論することになる。間欠的鎮静が反復してすでに無効な治療を反復しているという状態にならない限り，回復をめざす治療を行うのが妥当な（反対する人の少ない）ところではあるだろう（間欠的鎮静の反復が全く無効である場合には，他の手段が全くなければ持続的深い鎮静が非常に例外的ではあるが適応になるのかもしれない）。

　以降は，関連する話題を2点，付記する。

実存的苦痛の国内における定義

　さて，ここで，本書ではなんとなく記載をぼかしてきた「実存的苦痛（existential suffering）」（いわゆるスピリチュアルペイン）の定義について少し書いておきたい。現在，実存的苦痛（スピリチュアルペイン）を明確に定義できているコンセンサスはない。学術的なレベルでは，国際学会で，「スピリチュアリティは動的で本質的な人間性の側面（dynamic and intrinsic aspect of human）である，スピリチュアリティを通して，人間は，究極的な意味，目的，目に見えないものとのつながりを追求し，自分や家族，他者，地域，社会，自然，神聖なものとの関係を経験する。スピリチュアリティは信念，価値観，伝統，日々の行いを通して表現される」というような調子となってしまい，誰も文句を言わない定義って本当に難しいと，定義を考える人が気の毒になってくる[21]。

　国内では，村田久行の概念に沿って，その後田村恵子が実践で発展させた定義が用いられることが多い。この枠組みはハイデガーの考え方をアレンジしたものであり，もともとのスピリチュアルペインの「自分を超えたものとのつながりから生じる苦しみ」の要素（宗教や神，自然）は薄らいでいる。スピリチュアルペインの定義としては，「自己の存在と意味の消滅から生じる苦痛」である。これでは臨床的にわからないので，将来（時間性）の喪失から生じるスピリチュアルペイン，他者（関係性）の喪失から生じるスピリチュアルペイン，自律性の喪失から生じるスピリチュアルペインに分ける。これをもう一段細かくすると，やっと**表9**のように臨床家には見なれた表現が出てくる。ここに登場するスピリチュアルペインと，ここまでに検討した実存的苦痛は一部重複するが完全に置き換えられない。**表9**に，国内でスピリチュアルペインと呼ばれているものが，鎮静の対象となる精神的苦痛に該当するかどうかを列記し

| 表9 | 日本国内でよく用いられる実存的苦痛（スピリチュアルペイン）と鎮静

○：鎮静の対象の苦痛としてよく言及される　△：時に言及される　—：言及されることはない

実存的苦痛（スピリチュアルペイン）の表現	鎮静の対象となるとされている頻度
将来（時間性）の喪失から生じるスピリチュアルペイン	
心残り	—
希望のなさ	○
死の不安	○
身辺整理に関する気がかり	—
人生の不条理	△
他者（関係性）の喪失から生じるスピリチュアルペイン	
家族・大切な人の心配	—
孤独感	△
負担感／申し訳なさ	○
人間を超えたもの・信仰に関する苦悩	—
自律性の喪失から生じるスピリチュアルペイン	
自分で自分のことができないつらさ	○
将来に対するコントロールの喪失	○
役割・楽しみの喪失	○
自分らしさの喪失	○
ボディ・イメージの変化喪失	△
すべてに共通するスピリチュアルペイン	
（生きていることについての）意味のなさ	○

た。これを見ると，鎮静における実存的苦痛の表現は自律性（自分で自分のことができない・決められない）に関わるものが多く，鎮静文脈では確かに，生きている意味を感じられること・楽しめること・できること・決められることを次々と失っていく苦痛が鎮静の希望につながりやすい。「意味のなさ」は，国内のスピリチュアルペインの枠組みではすべてに共通するとされている。

　実存的苦痛（いわゆるスピリチュアルペイン）の定義を国内で持つことはできるだろうか——国内の調査では，70％の緩和ケア専門医・精神科医がその定義が不十分であることを認めながらも，明確な定義を作るべきだとした医師は半数以下にとどまり，さらに，定義の根本部分で「意味のなさ」を中心に置くべきか，「人間を超えたもの」を中心に置くべきかについても意見が分かれている[22]。かつて，オーストラリアの悲嘆研究で有名なKissaine DWが，終末期の「意味のなさ」に対してdemoralization症候群と呼んで操作的な定義を行おうとしたが，その後広まらなかった。人類にとってかなりの難題のようであるが，少なくとも暫定的な何らかの定義とその類型を作ることに成功すれば，終末期の精神的苦痛に対して議論を行う共通の枠組みを提供することができる。

レスパイト・セデーション

　精神的苦痛をなくすために，意識がない状態を人工的に作り出すことが善であるのかどうかについての合意の道は，賛否いずれにももっともな理由があり，にわかには到達しそうにない（永遠に合意しなくてもいいのかもしれない）。そんな中，間欠的鎮静の役割を問い直すことには意味があると思われるので，記載しておく。

　この数年，これまで間欠的鎮静と呼ばれていた行為に意味が付されて，レスパイト・セデーション（respite sedation）と呼ばれるようになった。確かに，間欠的鎮静（直訳するとintermittent sedation）だけだと，ただ，苦しくないように寝ているという意味合いを強く感じるが，レスパイトという言葉を使うことで，眠って起きたら回復している（回復する時間を確保する）ために，いまは数時間眠るというニュアンスが強まる。1996年に筆者が初めて書いた研究論文でも，間欠的鎮静を取り上げた（若き研修医が，苦しい時間がずっと続く患者さんに，せめて数時間休める時間があると，起きた後にぐっと過ごしやすくなることを実感したからであった）[23]。

　さて，ここでは，より心に響くTwycrossの総説を引用しておきたい（表10）[24]。明確に記載されているように，「リフレッシュして，（鎮静をしないよりも）楽しむことができる」から間欠的鎮静をしているのであって，ただ苦しい時間を眠って過ごしているわけではないという指摘が非常に重要である。鎮静が「治療」であるなら，目的は患者の状態の改善にある必要があり，間欠的鎮静は何らかの改善を目的として行われる間は治療である。一方，眠っている時間だけが楽で，目が覚めるとすでにもう苦しいという状態（いわゆる，「いい時間が持てない状態」）になれば，すでに治療としての間欠的鎮静は無効となっており，無効な治療をただ継続するのは誰の利益にもな

| 表10 | Twycrossの鎮静に関する総説に見られるレスパイト・セデーションの記述

In my own clinical practice, the next step would be the offer of additional night sedation after lunch. Thus, to a patient who expresses ongoing distress about not being able to cope, I might say something along the lines of:
"Being ill is hard work … Given your depleted physical and psychological reserves, being awake for 16 hours is too long … We need to break the day up … I suggest we start by giving you a night sedative after lunch to allow you to sleep for 3-4 hours – and **wake refreshed and more able to enjoy** your visitors in the evening."

日本語訳（意訳）

　僕自身がしていたのは，昼食後に少し睡眠薬を使うことです。苦しみにもう対応できないと感じている患者に，こんな感じに言っていました：
病気でいるのも楽じゃないですね…。体力も気力も減っているから，16時間もしっかり起きているのは長すぎると感じるでしょうね。1日の長さに少し区切りをつけてみませんか…例えば，お昼ご飯を食べた後に3〜4時間眠れるように，夜に使っている睡眠薬を使いましょう。そしたら夕方にはリフレッシュして起きて，訪ねて来た方ともっと楽しめると思いますよ。

※ "wake refreshed and more able to enjoy"というところに注意（太字強調は著者）。

らないともいえる。このことを今風にいうと、「restorative rest（回復を目指した休息）を何回か試みたが無効であったので，持続的鎮静に移行した」となる。

　精神的苦痛に対する鎮静に関しては，オーストリアの緩和ケア専門医がrespite sedationを扱った「精神的苦痛に対する鎮静：まだ是非を問う？（Palliative sedation for existential suffering: still a controversial issue?）と名付けられた論文の結論を引用しておきたい──「医学における他の課題と全く同じように，精神的苦痛に対する鎮静に関する議論は，たぶん，いいか悪いか？　ではなくて，いつ・どうやって？　ではないのかな（not a question of "for or against" but "when and how"）」[25]。

◉───── まとめ

　「精神的苦痛に対する鎮静」をめぐる実証研究をふりかえり，是非についてより細かい議論が行われ始めていることを述べた。「精神的苦痛だから○○」という議論から一歩踏み込んで，どういう患者の状態で×，どういう苦痛の状況に対して×，どういう鎮静（鎮静薬の使い方）が最もよいのか，という視点からの議論がより必要である。

Summary

- 精神的苦痛が（単独で）耐えがたくなるのは，終末期患者の6-7％に生じる。

- 苦痛の内容は，自分のことが自分でできない（dependence），他人の負担になっている（burden），生きていることに意味がない（meaninglessness），それまでしてきた楽しめることができない（unable to enjoy），将来の苦痛や死の恐怖（death anxiety），死の時を自分でコントロールしたい（自分で決められなくなることのおそれ：loss of control）である。

- 精神的苦痛に対する持続的深い鎮静はかなりまれである（1％程度以下）。間欠的鎮静の反復が無効で他に方法のない場合に，大多数は死亡が数週以内に迫った時期になって行われている。

- 精神的苦痛に対する鎮静に対して医師は否定的な見解を持っているが，賛否は多様になってきている。患者・家族は医師よりも希望する傾向がある。

- 精神的苦痛に対する鎮静の倫理的論点は，心身二元論の是非，実存的苦痛は別か，治療抵抗性の判断，生命予後との相応性の是非，という4点がある。

- 精神的苦痛を，①死亡直前期の心身の苦痛が一体となっている精神的苦痛，②精神疾患（器質性／非器質性うつ病，不安障害），③精神疾患ではない実存的苦痛，に分けることで鎮静の適応に関する議論をしやすくできる可能性がある。

文献

1)
Morita T, Sakaguchi Y, Hirai K, et al.: Desire for death and requests to hasten death of Japanese terminally ill cancer patients receiving specialized inpatient palliative care. J Pain Symptom Manage, 27(1):44-52, 2004.
国際的に安楽死や自殺幇助の議論が高まる中，緩和ケアを受けている患者における死の希望（もう死にたい）や安楽死の要求を学術的に研究した初期の国内の研究。

2)
Kobayakawa M, Ogawa A, Morita T, et al.: Psychological and psychiatric symptoms of terminally ill patients with cancer and their family caregivers in the home-care setting: a nation-wide survey from the perspective of bereaved family members in Japan. J Psychosom Res, 103:127-32, 2017.
在宅における希死念慮の頻度をみた国内の多施設研究。

3)
Hatano Y, Morita T, Mori M, et al., EASED Investigators: Complexity of desire for hastened death in terminally ill cancer patients: a cluster analysis. Palliat Support Care, 2021 Mar 1;1-10. doi: 10.1017/S1478951521000080. Online ahead of print.
耐えがたい精神的苦痛は身体的苦痛など複数の苦痛との複合になることから，クラスター分析による類型化を試みた初めての国内の多施設研究。

4)
Ganzini L, Goy ER, Dobscha SK: Why Oregon patients request assisted death: family members' views. J Gen Intern Med, 23(2):154-7, 2008.
オレゴンで医師による自殺幇助を受けた患者が，どうしてその選択をしたのかを家族の視点から分析した研究。最近の傾向という点では下記も同様。
Al Rabadi L, LeBlanc M, Bucy T, et al.: Trends in medical aid in dying in Oregon and Washington. JAMA Netw Open, 2(8): e198648, 2019.

5)
Rodríguez-Prat A, Balaguer A, Booth A, et al.: Understanding patients' experiences of the wish to hasten death: an updated and expanded systematic review and meta-ethnography. BMJ Open, 7(9):e016659, 2017.
死の希望は，身体的苦痛と精神的苦痛に分けて考えるものではないことを示した系統的レビュー。

6)
Morita T: Palliative sedation to relieve psycho-existential suffering of terminally ill cancer patients. J Pain Symptom Manage, 28(5):445-50, 2004.
頻度の少ない精神的苦痛に対する鎮静の国内事例を収集した研究（微妙な話題であるので単著にしている）。

7)
Muller-Busch HC, Andres I, Jehser T: Sedation in palliative care: a critical analysis of 7 years experience. BMC Palliat Care, 2(1):2, 2003.
「患者からの要望で精神的苦痛に対する鎮静が増えている」でよく参照されるドイツからの報告。

8)
van Deijck RH, Hasselaar JG, Krijnsen PJ, et al.: The Practice of Continuous Palliative Sedation in long-term care for frail patients with existential suffering. J Palliat Care, 31(3):141-9, 2015.
オランダの高齢者施設でフレイル患者の精神的苦痛に持続的深い鎮静を実施したとの言及。率直性を大事にする国ならいいのかもしれない。

9)
Schildmann E, Schildmann J: Palliative sedation therapy: a systematic literature review and critical appraisal of available guidance on indication and decision making. J Palliat Med, 17(5):601-11, 2014.
鎮静に関するガイドラインの系統的レビュー。2014年と少し古いが，ガイドラインの内容自体がそれほどは大きく変わっていないので，2022年現在でも大局的には同様である。

10)
Patel C, Kleinig P, Bakker M, et al.: Palliative sedation: a safety net for the relief of refractory and intolerable symptoms at the end of life. Aust J Gen Pract, 48(12):838-45, 2019.
精神的苦痛→鎮静の適応なし，という（いいか悪いかは別として）印象的なフローチャート。

11)
Hamano J, Morita T, Ikenaga M, et al.: A nationwide survey about palliative sedation involving japanese palliative care specialists: intentions and key factors used to determine sedation as proportionally appropriate. J Pain Symptom Manage, 55(3):785-91, 2018.

精神的苦痛に対して鎮静は適応としない方向への明確な意思を感じる，国内の緩和ケア専門医を対象とした調査。

12)
Rodrigues P, Menten J, Gastmans C: Physicians' perceptions of palliative sedation for existential suffering: a systematic review. BMJ Support Palliat Care, 10(2):136-44, 2020.
精神的苦痛に対する鎮静について，医師の賛否がばらついていることを示した系統的レビュー。

13)
Morita T, Kiuchi D, Ikenaga M, et al.: Difference in opinions about continuous deep sedation among cancer patients, bereaved families, and physicians. J Pain Symptom Manage, 57(3):e5-e9, 2019.
日本の緩和ケア医師，在宅医師，がん患者，遺族の鎮静に関する考えを比較した短報。

14)
Rodrigues P, Crokaert J, Gastmans C: Palliative sedation for existential suffering: a systematic review of argument-based ethics literature. J Pain Symptom Manage, 55(6):1577-90, 2018.
実存的苦痛に対する鎮静の是非の倫理的論拠に関する系統的レビュー。

15)
Miccinesi G, Caraceni A, Maltoni M: Palliative sedation: ethical aspects. Minerva Anestesiol, 83(12):1317-23, 2017.
イタリアの鎮静のガイドラインの基盤となったNational Committee for Bioethicsの声明に，Miccinesi, Caraceni,Maltoniが連名で書いているコメント。イタリアの緩和ケア臨床家のコアな考え方がわかる。

16)
Sulmasy LS, Mueller PS, Ethics, Professionalism and Human Rights Committee of the American College of Physicians: Ethics and the Legalization of Physician-Assisted Suicide: An American College of Physicians Position Paper. Ann Intern Med, 167(8):576-8, 2017.
米国内科学会による，医師による自殺幇助に関するstatementであるが，人間が本来持っている苦しみそのものに医学が介入することに限界を設けるべきだとの主張は鎮静にも該当する。

17)
Davis MP, Ford PA: Palliative sedation definition, practice, outcomes, and ethics. J Palliat Med, 8(4):699-701; author reply 702-3, 2005.
精神的苦痛に対する鎮静に関する相応性について医師がどのように反応するかの例。Rousseauの肯定論に対して，相応ではないから行うべきでないと反論。

18)
Jansen LA, Sulmasy DP: Proportionality, terminal suffering and the restorative goals of medicine. Theor Med Bioeth, 23(4-5):321-37, 2002.
大家による相応性の原則の改訂案の中で，精神的苦痛の分類を試みて，実存的苦痛（いわゆるスピリチュアルペイン）を分けることを提案している。

19)
Schuman-Olivier Z, Brendel DH, Forstein M, Price BH: The use of palliative sedation for existential distress: a psychiatric perspective. Harv Rev Psychiatry, 16(6):339-51, 2008.
実存的苦痛に対する鎮静に対して，死亡直前なら対象になりうるのではとした論考。

20)
Anquinet L, Rietjens J, van der Heide A: Physicians' experiences and perspectives regarding the use of continuous sedation until death for cancer patients in the context of psychological and existential suffering at the end of life. Psychooncology, 23(5):539-46, 2014.
精神的苦痛に対する鎮静を3群（器質的なもの，もともとの精神疾患やパーソナリティ障害，実存的問題）に分けた。

21)
Puchalski CM, Vitillo R, Hull SK, et al.: Improving the spiritual dimension of whole person care: reaching national and international consensus. J Palliat Med, 17(6): 642-56, 2014.
実存的苦痛の定義を「誰も文句を言わないようにするとこうなる」という例。

22)
内藤明美，森田達也，田村恵子，他：スピリチュアルペインに関する緩和ケア医と精神科医の認識に関する全国調査。Palliat Care Res, 16(2): 115-22, 2021.
国内の実存的苦痛の定義に関する専門家の意見。定義を統一するという道はなかなか遠そう（しないほうがよい？）なことがわかる。

23)
Morita T, Inoue S, Chihara S: Sedation for symptom control in Japan: the importance of intermittent use and communication with family members. J Pain Symptom Manage, 12(1):32-8,1996.

間欠的鎮静の価値について述べた研究（筆者にとっては初めて英語で書いた論文という意味が多少ある）。

24）
Twycross R: Reflections on palliative sedation. Palliat Care, 12:1178224218823511, 2019.
Twycrossのレビュー。伝統と洞察を感じる。

25）
Schur S, Radbruch L, Masel EK, et al.: Walking the line. Palliative sedation for existential distress: still a controversial issue? Wien Med Wochenschr, 165(23-24):487-90, 2015.
オーストリアからの論考で，間欠的鎮静にある回復という目的を強調している。

法学における
鎮静に関する議論の深化

Chapter10を読み終われば
わかること

● 仮に鎮静が生命予後を短縮するかもしれないことを認めると，国内法上どのような問題が生じうるのか？

● 仮に鎮静が生命予後を短縮するとしても，刑法上の罪が問われない理論上の考え方にはどのようなものがあるのか？

読み解くための
Key words

ドイツ法と英米法

刑法

構成要件

違法性阻却事由

正当業務

緊急避難

間接的安楽死の4要件

　鎮静は医療行為であるから，適切な医学的判断と同意に基づいて行う限り法律上の問題になることはないだろう，筆者はそう考えていた1人であった。事実，国際的に，鎮静そのものの法律上の議論はこれまで生じなかったが，フランスの持続鎮静法あたりから，法律上鎮静をどう位置づけるかの話題が増えてきた。それは，死亡直前の耐えがたい苦痛に他の手段がない時に行われていた古典的な鎮静が，患者の希望に従ってより早い時期に行われるようになってきたことと無関係ではないように思われる。このChapterでは，鎮静と法律（私たちは日本で診療をしているので日本の法律，特に刑法）との関係についての見解をまとめておきたい。

鎮静と法についての国際的な議論

　フランスでの持続鎮静法の制定まで，国際的に鎮静の法律的な位置づけについて議論されることはほとんどなかった。少し議論が出てきても，それは安楽死・自殺幇助との比較の上では，という検討方法が主であった。

　例えば，2017年にQuill TEが書いた論説では（米国での話だが）表1のようにまとめられている[1]。積極的な症状緩和（生命の短縮の可能性があったとしても苦痛が取れるだけの十分なオピオイドを投与することなど）は倫理上，法律上も問題はない。治療中止についても同様である。医師による自殺幇助については，倫理的には賛否あるものの法律上は合法化されている州がある。安楽死は米国では合法化されていないので，起訴される可能性が高いとしている。この中で，苦痛緩和のための深い鎮静（palliative sedation, potentially to unconsciousness）は，倫理的には二重効果を原則に置いて死が意図されていないなら問題はないと説明しており，法律上は，「おそら

| 表1 | 最終手段（last resort）としての医療行為の倫理上・法律上の位置づけ（米国）

医療行為	倫理的見解	法律上の見解
積極的な症状緩和	広く受け入れられている。	許容されている（permitted）。
治療中止	広く受け入れられている。	許容されている（permitted）。
苦痛緩和のための深い鎮静	死が意図されないならよいとのコンセンサス。死が意図されるならcontroversial。	おそらく許容されるが，判例はない。
自発的な経口摂取の停止（voluntary stopping eating and drinking：VSED）	宗教観によってcontroversialである場合がある。	おそらく許容されるが，判例はない。
医師による自殺幇助	賛否ある。	州によっては合法化されている。
安楽死	賛否ある。	違法であり，起訴される可能性が高い。

〔Quill TE, et al., 2017より引用〕

| 表2 | 持続的深い鎮静を法律上適切であるとする4つの方法

- 二重効果の原則で説明する。
- 必要性で説明する（他に方法がなく，薬剤の投与量は苦痛を緩和するのに最小限である）。
- 正当業務（通常の医療行為）とみなす。
- 立法化する。

く許容されるが判例はない（probably permissible but never tested）」としている。

鎮静に関する数少ないモノグラフの中で，鎮静の法学的評価について検討しているChapterからいくつかの論点を抜き出して紹介する[2]。持続的鎮静を法律上妥当にするためには，二重効果の原則を用いる，必要性（緊急避難に近い概念）で説明する，通常の医療行為で説明する，鎮静に関する法律を新しく作る，の4つの方法をそれぞれ検討している（**表2**）。

◎―――――二重効果の原則を用いる

まず，二重効果の原則については，倫理学においては用いられるが，法学では意図と予見の区別を絶対的なものとみなさないために，（少なくともドイツ法に基づく）法律上は正当化不十分であると結論する。すなわち，日本語で「未必の故意」と呼ばれるものは，「そうなるだろうと思っていても，仕方ないと思って行うこと（生命が短縮しても仕方ないと思って鎮静を行うこと）」であるが，これは，「生命を短縮しようと思って鎮静薬を投与すること」との間に確かに差があることを認めるが，「予見だけしていました，意図はしていませんでした」からといって結果に法的な責任を負わなくていいとは考えない。未必の故意によって患者の生命が短縮した場合にも，刑事上の責任を負うというのが法学の考え方であると説く（Even if one does not intend the consequences of one's act, but foresees them and nevertheless proceeds with the act, one is criminally liable）。

◎―――――必要性（緊急避難に近い概念）で説明する

次に，必要性（necessity）という概念で説明ができるかを論じる。必要性とは，「ある犯罪行為は，より大きな害を防ぐために必要であるならば正当化される（A criminal act can be justified if it was necessary to prevent greater harm）」という意味である。1996年にドイツで，終末期の患者の痛みに対してペチジンを通常よりも多い量で投与した後に患者が死亡した事例について，ドイツ最高裁判所がこの概念を使用した（本筋ではないが，使用量は確かに一度に静注するには多いが，確実に致死的といえるほどでもなかったため，投薬量そのものにも医師の間で両論があったようだ）。裁判所の判断では，①それ以外に方法がなく，かつ，②薬剤の投与量は苦痛を緩和するのに最小限であるなら，法には問わないとした。前者はsubsidiarity（補充性）といい，日本語では緊急避難の「他に方法がない」ことを表す言葉に相当するよ

うだ。後者は，鎮静ケアの医療者にはおなじみの相応性原則であり，意識の低下は苦痛を緩和するために最小でなければならないというものである。これらはおおむね緊急避難の考え方を表しているといえる（後述）。しかし，必要性の考え方は，特殊な状況に限って（いわば限界状況において）成り立つ考え方であって，あらかじめ，「これこれをしていいですよ」という考え方ではないので，一般的に鎮静に法律上の保証を与えることにならないとしている。

◉━━━━━━「通常の医療行為」で説明する

　3つ目は，「通常の医療行為（normal medical act）」とみなすという考えである。形式的に刑法の罪に該当しても，正当業務（まっとうな医療行為）であれば罪に問わないというのは一般的な法律の考えである。この方策をとる国としてオランダをあげており，オランダは臨床ガイドラインにおいて鎮静を通常の医療行為であると規定して法律上の議論を避けている。しかし，（日本のプロセスガイドラインにもいえることであるが，）ガイドラインはもともと法律ではないので，法律上の明確な見解とは異なる点であいまいさを残しているとしている。

▼プロセスガイドライン
厚生労働省による『人生の最終段階における医療・ケアの決定プロセスに関するガイドライン』。ACP（advance care planning）の考え方などを取り入れ，2018年に改訂された。

◉━━━━━━鎮静に関する法律を新しく作る

　最後の方策として，立法化を挙げている。ベルギーにおける患者の権利法で患者には苦痛緩和を得る権利があることが定められていることや，フランスにおいては二重効果（生命の短縮の可能性があっても，苦痛が緩和できるような治療を受けること）も規定されているとしている（レオネッティ法のことである）（Chapter 2 参照）。この論説の著者は，鎮静に関する法的な懸案を解消するには立法化が最も好ましいと考えると結論している。余談だが，この論考を行った法学専門家によると，身体的苦痛だから許容され精神的苦痛は許容されない，終末期だから許容され終末期でないなら許容されないという考えは，法学上は奇妙（strange）と書いているのも目を引く。

英米法とドイツ法の違い：法学の基礎知識

　本論に入る前に少し前置き的な知識が続く。医療関係者は英語の論文を読むことが多いので，鎮静についても英語圏（イギリス，米国）の法律上の知識が頭に入ってきやすいが，日本の法体系はドイツ法に基づいており違いがある。法体系は，イギリス，米国，カナダなどで用いられる英米法と，ドイツ，フランス，日本などで用いられる大陸法がある（表3）。前者は判例法と呼ばれ，上級裁判所（日本における最高裁判所）が判断を示した判例が重視されるが，日本を含む後者の成文法の体系では法律として制定されたものが重視される。

　鎮静の扱いに関しては，英米法では，（現代とは異なる鎮痛薬が使用されていた時代の）オピオイドの大量投与の事例において「苦痛緩和のために生命予後が縮まった

| 表3 | 鎮静に関わる英米法と大陸法の考え方

	英米法	大陸法（ドイツ法）
国	イギリス，米国，カナダ，オーストラリアなど	ドイツ，フランス，日本，イタリアなど
法体系の特徴	判例法	成文法
鎮静の扱い	二重効果の原則に基づいて，「苦痛緩和のために生命予後が縮まったとしても法律上責められない」との上級裁判所の判例	鎮静が生命予後を短縮するならば間接的安楽死に該当する。間接的安楽死は，死期が迫っている，耐えがたい苦痛がある，患者の意思があるならば法律上許容されると考えられている。フランスやベルギーで「苦痛緩和のために生命予後が縮まったとしても法律上責められない」との成文法がある。

としても法律上責められない」との上級裁判所の判断がある。この基盤となっているのは，二重効果の原理（principle double effect）である。鎮静そのものを法的に判断したものではないが，ある医療行為が悪い効果を持っていても二重効果の原則を満たすなら許容されうると判断されている。

　しかしながら，日本の刑法は英米法をもとにしてはいないため，ドイツ法の考え方を知っておく必要がある。いまや医学部の第二言語でドイツ語を勉強しても，文章はおろか単語ですらまともに読めない医師がほとんどであるだろうから（筆者も含めて），ドイツ語の文献が自然に目にとまるということはないだろう。したがって，英語圏の論文を読んでいる時に出てくる「法律上なんとか…」に関係しそうなところについては，日本で臨床をする限りは当てはまるものでもないという気持ちで読むことが望ましい。

刑法で罪になるとは どういうことか

　以下は日本の国内法の考え方について検討する。

　刑法は犯罪を規定したもので，「してはいけないこと」を指定する。通常の医療に携わっていれば意識することはほとんどないはずで，たいていの医療現場における法律的問題は民事訴訟（判断や処置，説明の仕方に不備があったかもしれないことに対して損害賠償を求める）である。鎮静に関する本書において刑法を問題にするのは，「鎮静が生命を短縮する可能性がある」と認めた場合には，刑法が規定する「なんとか殺人罪（のようなもの）」に該当しないのか？──これに関する整理を行うのが目的である。

　刑法で罪となるかどうかは，決まったプロセスを経て検討される（図1）。まず，「○○罪の構成要件に相当するか」というのが最初のステップになる。構成要件というのは，これこれを満たす場合には，犯罪になる可能性がありますよとあらかじめ知らされている内容のことであり，犯罪はあらかじめ規定されていることにしか該当させ

ことはできない（規定のないことを常識的に犯罪なのではと思っても，事後的に裁くことはできない）。

鎮静が生命予後を短縮すると仮定した場合に形式的に該当する可能性のある刑法上の罪を**表4**にまとめた。普段目にしないような単語が並んでいる…。殺人罪の構成要件は，「①故意に，②人を，③殺す」であるので，これをこの語感のまま見ていると鎮静にしろ何にしろ医療行為には該当しないような気持ちになる。しかし，ここでの「殺す」は「生命予後を短縮する」と置き換えても同義であると考える法律家が多いようである。そうすると，（「人を」は今回の場合自明であるので削除すると），「故意に，生命予後を短縮する」となる。これでもまだ鎮静とはかなり離れているので，いや全く違うよね…という気持ちのままの読者がほとんどだと思う。

ここで問題になるのは刑法の「故意」の規定であるが，倫理学における意図と予見の区別と異なって，法学における故意には「未必の故意」というものがある。故意と

| 図1 | 刑法における犯罪とされるまで

| 表4 | 鎮静が生命予後を短縮するとした場合に該当しうる犯罪と構成要件

犯罪	条文	構成要件
199条 殺人罪	人を殺した者は，死刑又は無期若しくは5年以上の懲役に処する。	①故意に，②人を，③殺すこと
202条 同意殺人罪*	人を教唆し若しくは幇助して自殺させ，又は人をその嘱託を受け若しくはその承諾を得て殺した者は，6月以上7年以下の懲役又は禁錮に処する。	上記に加え，④本人の同意がある
211条 業務上過失致死罪**	業務上必要な注意を怠り，よって人を死傷させた者は，5年以下の懲役若しくは禁錮又は100万円以下の罰金に処する。重大な過失により人を死傷させた者も，同様とする。	①業務上，②過失があり，③死亡させること

法文では，*自殺関与及び同意殺人罪，**業務上過失致死傷等罪。

は「犯罪事実の認識・認容」と呼ばれ，「この行為は犯罪の構成要件に該当すると知っていて，やめていないこと」と定義される。つまり，意図していることだけではなく，生じるだろうなと思っていながらそれをよしとして認めている状態を含む。鎮静の場合でいえば，もし，苦痛を減らそうという以外に「生命を短縮させよう」という明確な意図がある場合は，殺人の故意があるとみなされるのはまあそうかなと思う一方，「生命が短縮するかもしれないがそれでもかまわない（やむをえない）」と認識した場合も殺人の故意があるとみなされるわけである（**表5**）。つまり，構成要件の記述を「故意に，生命予後を短縮する」からさらに修正して，「生命予後が短縮するだろうけど仕方ない（やむをえない）と考えて鎮静薬を投与した」でも，なんと，殺人罪の構成要件を（形式的に）満たすという主張をすることができる。

患者の同意がなければ殺人罪，患者の明確な同意（客観的に示せるような同意）があれば同意殺人罪が刑法の想定する犯罪になる。生命予後を短縮する故意がないとした場合は，過失があるかどうかが争点になり，業務上過失致死の想定になる。業務上過失致死は殺人罪よりは医療現場でなじみがあるものだが，要するに，何かしないといけないことをしなかった結果，患者が亡くなってしまったことを意味する。鎮静では適切な観察をしなかった（から患者が死亡した），投与速度が速すぎた（から患者が死亡した）といったことを過失としてとらえるものである。これは一般的な医療行為と同じことなので，このChapterでは特に検討はしない。実際上は，鎮静薬を投与しないならば患者は死ななかった（鎮静薬を使用したことで生命が短縮した）という因果関係を示す必要があるが，現実的に，因果関係を証明するのは不可能に近い。また，「適切な方法」にも幅があるので，一般的なガイドラインに従って行われている場合には過失が問われる可能性は低いと考えられる。

さて，「生命予後が短縮するだろうけど仕方ないと考えて鎮静薬を投与した」ことが殺人罪の構成要件に該当するからといって，すべてが犯罪になるわけではなく，「違法性が阻却される」理由として，正当業務，緊急避難，正当防衛の3点がある（**表6**）。

▼刑法で使われる言葉
刑法の議論の際，各領域で使用する言葉が異なるので，「殺す」「安楽死」などが出てくると，普通の医療従事者はドキドキ・ビクビクする。でも，1～2年間法学の専門家と検討会を重ねていると，慣れてくるのが不思議。

| 表5 | 刑法上の故意と過失

行為者の意図	故意の有無	該当しうる刑法上の犯罪
殺す，命を終わらせる，生命を短縮する。（悪い結果を直接意図している）	故意がある（確定的故意）	殺人罪・同意殺人罪
死ぬかもしれないがそれでもかまわない，生命が短縮するかもしれないがそれでもかまわない。（悪い結果を予測しているが，仕方がないと認めている）	故意がある（未必の故意）	
死ぬかもしれないが，大丈夫だろう，生命が短縮するかもしれないが大丈夫だろう。	故意はない（＝過失犯）	業務上過失致死
死ぬとは思ってない，生命予後は短縮することはない。		

| 表6 | 違法性が阻却される事由を示した刑法の条文

事由	条文	構成要件
正当業務	**35条** 法令又は正当な業務による行為は，罰しない。	―
緊急避難	**37条** 自己又は他人の生命，身体，自由又は財産に対する現在の危難を避けるため，やむを得ずにした行為は，これによって生じた害が避けようとした害の程度を超えなかった場合に限り，罰しない。	①現在の危難（不正ではないことによって危機が生じている） ②避難意思（危機から脱したい） ③補充性（他に方法がない） ④害の均衡（生じた害と避けた害が釣り合っている）
正当防衛	**36条** 急迫不正の侵害に対して，自己又は他人の権利を防衛するため，やむを得ずにした行為は，罰しない。	①急迫不正の侵害（不正に害を受けている） ②防衛意思（不正な害から守ろうとしている） ③相当性（最小限の防衛）

　医療者に最もなじみがあるのは「正当業務」であり，正当な医療行為が行われているなら罰せられない（当たり前だけど…）。「お腹を切って腸を出すぞ〜〜」という行為自体は傷害罪だが，適切な外科治療である場合に限り正当業務だから違法性はないとみなされている。鎮静が通常の医療行為であるならば，正当業務であるから罰せられない。鎮静を通常の医療行為と位置づけて刑法上の罪に問われないようにするオランダの方法は，この考えに則っている。日本においても，『がん患者の治療抵抗性の苦痛と鎮静に関する基本的な考え方の手引き 2018年版』の法律的検討において，実質的違法論を用いて，①正当な目的（治療目的に基づくこと），②相応な手段（行為が医学上一般的に承認された方法であること），③患者の同意，の3点から鎮静を正当な医療行為として位置づける試みを行ったものを参考資料として掲載している[3]。しかし，鎮静が正当業務に相当するのかについては，特に患者の生命予後が長い場合など，コンセンサスが確実にあるとはいえない状況にある。

　鎮静に関してとりうるもう1つの違法性阻却事由は，「緊急避難」である。緊急避難とは，正当防衛と似ている。正当防衛が「悪いことをされて自分が脅かされている時に，（やりすぎない程度に最小限なら）身を守るために法を犯してよい」としているのに対して，緊急避難は「悪による害を受けている状態でなくても，自分が脅かされている時に最小限なら身を守るために法を犯してよい」というところが異なる。わかりやすく説明されるのは，「クマに追いかけられて逃げる時に，（他に方法がないなら）他の家の庭を荒らして逃げてもかまわない」とかのようだ（クマが追いかけるのは違法行為ではない）。もう少しわかりにくくなると，遭難して1枚の板に2名がつかまってかろうじて浮かんでいる時に，体力が尽きてきてもう浮かべなくなってきたら1名から板を奪っていいのか，という「カルネアデスの板」という課題があるらしい（なかなか悩ましいなぁ…）。緊急避難を鎮静に適用できるかについては，法律家によって意見が分かれるようで，賛成できない理由として，もともとは，緊急避難は「自分の〇〇（尊厳，苦痛緩和）を守るために，他人の△△（生命）を犠牲にしてもよい」と

いう考えであるので，ここに，「自分の○○を守るために，自分の△△を犠牲にしてもよい」と考えるのは他の法理論とは矛盾することが挙げられる。

　緊急避難を鎮静の場面に当てはめて考えてみると，①現在の危難（生命の短縮のリスクがあったとしてもそれを負わなければ耐えがたい苦痛がある），②避難意思（苦痛から脱したい），③補充性（他に方法がない），④害の均衡（生じた害と避けた害が釣り合っている：失う命の長さはごくわずかであり，避けられた苦痛は著しく大きい）——となり，これ自体は文章上なんとか成り立ちそうではある。それでも，必要性のところでの議論のように，緊急避難は1例1例について検討するものであるから，鎮静という行為全体に法律上の妥当性を与えるものではない。

　まとめると，鎮静が生命を短縮する可能性を仮に認識して治療を行った場合，形式的には（同意）殺人の構成要件には該当する。違法性を阻却するには，医療行為であるという正当業務による違法性阻却か，または，緊急避難を用いることになるが，いずれも，法律家の中で完全に合意できる整合性はないということになる。

間接的安楽死が許容される要件：概要

　そこで，違法性阻却事由にではないが，鎮静の法律上の妥当性を担保する他の考え方として間接的安楽死に関する議論を知っておくほうが無難である。そもそも，結論からすれば，死亡が差し迫った患者に耐えがたい苦痛が生じた時に，「そのまま放置するほうがよい」と思っている法律家が多いわけではなく，（一定の条件下に）「生命が短縮したとしても，苦痛を緩和すること自体は法律上の問題はない」と考えている者がほとんどである。問題は，既存の法律体系においてそれをどう説明するかということにある。

　苦痛がないように死を迎えることと刑法を考える領域では，「安楽死」について検討されてきた。刑法学者のいう安楽死は医療界でいう安楽死とは異なり，「死期が迫っている者の耐えがたい苦痛を緩和ないし除去することによって安らかに死を迎えさせる行為」と定義される（**表7**）。1900年代のドイツの刑法学者エンギッシュ（Engisch）

| 表7 | 国内法（ドイツ法）における安楽死の定義

安楽死	死期が迫っている者の耐えがたい苦痛を緩和ないし除去することによって，安らかに死を迎えさせる行為。
積極的安楽死	苦痛の除去を目的として，致死性の薬剤の投与などによって患者の死期を積極的に早めること。
消極的安楽死	延命のために医療が患者に苦痛・不快感を与える場合に，すでに開始した延命治療を中止したり，延命治療を差し控えることで，死期が早まること。
間接的安楽死	苦痛除去・緩和のための医療行為の副作用により生命の短縮を伴うこと。
純粋安楽死	患者の生命予後を縮めずに苦痛の緩和を行うこと。

法学において安楽死は，「悪いこと」をイメージしているものではないことに注意。

が定義と分類を行い，それによれば，決して悪い意味で安楽死という名称があるわけでもないらしい。というのは，安楽死の中に，「純粋安楽死」というカテゴリーがあり，これは「患者の生命予後を縮めずに苦痛の緩和を行うこと」を指す。つまり，現代では適量のオピオイドが生命を短縮するとは考えられていないだろうから，終末期の患者の痛みがアセトアミノフェンやNSAIDsで鎮痛できなくなってきたので，オキシコドン12mg/日で持続注射を始めることは（痛みが取れるだけでかえって動きやすくなるかもしれないので，安らかに死を迎えさせる行為というところが該当しなさそうだが），純粋安楽死というのかもしれない。

　さて，本論。安楽死の区分の中には間接的安楽死というカテゴリーがあり，もし，鎮静が生命予後を短縮するならば，鎮静を間接的安楽死に該当するとして論じることは刑法学的には理にかなっている[4]。間接的安楽死については，横浜地方裁判所平成7年3月28日判決での判断が引用されることが多い（地方裁判所の考え方なのでこれより上位の裁判所の判断が異なる可能性はあるが，おおむね多数の法学者は妥当なものと考えているようである）。この判例では，「①耐えがたい肉体的苦痛が存在している　②死期が切迫している　③苦痛を除去・緩和するために方法を尽くし，他に代替手段がない　④患者の意思表示がある」ことを要件としている（表8）。つまり，耐えがたい肉体的苦痛があり（法学では身体的とはいわずに肉体的というらしい），（どれくらいかの幅は指定されていないものの）死期が切迫していて，他に代替手段がなく，患者の意思に見合ったことであれば，刑罰の対象にはならないと考えられている。

　医療者が知っておくべきこととして，間接的安楽死が適法である（法律の趣旨にかなっている）ということは直感的に法律家が思うことである一方，実は，間接的安楽死を刑法上完全に説明するのはどの国の法体系においても割合に難しいらしいということがある。というのは，刑法上最も重要な法益（法律が守らなければならない人間の利益）は「命」である。何にも優先して，命を守らなければならない。この点から考えると，30年ほど前，「もうこれ以上使うと呼吸が止まる（かもしれない——医学的にはそんな事実はなくても）から，痛み止めは使えません」と言って，患者がうなりながら自然経過で意識が途絶えるのを待っていた時代のほうが「刑法学的には正しい」ともいえる（図2）。30年前，肺がん終末期の低酸素血症で呼吸困難が強くなると，患者は「苦しい苦しい，何とかしてくれ」と言い，家族も「苦しそうで，何とかしてあげてください」と医師に訴えた。医師は「これ以上何かすると寿命が縮まるかもしれないから，もう何もできません」と答えるのが常であったが，これはこれで刑

| 表8 | 間接的安楽死が許容されるための条件 |

❶耐えがたい肉体的苦痛が存在している。
❷死期が切迫している。
❸苦痛を除去・緩和するために方法を尽くし，他に代替手段がない。
❹患者の意思表示がある。

| 図2 | 患者・家族の変化，医療者の変化，法律の変化

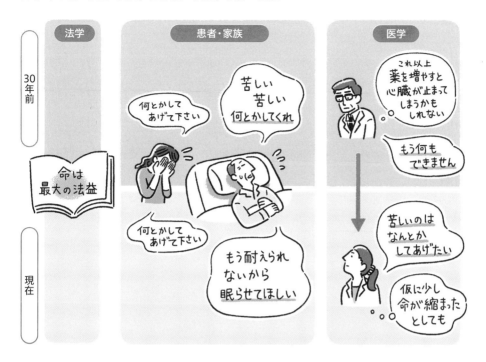

法上は何の問題も生じなかった。さて現代，やはり患者が苦しく家族も何とかしてあげたいと願い，患者によっては，「自分はこの苦痛に耐えられないから眠らせてほしい」と意思を表明するようになった。医師も，命の長さを絶対視する倫理感は影をひそめ，「生命を1分でも1秒でも延ばすのが医師の仕事だ」と思って臨床をしている人はかなり少数派になったようだ（筆者が研修医の頃には，少なくない医師がこの気持ちを当たり前だと思っていた）。現代の多くの医師は，「仮に少し命が縮まったとしても，苦しいのは何とかしてあげたい（そもそも数日前なら縮まらないらしいけど…）」と考えているだろう。しかし，法律は30年前と変わっていない…というのが現状であるともいえる。

　刑法の基礎が制定された時代には生命に対する自己決定という概念はもちろんなく，quality of lifeという考え方もなかった。現代において，刑法が鎮静の（または命の長さそのものよりもいわゆるquality of lifeを優先した医学の）法律的な位置づけに苦労するのは必然であるともいえる。この点，間接的安楽死に関してのみ論じたドイツ語のモノグラフの中に鎮静について述べたChapterがあり，引用しておきたい（知己の助けを得てドイツ語を意訳したもの）。曰く，「判例でも通説でも，間接的安楽死は，患者の同意がある場合には不可罰である。間接的安楽死の事件が訴訟となることはめったにないが，刑法の文献では詳細に扱われている。なぜなら，その不可罰の根拠づけは法的に困難であり，いまだ完全には解明されていないからである」[5]。そうなのか！ とうなずくところである。

命を最大の法益とする考えは，例えば，緊急避難によって間接的安楽死を法律上説明しようとする時の比較考量される害の表現を見ることで感覚的に理解できる。前掲書の該当部分を引用する[5]：

> －「尊厳ある死の可能性と苦痛からの解放は，最も激しい痛み，特にいわゆる破壊的な痛みの中でわずかに長く生きなければならないという見通しよりも，より価値の高い法益である」（ドイツ連邦最高裁判所）
> －「激しい苦痛のないいくらか短縮された生」は，本人の視点からは，「大きな苦痛を伴って終わるそれほど長くはない生」よりもより高い価値を有している。
> －「耐えがたいと感じられる激しい苦痛は，患者の人格を破壊し，患者を単なるものにまでおとしめ，苦痛や死を受け入れられなくして，尊厳を侵害する」

これらの表記を見ると，最大の法益である命の長さが短くなっても致し方がないような苦痛は，通常臨床家が「耐えがたい苦痛」と聞いてイメージするよりもはるかに強い苦痛であることがうかがえる。人間を人間たらしめないほどの破壊的な苦痛であり，しかも，短くなる命の長さはいくらかの・わずかの長さであることがわかる。現代において「本当に耐えられない，のたうち回るほどの苦しみ」が放置されることもそうないだろうことを考えると，法律家の考える「耐えがたい苦痛」のイメージは，臨床家の考える（リアルに遭遇する）患者が「もう耐えられないので眠らせてほしい」

| 表9 | 間接的安楽死の4要件に当てはめて鎮静を検討する場合の課題

要件	課題	可能な明確化の選択肢
耐えがたい身体的苦痛	・「耐えがたい」の定義はどのように行うか？ ・身体的苦痛に限定するか？	・①患者自身の判断のみを基準にする，②患者の判断に加えてある程度の客観的な耐えがたさを必要とする。 ・①身体的苦痛に限定する，②区分することはできるとの前提で，身体的苦痛と精神的苦痛のいずれも対象とする，③区分することができないとの理由でいずれも対象とする。
死期が切迫している	・どの程度の長さなのか？	・①数時間～数日（7日くらいまで），②2週間くらい，③それ以上（?）。または，臨床的に実際に使用できる評価方法に基づいて□□であるような状態という基準づけを行う。
他に代替手段がない	・患者が希望しないことが予測される，現実的には提供することが難しい方法も含むべきか？	・①理論的に可能な治療はすべて試みるべきである，②理論的に可能な治療はすべて検討するべきであるが実際に試みる必要はない，③理論的に可能な治療のうち患者の状況から選択しうる治療のみを検討すればよい。
患者の意思表示	・患者に推定意思のない場合は？ ・意思はどの程度の熟慮がされたものである必要があるか？	・患者の推定意思を確認できない場合は，①best interestでよい，②鎮静を行うことはできない。 ・患者の意思表示は，①失う害（意識や生命）と失わなかった害（苦痛）をよくよく比較考量した結果である必要がある，②常識的に検討されたものであればよい。

と言うのとはだいぶ違うかもしれない。

　次に，間接的安楽死の4つの要件の具体的な課題について順に検討し，とりうる立場の選択肢を**表9**にまとめた。

間接的安楽死の要件の問題❶　耐えがたい身体的苦痛

「耐えがたい身体的苦痛」には，未解決の課題が2つ含まれている。

　1つは，「耐えがたい」の定義である。鎮静に関するガイドラインの多くは，苦痛は主観的なものであるから，耐えがたい苦痛 (intolerable suffering) の定義は「患者自身が耐えがたい」ということとしているものが多い。問題なのは，患者は「もう耐えられない」とは言うけれども，見た感じは「それほどでもなさそう」な時はどうなのかという課題がある。耐えがたい苦痛が24時間持続して，誰の目から見ても忍びないというくらいでないといけないのか，それとも，見た感じでは家族と話したり微笑んでいたりするような時間があったとしても，その時間を含めてもう耐えがたいと患者が言うならばそれは耐えがたい苦痛なのか？　筆者の前著『終末期の苦痛がなくならない時，何が選択できるのか？』のアマゾンのコメント欄に，「苦痛は，身体と心の両方の痛みが入り組んでいて，感じかたも人によって全く違う。体の傷も，心の傷も，かすり傷でものたうち回る人，骨折にも気づかず自然治癒する人，さまざまだ。緩和ケアの奥行きは，はてしない」と記載した方がいて，優れた視点だと思う。苦痛の感じ方は人によって違うことはもちろんであるが，苦痛の「表現の仕方」もまた人によって大きく異なる。「顔で笑って心で泣いて」が，人の本来の姿ともいえる。この論点については，①患者自身の判断のみを基準にする，と，②患者の耐えがたいという判断に加えてある程度の客観性（誰が見ても耐えがたそうであること）も必要とする，という2つの立場があるだろう。

　もう1点は，Chapter 9 で詳しく論じたような精神的苦痛の扱いである。精神的苦痛を間接的安楽死の対象から除外する法学の考えの根拠が，他に手段がないとの判断が難しい，苦痛に変動があるなどの理由であると思われるが，これは，身体的苦痛でも同じといえば同じである。精神的苦痛といってもひとくくりではなく，器質的な脳転移による精神的苦痛，うつ病・不安障害といったもともとが薬物療法の適応と考えられている（＝何らかの生物学的な異常があることを前提としている）精神的苦痛も含まれる。また，精神的苦痛が身体的苦痛として表現されるような，身体化した精神的苦痛もある。したがって，根本的に心身二元論を受け入れるのかが問われる。少なくとも生命予後が日の単位の場合には，身体的苦痛と精神的苦痛は医学的に区分することが難しく，国際的には鎮静の適応と考えている医師が多数派である（Chapter 1 参照）。本論点に対しては，①鎮静の適応を身体的苦痛に限定する，②心身の苦痛は区分することができるとの前提で身体的苦痛と精神的苦痛のいずれも対象とする，③区分することができないとの理由でいずれも対象とする，といった選択肢がある。

間接的安楽死の要件の問題❷
死期が切迫している

　臨床的に関心の高いのは，「死期が切迫している」の実際の幅の想定である。

　刑法上の議論では，一般的に死期が切迫しているというと時間の単位から日の単位（数日以内）を想定するようで，長くて7〜10日というところが多いようである。一方，国際的な診療ガイドラインでは，数日を前提としているものも多いが，2週間程度を想定しているものもある（Chapter 9の表4参照）[6]。

　ここで問題になるのは，実際に，緩和困難な苦痛を生じるのは呼吸困難やせん妄であれば確かに日の単位のことが多いが，臓器を障害しない苦痛の代表である痛みはそれよりも前に，他に手段がない「耐えがたい身体的苦痛」になりうることである。刑法における要件とは「かつ」（相対的なものではない）らしいので，苦痛が非常に強いとか患者が強く希望しているといった他の要件が明確だからといって，この要件がゆるめられる（生命予後が長めでも許される）ということではない。「数日」の条件が厳密に運用されると，少数ではあるかもしれないが，終末期ではあるがそれほど死が迫っているわけでもなく，痛みが緩和されないままそれ以上の緩和治療（鎮静）を受けることはできない患者が生じることが想定される。

　本書で登場した例としては，フランスのシャンタル・セビル事例のような頭頸部がんであれば，死亡直前期でなくても疼痛だけが耐えがたくなる可能性があるのである（Chapter 2参照）。この場合，臨床的には，「あと数日だろう」と予測されるまでの間，苦しいまま患者の意識が自然に下がるのを待つか，または，苦しい時に間欠的鎮静を行い，目が開くとまた鎮静することを反復する選択肢しかなくなる。これでは現代医療としては患者の要求を満たせない可能性が高い。この「数時間〜数日」という期間のイメージは，積極的安楽死の条件としての「死期が切迫している」から始まっているのだが，鎮静に関しては，積極的安楽死の要件よりはやや幅がないと（ゆるめでないと），実際上患者が苦しいまま緩和治療を受けられない不利益が生じるのではないかと思われる。実証研究では，生命予後は，確かに医師が鎮静の適応を考える重要な要素ではあるものの，生命予後の長さで苦痛に対応する方法が変わるというのは理論的におかしいとの意見もあり興味深い[6,7]。

　さらに，生命予後の具体的期間を明示することに伴う危険としては，予測そのものに実際上の意味があまりないことである。臨床的には，この数日，1週間，10日，2週間という予測に大きな差はない（何とでも言いようがある）というのも事実である。というのは，鎮静を行う局面に限った話ではないが，医師の生命予後予測は楽観的になる（実際の予後よりも長く見積もりやすい）という医学的知見はあまたある[8]。すなわち，医師が4週間ほどと予測した場合にはそれより短く，2週間ほどと予測した場合にもそれより短くなる傾向は，国際的に確認されている。すると，「死期が切迫している」とする期間を短くすればするほど，「まだ数日ではないから鎮静の適応で

はない」と言っている間に患者が苦しいまま亡くなるというリスクを増やすことになる。

　医学的な技術としては，患者の生命予後を臨床的に予測することに不確実性が伴うことから，生命予後の客観的な予測方法が開発されている[9,10]。患者の生命予後が日の単位であることを予測する科学的な方法は蓄積されてきており，法学でいうところの「死期が切迫している」とする期間が前向きに評価できるようになると，臨床的には明確さが増す。すなわち，「予後数日以内」と表現するよりは，「PiPS尺度で生命予後が日の単位であると評価され，かつ，臨床的にも妥当であると判断される場合」と表現されるほうが，臨床医は判断しやすい。医学的に予測そのものが不安定であるのだから，法学的にも，「数日なら，2週間なら」という議論をするよりも，「○○という評価方法なら」という議論をするほうが有用なのかもしれない。

▼PiPS尺度
精度がよいとされている予後の予測尺度。

　つまり，生命予後の論点についての取りうる立場としては，①積極的安楽死と同じ基準として数時間〜日の単位（7日間くらいまで）とする，②2週間や数週間などいくらか予後に幅を持たせる，③生命予後が○○くらいという基準の代わりに△△という方法で評価したら□□であるような状態という基準づけを行う，くらいの選択肢があると思われる。

間接的安楽死の要件の問題❸
他に代替手段がない

　他の要件に比べると論点は少ないが，他に代替手段がないことについては，「患者に（理論上）適応できるかもしれない——だけども通常は行わない」ような治療まですべて検討しなければならないのかという点は論点になりうる。例えば，島から出ずに最期を迎えたいと希望している患者の疼痛が緩和されない時に，島の外の都市部で処置を受ければ鎮痛はできる「かもしれない」（できる確信はない）という考えが医師の頭をよぎった時に，臨床家は代替手段がないと言いきっていいものなのかという論点はある。

　選択肢として，①理論的に可能な治療はすべて試みるべきである，②理論的に可能な治療はすべて検討するべきであるが実際に試みる必要はない，③理論的に可能な治療のうち患者の状況から選択しうる治療のみを検討すればよい，といったくらいの幅がありそうである。

間接的安楽死の要件の問題❹
患者の意思表示

　患者の意思表示は，明示されているものか，（患者が失うものと失わなかったものとをよくよく比較考量した結果と考えられる）推定意思がある，ことを要件とする場合が多い。

　この要件は，現実的には鎮静に当てはめるとなかなかにハードである。まず，現実

的に，努力したとしても実際に患者の希望をその時に確認できるのは50％くらいであり，その理由としては，鎮静が必要な状況ではすでに意識障害であることが多いが，これ以外にも，患者自身が希望しない場合，病状説明に対する不安が強くなる（患者がそれまでの病状を受け入れる時間の余裕のないまま，死亡が差し迫って激しい苦痛になった）場合が想定される（Chapter 5参照）。

　法学が求める意思表示としては，患者自身が「〈激しい苦痛のない，いくらか短縮された生〉と〈大きな苦痛を伴って終わる，それほど長くはない生〉をじっくりと比較考量」して，鎮静を選択する必要があるが，はたして，臨床現場において，これほどの熟慮が得られている患者が実際には（医療者側が努力したとしても）半数に満たないと思われる。現実には，苦しい真っただ中に，「苦しくないように死にたい」「苦しい…苦しすぎる…意識が下がってもいいから苦痛を取ってほしい」くらいの意思表示にとどまるものが相当数になる。

　さらに，現代においては，患者をよく知る家族もなく推定意思のよりどころのない場合もあり，その場合はbest interest（患者にとって何が最善か）を基準として関係者で話し合って決定せざるをえない。同じように，刑法上は推定意思を求める治療中止においても，『人生の最終段階における医療・ケアの決定プロセスに関するガイドライン』では「家族等が本人の意思を推定できない場合には，本人にとって何が最善であるかについて，本人に代わる者として家族等と十分に話し合い，本人にとっての最善の方針をとることを基本とする」としている[11]。現実的に，推定意思のない患者に対しても最もよい（と考えられる）医療を提供しようと思えば，推定意思がないということをできない理由にしてはならないというスタンスであると考えられる。

　すなわち，意思表示という要件に対しては，完全に熟慮した比較考量を求めるのは無理がある。選択肢とすると，患者の意思表示は，①失う害（意識や生命）と失わなかった害（苦痛）をよくよく比較考量した結果である必要がある（それ以外には行えない），②常識的に検討されたものであればよい。また，患者の推定意思を確認できない場合には，①best interestでよい，②鎮静を行うことはできない，とする選択肢があると思われる。

鎮静に法律上の問題は生じないとする論の立て方

　以上見たように，鎮静が生命予後を短縮すると仮定した場合には，法律上（刑法上）十分にコンセンサスの得られていないグレーゾーンがあるように見える。まとめとして，鎮静に法律上の問題は生じないとする論の立て方と課題を**表10**に要約し，これを患者の状態ごとに並べ替えたものが**表11**である。鎮静の中でも生命予後への影響が懸念される，持続的深い鎮静について述べる。

　まず，生命予後が時間～日の単位の場合には，持続的深い鎮静を行っても生命予後が短縮しないという医学的なエビデンスがあり，個々の事例においても鎮静のせいで

| 表10 | 鎮静に法律上の問題は生じないとする論の立て方と課題

	よく説明できる状況	説明できない状況／課題
生命予後は短縮しない	• 患者の全身状態が不良で，時間〜日の単位の場合は，患者の個別の事例でも鎮静を行ったことと生命予後が短縮したことの因果関係を説明することはできないし，かつ，この患者群に対して生命予後が短縮するという医学的なエビデンスもない（Chapter6）。生命予後が短縮しないとすれば，そもそも刑法上の問題はない。	• 患者の全身状態が比較的良い場合（経口摂取ができる，予測される生命予後が数週以上）。
正当業務である（違法性阻却）	• 患者の苦痛を緩和することは医師の責務であり，鎮静は認知された医療行為である。 • 国内のガイドラインに記載された鎮静方法が，時間〜日の単位の患者の身体的苦痛に用いられた場合。	• 国内のガイドラインで認めていない「死亡まで継続させる持続的深い鎮静」には該当しない。 • 国内のガイドラインで例外的としている，予後が週以上の単位のある場合の身体的苦痛（特に痛み），または精神的苦痛に対しては賛否がありうる。
緊急避難（違法性阻却）	―	• 緊急避難を鎮静の状況に当てはめてよいか法理論上の根拠がない。 • 「害の均衡（生じた害と避けられた害）」に関する議論がない。おそらくは，害の均衡が明確ではない場合には賛否が生じると思われる。
間接的安楽死の要件	• 見るからにも耐えがたい身体的苦痛，生命予後が時間〜日の単位，患者のはっきりした意思・推定意思がある場合は，説明しやすい。	• いずれかが要件から外れる場合，すなわち，以下のいずれかに該当する場合は，要件を満たさないといえる。 • 患者は耐えがたいと言うが客観的にはそれほど苦痛でもないように見える場合，身体的苦痛ではない場合，生命予後が日の単位とはいえない場合，しっかりとした推定意思がない場合。

| 表11 | 患者の状態ごとに鎮静が法的に問題ないとする主張の妥当性

生命予後*	苦痛の内容	患者のはっきりとした意思・推定意思	生命予後は縮まらないと主張する	正当業務（標準的な医療行為）	緊急避難	間接的安楽死の要件
時間〜日の単位	身体的苦痛	あり	○	○	△	○
		なし	○	○	△	×
	精神的苦痛	―	△	△	△	×
数週以上*	身体的苦痛	あり	×	?	?	×
	精神的苦痛	あり	×	?	?	×

○：主張できそう　×：主張するのは無理がある　△：主張しうるが賛否ある　?：不明

*ここではある程度抽象的な議論でよいと考えたため「数週以上」と表現した。2週間はどっちに入るのか？ は微妙なところである（筆者の感覚であれば日の単位に近いが）。

生命予後が短縮したと因果関係を明示することはできないと考えられる。したがって，「生命予後が短縮しない」と主張できるならばそもそも刑法上の問題はない。特に，対象が身体的苦痛で，かつ，患者のはっきりとした意思・推定意思がある場合には，間接的安楽死の要件にも該当するため，立法化はされていないものの刑法上の懸念はないと考えてよい。つまり，死亡直前に，他に緩和手段がない身体的苦痛が生じて，患者が常々希望としてはっきりと意思表示をしていたならば，苦痛を十分に緩和するために最後の手段（last resort）としての鎮静を行うことに法律上の懸念を持つ必要はない。

　患者のはっきりとした意思も推定意思もない場合には，間接的安楽死の要件に該当しない。しかし，患者の意思を確認できないのは，意識障害や病状の受け入れという納得のできる要因があるからであり，患者の意思を全く考えずに医療者が鎮静を加えるという状況は想定されない。このような場合には，『人生の最終段階における医療・ケアの決定に関するプロセスガイドライン』の視点からは，最大限患者の意思を尊重する方策がとられていれば，患者の意思が明示されなくても鎮静は妥当であるとの主張は可能だ，と筆者は考える。この場合も「そもそも生命予後が縮まっていない」とも主張できるが，正当業務（ガイドラインに定められた一般的に認知された治療行為）という主張もできそうである。

　同じように，苦痛が精神的苦痛の場合も間接的安楽死の要件に該当しない。まず考えられる現実的な主張は，対象となっている苦痛は身体的苦痛と一体になった精神的苦痛であり，精神的苦痛だけに鎮静を行ったものではない（対象は身体的苦痛である）というものである。もし，（現実的にほとんどないと思われるが）精神的苦痛だけに鎮静を行ったという場合は，ガイドラインでも例外的としているので間欠的鎮静を反復しても全く効果がない時などに限って正当業務を主張する選択になる。しかしこの場合，「例外的」の扱いに関して賛否は分かれる可能性がある。患者の状態によっては，「そもそも生命予後が縮まっていない」との主張ができる場合はある。

　明確に問題なのは，生命予後を数週以上と想定した時である。この場合には，間接的安楽死の要件は満たさなくなり，医学的に「そもそも生命予後が縮まっていない」と主張するのも無理がある。ガイドラインでも持続的深い鎮静の適応とは想定していない。したがって，何か説明をとりうるなら，正当業務か緊急避難ということになるが，いずれも，その状態で鎮静を行ったことで得たものと失ったものとを比較考量した結果で賛否が生じる可能性が高い（なじみのある表現をするなら，苦痛に対して相応な治療ではないという意見が常にありうる）。生命予後が数週以上と考えられる患者に，（生命予後を短縮する）持続的深い鎮静を行う場合の法律上の解釈はいまのところ全くないが，少なくとも積極的に妥当性を与える法律上の見解はないといえる。

◉————まとめ

　このChapterでは，もしありうるとしたら鎮静にどのような法律上の（刑法上の）

問題が生じるのかを検討した。おおまかにいえば，法学に求められる安定性（時代の変化に合わせてちょこちょこ変わらないほうがよい）という性格もふまえ，鎮静に関して法学が先取して検討しているという状況ではない。鎮静が法律上も明確に妥当化されるのは，患者の生命予後が時間～日の単位の身体的苦痛に対してである。患者の意思があいまいな場合でも，患者にとって最善を考えて意思を反映できるようにするならば許容できる主張をすることまではできそうである。しかし，生命予後が数週以上と見込まれる場合の持続的深い鎮静については，適法であるとは言いがたい状況にある。

謝辞
　このChapterの内容は，2005年の『苦痛緩和のための鎮静に関するガイドライン』（日本緩和医療学会）作成時からの稲葉一人先生（中京大学法務総合教育研究機構）との討議に加えて，一原亜貴子先生（岡山大学法学部），一家綱邦先生（国立がん研究センター生命倫理部）との議論から多くを得ました。感謝します。

Summary

- 仮に鎮静が生命予後を短縮するかもしれないことを認めると，日本の刑法上は，殺人罪・同意殺人罪に（形式上）該当する可能性がある。

- 生命予後が短縮する可能性があっても耐えがたい苦痛を緩和しようとする行為は，結論的には，法律上許容されると考えられている。しかし，コンセンサスのある法理論は国際的にもない。

- 鎮静は法律上問題が生じないとする説明の仕方としては，正当業務（標準的な医療行為である），緊急避難，間接的安楽死の要件を満たすという考え方がある。

- 生命予後が時間～日の単位の身体的苦痛に対しては，国内法で法律上問題ないことを主張できる。数週以上については，積極的に妥当性を与える法律上の見解はない。

文献

1)
Quill TE, RM, Youngner SJ: Physician-assisted suicide: finding a path forward in a changing legal environment. Ann Intern Med, 167（8）:597-8, 2017.
鎮静についてだけ述べているわけではないが，安楽死・自殺幇助との比較で鎮静の法律的な位置づけを記載している短い論説。

2)
Delbeke E: Chapter 8 The legal permissibility of continuous deep sedation at the end of life: a comparisons of laws and a proposal. In: Sterckx S, Raus K, Mortier F, et al.（Eds.）, Continuous Sedation at the End of Life: Ethical, Clinical and Legal Perspectives（Cambridge Bioethics and Law）. Cambridge University Press, 2016.
鎮静に関してだけ記載された書籍の中で，唯一鎮静の法律上の課題について検討した論考。

3)
日本緩和医療学会 ガイドライン統括委員会（編）：がん患者の治療抵抗性の苦痛と鎮静に関する基本的な考え方の手引き 2018年版．金原出版，2018．
http://www.jspm.ne.jp/guidelines/sedation/2018/index.php（2022年7月14日アクセス）
資料として，鎮静を通常の医療行為とみなす法的な説明を試みた。

4)
一原亜貴子：終末期鎮静の刑法的問題．岡山大学法学会雑誌，67（1）：31-59, 2017．
刑法学者によって日本語で書かれた，数少ない鎮静の刑法上の位置づけに関する論考。鎮静自体は許容しているが，推定意思には厳密な見方をとっている。

5)
Roggendorf S: Binnendifferenzierung der Begriffe aktive, passive und indirekte Sterbehilfe, palliative und terminale Sedierung. In: Indirekte Sterbehilfe—Medizinische, rechtliche und ethische Perspektiven. pp.21-31, Verlag, 2011.
日本と同じ法体系のドイツにおいて，間接的安楽死だけを扱った書籍の中で緩和的鎮静の法的妥当性について論考したもの。日本と同様の議論である。

6)
Swart SJ, van der Heide A, van Zuylen L, et al.: Continuous palliative sedation: not only a response to physical suffering. J Palliat Med, 17（1）:27-36, 2014.
鎮静に関するガイドラインの系統的レビュー。対象とする患者の生命予後は数時間～数日，長くて2週間とするものが多いが，「苦痛は生命予後には関係ないのでは？」とする意見もあることを掲載している。

7)
Raus K, Anquinet L, Rietjens J, et al.: Factors that facilitate or constrain the use of continuous sedation at the end of life by physicians and nurses in Belgium: results from a focus group study. J Med Ethics, 40（4）:230-4, 2014.
生命予後が持続的鎮静を行う大きな基準の1つ，という医療者が多いとする質的研究。

8)
Amano K, Maeda I, Morita T, et al.: The accuracy of physicians' clinical predictions of survival in patients with advanced cancer. J Pain Symptom Manage. 50（2）:139-46. e1., 2015.
医師が生命予後を長めに予測する傾向があることは確かめられているが，緩和ケア専門医でも同様の傾向である。

9)
Stone PC, Kalpakidou A, Todd C, et al.; PiPS2 investigators'group: The prognosis in palliative care study II（PiPS2）: a prospective observational validation study of a prognostic tool with an embedded qualitative evaluation. PLoS One, 16（4）:e0249297, 2021.
緩和ケア対象の患者で「日の単位」の予後を予測する評価指標の検証。日の単位，週の単位，月の単位を予測するモデルとして，少なくとも専門家と同程度の予測ができる（100％には遠く及ばない）。

10)
Mori M, Yamaguchi T, Morita T, et al.; EASED collaborators.: Diagnostic models for impending death in terminally ill cancer patients: a multicenter cohort study.Cancer Med, 10（22）:7988-95, 2021.
死亡直前期の患者だけを対象として，死亡が3日以内に生じることを予測するモデルの開発（検証中である）。

11)
厚生労働省：人生の最終段階における医療・ケアの決定プロセスに関するガイドライン．
https://www.mhlw.go.jp/file/04-Houdouhappyou-10802000-Iseikyoku-Shidouka/0000197701.pdf（2022年7月14日アクセス）
日本における終末期の意思決定に関する唯一のよりどころ。厚生労働省から発出されているもので，法律ではない。

鎮静をめぐる
倫理的な議論の深化

Chapter11を読み終わればわかること

- 苦痛緩和のための鎮静を説明する倫理原則にはどのようなものがあるか?
- 二重効果の原則で鎮静を説明しようとする時に生じる問題は何か?
- 相応性の原則で鎮静を説明しようとする時に生じる問題は何か?

読み解くためのKey words

二重効果の原則

意図のあいまいさ

意図と予見

相応性原則

「釣り合いが取れる」と「それなりの理由がある」

相応性の評価尺度

Sulmasy DP

　このChapterでは，鎮静を議論する上での倫理原則の展開についてまとめるが，倫理的論点の議論は経年的な推移を理解していないと難しいところがあるので，前著『終末期の苦痛がなくならない時，何が選択できるのか？』との重複を含めて初歩的な内容から発展的な内容までを含めて記述する。

生命倫理の4原則

　緩和ケア，とりわけ終末期医療に関わる医師や看護師にとって，「これは本当に（して）いいことなのだろうか」という問いは日常的である。そんな中，医師や看護師がまず基準にするようにと教育されるのが，生命倫理4原則と呼ばれるものである。

生命倫理の４原則
• 自律性（autonomy）「患者の意思を尊重するべきである」
• 与益（beneficence）「患者の利益になるようにするべきである」
• 無加害（non maleficence）「患者に害を加えないようにするべきである」
• 正義・公平（justice/equality）「社会的公平を保つべきである」

　自律性原則（principle of autonomy）とは，患者の自己決定に沿ったものを倫理的に正しいとするもので，欧米（特にアングロサクソン圏）の自己決定の考えに従った倫理観である。鎮静でいえば，意思決定能力のある患者が，十分に情報を知らされた上で自発的に決定する（鎮静を希望する）ことが，鎮静が妥当となるために必要ということになる。

　与益原則（principle of beneficence）と無加害原則（principle of non maleficence）は表裏一体であるが，医師は「患者の利益になるように」「患者に害を加えないように」するべきであるという規範である。鎮静の文脈では，患者の苦痛を和らげるということは患者の利益になるということなので，苦痛を緩和するという点では与益原則に従っているといえるが，一方，もし鎮静によって患者がさらに会話できなくなってしまったり，ひょっとして生命予後も短くなるということであれば，それは（一般的には患者にとっての害とみなされるので），「患者に害を加えないようにするべき」という無加害原則には反しているということになる。

　正義・公平原則（principle of justice/equality）は，「社会的公平を保つべきである」ということで，一般的には医療資源の適切な配分によく用いられる。鎮静の文脈では，あまり正面から論じられることはないが，例えば，50名のケアを行うことが社会的責務とされている施設において，ある1名の患者に対して鎮静以外の方法で対応しようとすると現実的に他の49人のケアに手が回らなくなるということがあるとす

ると，それは，その人にとってはいいかもしれないが，社会的公平の立場からは，正義・公平原則には反している（ので，ある1名に対する鎮静は倫理的に妥当な場合もあるかもしれない）という議論はありうる。

4原則が成り立たない時に用いられた二重効果の原則 ──初期の議論

倫理4原則のすべてが成り立つような医療行為の決定はやさしい。問題はこれらが相反する場合に，はたしてどのような道筋で考えたらいいかということである。

鎮静をめぐる議論では，初期に（あるいは，いまでも），二重効果の原則がしばしば用いられた（ている）。二重効果の原則は，そもそもはカソリック圏において「汝殺すなかれ」と相反する状況（正当防衛，刑法上の罪など）を倫理的に許容する場合があるとしたらどういうことか？ に対する理論構築が起源である。4つの要件からなり，これらをすべて満たすならば，4原則が相反する行為は倫理的である（考えてもいい）だろうとするものだ。

二重効果の原則

- 行為自体が道徳的である。
- 好ましい効果のみが意図されている。
- 好ましい効果は好ましくない効果によってもたらされない。
- 好ましくない結果を許容できる相応の理由がある（＝相応性原則）。

鎮静でいえば，好ましい効果とは苦痛緩和であり，好ましくない効果とは生命の短縮を指して議論されていたが，生命の短縮は伴わないという医学的知見が増えるにつれて，鎮静の好ましくない効果として意識の低下を置く見解が増えている。鎮静の概念が提案された当初は，鎮静をしたら生命予後は短縮するとみなされていたので，二重効果の原則による説明が試みられた[1-5]。鎮静を二重効果の原則に当てはめると以下のようになる。

「行為自体が道徳的である」…鎮静という行為は，鎮静薬を投与するということであるから，薬物を投与するというその行為自体は道徳的である，だから，倫理的に問題はない。

「好ましい効果のみが意図されている」…鎮静は「苦痛緩和のみが意図されている」場合に限って，倫理的に許容される，ということである。ここが二重効果の原則での最も議論が尽きない（根本的に解決できない）点であり，実証研究上も，鎮静によって「苦痛緩和が意図されている」のは間違いないが，「意識が低下する」ことは（二重効果の原則をそれほど重視しない）相当数の医師が意図していると報告しており，法的に問題のないベルギーにおいては「苦痛の緩和とともに生命の短縮も意図している」ことが少なくない（Chapter 1 参照）。

「好ましい効果は好ましくない効果によってもたらされない」…苦痛緩和は，生命の短縮（患者の死亡）によってもたらされるものではない，ということである。この要件がどうして必要かというと，安楽死であっても「最終的には患者の苦痛の緩和のために行っている」という主張は成り立つからである。もし好ましくない効果を意識低下に置くとすると，「苦痛の緩和は意識の低下によってもたらされてはならない」ということになり，二重効果の原則だけで鎮静を説明することが非常に難しくなる（これに対するSulmasy DPの理論構築は後述）。

「好ましくない結果を許容できる相応の理由がある」…これは単独で相応性原則（principle of proportionality）と呼ばれるが，実は相応性原則そのものの定義はあいまいであり複数の考え方がある（これも後述）。ここでいう相応の理由とは，鎮静でいえば，苦痛が強い，他に方法がない，死亡が直前に迫っている，といったことである。「人間的に」考えて，もし寿命が少し縮まったとしても，余命が数日と考えられる患者が，医療者が最大限の努力をしても取ってあげられない苦痛を体験し続けているならば，苦しんで死を迎えるよりは，鎮静によって意識が低下して（ひょっとすると生命予後が少し短くなったとしても）「眠って楽になる」選択は倫理的とする。

つまり，鎮静を倫理的に妥当であるとする二重効果の原則の要件とは，苦痛緩和だけを意図して相応な理由がある時に（＝死亡直前の，他に緩和する方法がない強い苦痛に対して）鎮静薬を投与するならば，倫理的に妥当，となる。

以上が，初期に行われた理論構築のおおまかな理論展開である。

二重効果の原則に対する反論：
意図はあいまいで矛盾しうる・意図と予見は区別できない

二重効果の原則は，それなりに鎮静の実情を説明してくれるように思われる。しかし，当初から「机上の空論」感が指摘されており，その後，実証研究が見られるようになると，さらに穴が大きく見えるようになってきた。

理論上指摘されていたのは，大きくいえば次の3点である。

> ### 意図をめぐる二重効果の原則に対する反論
>
> - 意図はあいまいであり，基準になりえない。
> - 両価的で矛盾する／複数の意図を同時に持つことがある。
> - 予見（foresee）と意図とを明確に区別することはできない。
> - 意図のみならず結果に責任を持つ必要がある。

◉─────意図のあいまいさと両価性

まず，意図というものは両価的で矛盾する意図を同時に持つことがある。つまり，多くの医師は鎮静を行う時に，「苦痛を和らげよう」ということを第一に意図するであ

ろうが，同時に「命が少し縮まるほうがいいかもしれない（はっきりとは意図している
わけではないが，むしろ少し短くなるくらいのほうがこの患者さんにはかえってい
いのかもしれない）」というあいまいな意図を持つことがありうる。医療行為におけ
る意図のあいまいさ，人間が行動する時のあいまいさは繰り返して指摘されている[6]。

　ここで，医師の意図のあいまいさというか複雑さについて少し書いてみたい。筆者
は，持続的深い鎮静を行う時には，薬物は既定の投与プロトコールに従って（同じよ
うに標準化されたものを）使用する。鎮静を開始した後にやっと患者さんの苦痛が取
れて，数時間か数日以内に亡くなられることがほとんどである。しかし，中には，鎮
静した後に全身状態が安定して，予想に反して，1日，2日…と数日間にわたって，
時には1週間程度「がんばられる」場合がある。もちろん，患者は意識がなく鎮痛薬
も鎮静薬も投与されているので，苦痛はないと思われ，すやすやと眠っている状態で
ある。例えば，肺に多数の転移が画像検査で確認されている患者で呼吸不全が悪化し
ている時，呼吸困難に対してモルヒネで効果がない場合にミダゾラムを投与すると，
かえって全身の酸素消費が減るためか酸素化がよくなり，鎮静前より後のほうが病状
が安定することを体験する。そんな時，家族が「よかった，安定してくれて…」と
思って安堵してくれていれば，医師としてもよかった…と思う。一方，患者さんが
ずっと「すっきり逝きたい（長引きたくない）」と希望していたにもかかわらず，（苦痛
はないと一般的には考えられるとはいえ）「死ぬまでの時間が長引いている気がする」
とご家族が（おそらくは患者さんも？）考えている場合，正直に言えば，「少し死期が
早まるほうが（この患者さんには）いいのではないか」と思うことがある。筆者はこ
れを専門としているので，そのような気持ちを意識化できるから，意図的に鎮静薬を
増量することはもちろんないし，無意識のうちに増量するようなこともない。

　しかし，自分の気持ちを意識化する習慣のない医師であれば，ひょっとして，明確
には意識せずに（通常よりは少し多めの）「確実に苦痛の緩和が得られる量」を投与す
ることもあるかもしれない。この意図として，苦痛緩和の他に，「命が少し縮まるほ
うがいいかもしれないという意図」（はっきりとは意図しているわけではないが，む
しろ少し短くなるくらいのほうがこの患者さんにはかえっていいのかもしれないとい
う願い，といってもよい）を持っていたかもしれない。これは，おそらくその医師に
とっても明確ではない。意図とは本来あいまいなものであり，すべての行為に明確な
1つだけの意図が存在するわけではないことを，僕たちは日常生活の至るところで
知っている。

　こんなことを書くと，「いや，医師は患者の生命予後を短くしようと思って薬物を
投与するなどもっての他だし，僕はそんなことをしていない」という反論がありそう
だ。しかし，実証研究では，確かに，少なくない医師が持続的鎮静を行う時に，苦痛
の緩和とともに「生命の短縮」も目的としていることが示されている。オランダでは
鎮静を行った医師の15％が生命の短縮を意図したと回答し[7]，緩和ケア専門家が苦痛
緩和と安楽死の両方に関与することが歴史的経緯であるベルギーでは，直近の研究で

も12％の医師が生命の短縮をしばしば・常に意図すると回答している（**図1**）[8]。一方，二重効果論が倫理的にも法律上も重要視される米国とイギリスでは事情が異なる。米国においては，医師の90％は鎮静を行う時に（生命予後の短縮はもちろんだが）意識の低下も直接意図するべきではないと回答した[9]。同じようにイギリスにおいても，生命の短縮を意図するとした医師がいないのはもちろんであるが，意識の低下も意図していないと回答したものが多い（**図1**）[8]。

　この差はどこから来るのだろうか。まずは，国による社会規範の違いがある。オランダやベルギーのようにそもそも安楽死が法律上認められる国においては，苦痛緩和とともに生命の短縮を意図していると医師が考えても大きな批判を受けにくい。次に，二重効果の原則がどの程度倫理上・法律上拠って立つものになっているかという点がある。米国やイギリスの医師は，鎮静について意識の低下を意図して使うのではなく，苦痛緩和を意図してそれに見合うだけの少量を使うという，二重効果の原則に基づく教育を受けるようだ。また，裁判所においても「苦痛の緩和のみを意図していること」という二重効果の原則が援用される。したがって，これらの国において，「意識の低下を意図して鎮静薬を投与している」と主張することは望ましくない。

　しかしながら，米国やイギリスにおいて鎮静薬が使用されていないかというとそうではなく，イギリスのホスピスにおけるミダゾラムの使用頻度はむしろ我が国よりも高い。とすれば，客観的には同じ行為をしていながら，表明される医師の意図のみが異なるということになる。同じ薬剤を同じように投与しているだけであったとしても，片方の医師は，「患者が眠れるように（命を短く）しようと思っていました，（少しは…）」と回答し，もう一方の医師は「いや，そんなことは全く思っていない。ただ，苦痛を十分に取ろうと思っていただけです」と回答しうる。これが，「意図に関する現象は，医師の言い方ひとつでどうにでもなる」という批判を受けやすい現象である。

| 図1 | 持続的に鎮静薬を投与する時の医師の意図

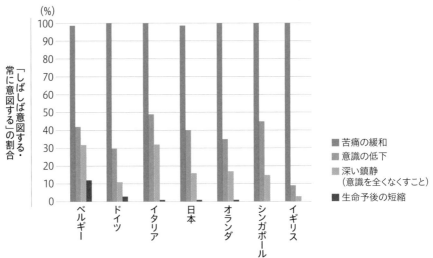

〔Heijltjes MT, et al., 2022より一部改変〕

　本当の意図がわからないとしても，ある程度は，客観的な薬剤の投与方法によって推し量ることはできるのではないかとの指摘がある──確かにある程度は可能である。ごく少量の鎮静薬を投与する鎮静と，大量の鎮静薬を投与した直後に呼吸を停止させる薬剤を投与する安楽死の間に「意図」の差があることを仮定することは合理的である。例えば，「ミダゾラムを0.5mg/時で投与を開始して，患者の苦痛が取れるまで1時間ごとに増量したら2mg/時で意識が低下したが苦痛が取れた。「(減量するとまた苦しくなるかもしれないと推定できたので) そのまま数時間維持した」と，「ミダゾラム100mg (10アンプル) を一度に静脈注射した」とは，明確な違いがある。前者は苦痛緩和のための行為であり，後者は (普通の医師であれば) 呼吸が止まることを意図して行ったと推定できる。問題はこの中間があることであり，「中間」での意図を明確にすることは容易ではない。

◉──────意図と予見の区別の難しさ

　「意図」のもう1つの弱点は，意識化された意図と，「意図はしていないんだけど，そうなるだろうなぁと予測したこと」(予見：foreseeと呼ばれる) との区別である。前記の例であれば，「苦痛を緩和しようというのがもちろん一番の意図です。でも，命を短くしようとも少しは思っていました… (生命の短縮が意図されている)」と，「苦痛を緩和しようというのがもちろん一番の意図です。命を短くしようとは思っていませんでした。でも，おそらくこの結果，命が短くなるのだろうなとは思っていました (生命の短縮は意図はされていないが，予見されている)」を区別できるのか，区別する意義はあるのか。この課題を倫理学では「意図と予見の区別の問題 (distinction between intent and foresee)」と呼び，二重効果の原則以来の大きな課題の1つである。

　臨床家にとって事態をややこしくしているのは，法学では，予見はむしろ意図と同じとみなされ，意図と予見との間にそれほど差をつけないことである。法学の言葉では意図に相当する概念は「故意」(悪いとわかっていて悪いことをすること) である。例えば，(復讐のために)「殺してやる」と用意周到に準備して誰にも見つからないような時間を選んで，相手をビルの屋上に呼び出して突き飛ばして殺人に及んだ場合は「殺人罪」であり，確定的な故意があるとみなされる。一方，たまたまその日はお互いに飲んでいるペースが速くて言い合いになって，普段ならちょっと言い合うくらいで済むのに (飲み屋で) 強く突き飛ばしたらたまたま後ろに倒れて打ち所が悪くて硬膜外出血で死んでしまった，なら，故意はないとみなされるので過失であって「過失致死罪」である。

　さて，ここで，突き飛ばした場所がビルの10階の非常階段の上ではどうだろうか。「ここから突き飛ばしたら，まあ死ぬかもしれないな (死ぬことはあるだろうな，死ぬだろうな)」は予見といえるが，これは刑法では「未必の故意」と呼ばれる。未必の故意は，積極的に悪いことをするわけではないが，「悪いことが生じてもしかたない」

と考えていることを指す。つまり，突き飛ばしたら死ぬだろうなと思って突き飛ばした場合には，故意があると認定されることになる（Chapter10参照）。

意図に対する議論はずっと続いており，将来的にも「解決する」とは思えない。鎮静を医師の意図で（のみ）定義することには明確な限界がある。筆者としては，鎮静薬の投与という医療行為を行う時の治療目的を定量化できるという意味で，意図の代わりに治療目標を苦痛の強さや意識水準を評価尺度で示した治療プロトコールを用いるという考えを提案している（Chapter 7 参照）。これによって，あいまいさを含む医師の意図ではなく，客観的に評価可能な定量できる治療目標を明確化することができるからである。

二重効果の原則における好ましくない効果：
生命の短縮だけでなく、意識の低下も好ましくない効果と
みなすとするならば？

二重効果の原則の限界には，さらに，「好ましくない効果」とは何か？ の解釈が異なる２つの考えがある（**表1**）。大雑把にいえば，鎮静の好ましくない効果として，生命の短縮を挙げるか，意識の低下を挙げるかの２つの論の立て方がある[1-3]。

生命の短縮を好ましくない効果とする立場は，二重効果の原則の主流であった。古典的には，「生命短縮があるかもしれないが，生命短縮を意図していない鎮静薬の投与」はOKであり，「生命予後を短くしようと意図している鎮静薬の投与」はNGであった。しかし，そもそも，呼吸不全による呼吸困難や臓器不全によるせん妄など鎮静がよく行われる一般的な状況では，医学的に「生命を短縮する効果はない」ことが実証的に示されるにつれて，あまり議論されなくなってきている（Chapter 6 参照）。

むしろ，最近の鎮静における「好ましくない効果」として意識の低下を挙げる論調

| 表1 | 二重効果の原則の「好ましくない効果」に関する複数の立場

好ましくない効果	説明可能な行為		例	
意識低下	可	苦痛緩和に伴う二次的な意識低下	可	疼痛に対してモルヒネを増量したら，苦痛は緩和したが眠気が増えた。
	不可	意図的に意識を低下させる薬物の投与	不可	せん妄の患者に対して，意識を低下させることを意図して睡眠薬を投与した。
生命短縮	可	生命短縮があるかもしれないが，意図されていないと解釈される鎮静薬の投与	可	死亡が数時間以内に生じると考えられる全身状態が非常に悪化した患者が呼吸困難を訴え鎮静が行われる場合，鎮静薬の直接作用による呼吸抑制と死亡をもたらす可能性があるが，苦痛緩和を意図していることが了解できるように鎮静薬を少量ずつ緩徐に投与した。
	不可	生命短縮が確実に生じることを意図していると解釈される鎮静薬の投与	不可	鎮静を行わなかったならば数か月の生存が見込める患者に，水分・栄養の補給を行わずに持続的深い鎮静を行った。

が多い。Lancet Oncologyに「人間を人間たらしめているのは意識である」という論点から，カントやパスカルなどの肖像画と一緒に議論が掲載されたのが象徴的である[10]。意識の低下を好ましくない効果とする立場では，そもそも，「意識の低下を意図して鎮静をしてはいけない」のであって，鎮静は，「呼吸困難を和らげよう，せん妄を和らげよう」とする行為の連続の上に，やむなく意識が下がるのを許容せざるをえないものだと考える。これは，「意識の低下を意図している」とする臨床家の見解と矛盾し，各国のガイドラインでは意識の低下を意図する鎮静薬の使用を鎮静と定義しているものが多いこととも相いれない。

　しかしながら，イギリスの緩和治療専門医を含め，イギリスや米国ではこの考えは根強い。筆者には，この立場は多くの臨床家にとって心地よいことであると感じる。つまり，ミダゾラムを投与する時に，「よろこんで」投与する医師はいない。患者の苦痛を取れないためにやむなく意識の低下する薬物を投与しているのであって，「意識が下がるかもしれないけど，それを目的としているのではなくて，苦痛を減らすことが目的だ」（意識が低下することは予見できるが，意図はしていない）というほうが，「意図して意識を低下する」よりも心地よい。しかし，鎮静における他の議論と同じように，医師の意図に多くを依存するために，結局は「言い方次第」にならざるをえない。二重効果によって鎮静を説明しようとする場合には，いずれにしろ，意図のところでのあいまいさで行き詰まりを生じる。

相応性原則が鎮静の根本原則であるとの意見の登場 ──Quillから

　二重効果の原則は，意図のあいまいさや，意図と予見の区別の難しさから鎮静の倫理的根拠に求めることは難しい。意図そのものは重要であるので，苦痛緩和が鎮静の意図であることは，今後も鎮静の重要な倫理的観点であることは間違いない。しかし，意図（だけ）に重きを置いた場合には個々の実際の医療行為で倫理的判断を行うことが難しくなる。患者の自己決定を柱とする自律性原則では，安楽死や自殺幇助を許容せずに，鎮静を許容することの整合性が説明できない。いずれも耐えがたい苦痛がある時に，患者の希望によって行われる行為であるからである。

　そこで，鎮静を妥当化する倫理を相応性に求める意見が主流となってきた。相応性原則は，もともとは二重効果の原則の一部であって，それ単独で倫理原則として扱われることはなかった。しかし，鎮静の倫理的議論においては，意図を重視する倫理原則での説明が現実にそぐわないことが多いことから，相応性原則を鎮静の中核原則に据えようとする意見が増えた[1-3]。その発端の1つは，Quill TEによる1997年のJAMAの論文である[5]。彼は，鎮静を妥当化するために，二重効果の原則の一部である相応性原則を単独で取り出して，自律性原則と合わせて倫理的基盤としたらいいと説いた。その後，「相応性」は現在のところ，鎮静を説明する主要な倫理原則となっている。

相応性原則とは何か？
──「釣り合いが取れる」「それなりの理由がある」から
「最も害が少ない」へ？

　ここで，「相応性」に関する説明を加えておきたい。

　相応性という言葉が使われるのは，大雑把にいって次の2通りの場合がある（**図2**）。

　1つは，釣り合いが取れている，利益と不利益を比べてバランスがよい，といった場合の用いられ方である（**図2a1**）。この場合，釣り合うかどうかを比較できるのは意識の低下と苦痛の緩和であり，Depth of sedation should be proportionate to the intensity of suffering（鎮静の深さは苦痛の強さと釣り合っている必要がある）という場合に代表される。苦痛が緩和されるのにちょうどいいくらいの鎮静の深さであるということが重要であって，やりすぎはよくない，少しうとうとするくらいで苦痛が緩和するのに，がっちり眠っている状態にするのはよくない，という用い方である。比較できるようにするという意味で，両方とも「害」にすると，（鎮静をして）「意識を失う程度」と，（鎮静をしないで）「苦しい程度」を天秤にかけて，苦しくなくなるのに

| 図2 | 2通りの相応性原則

a1「釣り合いが取れる」相応性

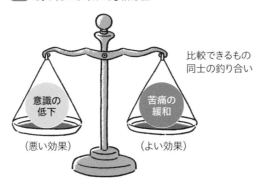

比較できるもの
同士の釣り合い

意識の低下
（悪い効果）

苦痛の緩和
（よい効果）

a2 本来比較できない場合

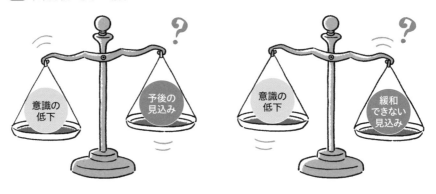

意識の低下

予後の見込み

意識の低下

緩和できない見込み

ほどほどの意識の下がり方というイメージになる。ところで，この天秤に苦痛と意識以外のものを乗せたくなるのだが，「意識の低下 vs. 予測される生命予後」「意識の低下 vs. 他に手段がない」といった状況は比較をすることができないため，「釣り合いが取れる」という意味での相応性では用いられない（**図2a2**，倫理学では共約不可能というらしい）。

　さらに，「釣り合いが取れる」ではまだ意味があいまいなため，より具体的にできないかという観点から「釣り合いが取れるとはいかなることか」を検討している論考がある[11]（**表2**）。この論考によれば，相応であるためには，まず，行為（鎮静）の目的が重要でなければならない。この場合は苦痛を緩和するという目的であることが必要である。次に，行為の結果，目的がもたらされることが想定されていなければならない。鎮静することで苦痛が緩和されるという前提が必要である。ここまではおおむね問題はない（こういう当たり前そうな前提をきちんと考えるのが哲学や倫理学っぽい）。さて，この次に，「釣り合いが取れる」を表現するために「行為が目的を達成するために最も適切である」という基準を置いたとしても「最も適切って何よ？」とわかりにくい。そこで，代わりになる定式化として，「（他の手段と比較して）最も害の

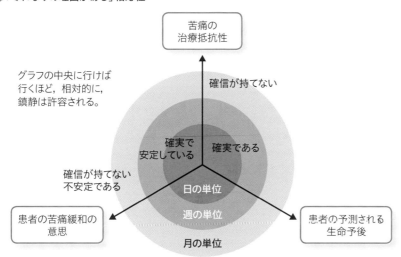

b 「それなりの理由がある」相応性

苦痛の
治療抵抗性

グラフの中央に行けば
行くほど，相対的に，
鎮静は許容される。

確信が持てない

確実で
安定している　　確実である

確信が持てない
不安定である

日の単位

週の単位

月の単位

患者の苦痛緩和の
意思

患者の予測される
生命予後

表2	相応性原則＝最も害の少ない方法を選択するべきであるとした論考
❶意図された目的は重要である（importance of objective）
❷方法は目的を達成する手段でなければならない（causality）
❸最も適切である（most favorite option） ↓ 　他の手段と比較して，最も害の少ない方法である（least-harmful alternative） 　（目的を達成するために過剰であってはならない：non-excessiveness）

▼「相応である」と
　「最も害が少ない」
　とする定式化

国内の鎮静のガイドライン
『がん患者の治療抵抗
性の苦痛と鎮静に関す
る基本的な考え方の手
引き』でも，2018年版か
ら採用された。

少ない方法である」を提案している。同時に，「目的を達成するために過剰であっては
ならない」も（鎮静の文脈ではほぼ同義になると思われるが）挙げられている。この
ように相応性原則（釣り合いが取れる）とは「最も害の少ない手段をとる」ということ
だと定式化する立場があり，この立場は日本緩和医療学会のガイドラインでもとられ
ている。相応性を「釣り合いが取れる＝最も害が少ない」と解釈して，「意識が下がる
ことは苦痛緩和を得るために最小であるべきである」という考えは，倫理原則として
より明瞭である。

　もう1つの用いられ方は，もともとは二重効果の原則の一部である表現「悪い結果
を許容できる相応の理由がある（There is a proportional/reasonable/grave reason）」
に代表されるものである。例えば，筆者が提案した鎮静の相応性の概念図は**図2b**の
ようになる[12]。

- 苦痛の治療抵抗性が確実であればあるほど（低酸素を伴う呼吸困難，肝不全による
  せん妄など），患者の苦痛緩和の意思が確実であればあるほど，患者の余命が短い
  ことが確実であればあるほど（主観的予測ではなく客観指標も患者の余命が日の単
  位であることを示しているなど），相対的に，鎮静は許容される。
- 逆に，苦痛の治療抵抗性がいまひとつわからないほど（まだ有効な痛みを緩和する
  方法があるかもしれない，せん妄の原因が臓器不全ではないようだ，など），患者
  の苦痛緩和の意思が確実とは思えないほど（いまの意思は確認できないけど，病気
  とずっと闘ってきた人だ，できることならもっとがんばりたいはずだ…），患者の
  余命が短いとは言いきれないほど（どうも数週以上はあると思う，肺炎や血栓症な
  ど回復可能な病態が合併している…），つまり，円グラフの外に行けば行くほど，
  相対的に，鎮静は許容されがたい。

　この考え方は臨床的に直感として理解しやすいのだが，倫理学的に考えれば，「も
のごとを選択する時にはもっともな理由があるべきである」くらいのことを言ってい
るに過ぎない。したがって，相応性主義（proportionalism, Knauer Pによる）という
考えもあるが，当たり前のことを言っているに過ぎないから倫理原則というほどのも
のではないという批判があるようである。概念図についても，細かいところである
が，患者の意思が相応性に入ってしまうのは，本来自律性の成り立たない時の話と考
えるならおかしい点もある。

　以上をまとめると，相応性に関して見る時に，比較可能なA vs. Bを吟味してバラ
ンスを見るといった視点で考えるものと，比較が可能ではない複数の条件を総合的に
考えて妥当であると考えるものがあるように見える。前者からは，「苦痛を緩和でき
るだけの最小限の鎮静を行う」という原則が導かれるし，後者からは「苦痛の強さ，
生命予後，患者の希望などから見て相応な鎮静を行う」という原則が導かれる。これ
は相互に矛盾はしない。相応性が実際のところ何を表現しているのかの厳密な定義や
国内外でのコンセンサスはまだ今後の課題である。

「それなりの理由がある」相応性を定量する評価尺度の開発

「それなりの理由がある」考えはなんとなくわかるのだが，実際上どういう時にそれなりの理由があって，どういう時には理由はないものなのか，医師のあまりよくないところなのかもしれないが，「客観的に点数化できるものがほしい」という声をしばしば聞く。そこで，試験的にではあるが，患者の状態を表す変数として，予測される生命予後，患者の希望，苦痛の治療抵抗性をそれぞれ3段階で定量的に評価して，患者に鎮静を行うかどうかの目安になる評価尺度が作れるかを試みた研究を紹介する[13]。

これは実際の事例ではなく，3の3乗＝27通りの仮想症例について，緩和ケア専門家が持続的深い鎮静を実施するのが適切と考えるかを調査した質問紙調査の二次解析である。評価尺度を作成する標準的な方法を用いて，専門家の判断を予測するモデルを作成したところ，感度・特異度ともバランスのよい評価尺度を作ることができた。患者の予測される生命予後，患者の希望，苦痛の治療抵抗性の3変数について点数をつけて，「鎮静の適切さを表す尺度」と「鎮静の不適切さを表す尺度」の2つの点数を求め（**表3**），2つの尺度点数を用いたアルゴリズムから「鎮静が適切である」「鎮静は適切でない」「ケースバイケース（どちらともいえない）」に判別する（**図3**）。

例えば，「鎮静の適切さを表す尺度」は，予測される生命予後が日の単位（29点），患者の希望がはっきりしていて一貫している（29点），苦痛の治療抵抗性が確実に治療抵抗性である（9点）なら67点となり（**表3**），アルゴリズムに従って鎮静を行うことは相応であると判断される。逆に，「鎮静の不適切さを表す尺度」は，予測される生命予後が月の単位（12点），患者の希望がはっきりしない or 一貫しない（11点），苦痛の治療抵抗性がはっきりしない（4点）なら27点となり，鎮静を行うことは適切でないと判断される。両極端ではない中間に対しても，比較的よく「常識的に妥当そうな」結論にたどり着く。

| 表3 | 鎮静が適切であるかを評価するために使用する2つの尺度の得点の配点

		鎮静の適切さを表す尺度	鎮静の不適切さを表す尺度
予測される生命予後	月の単位	1点	12点
	週の単位	7	2
	日の単位	29	1
患者の希望	はっきりしない or 一貫しない	1	11
	時々はっきりしない or 一貫しない	3	5
	はっきりしていて，一貫している	29	1
苦痛の治療抵抗性	はっきりしない	1	4
	おそらく治療抵抗性である	3	2
	確実に治療抵抗性である	9	1

〔Naito AS, et al., 2021より引用〕

| 図3 | 鎮静が適切であるかを評価するアルゴリズム

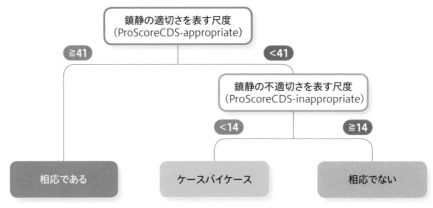

〔Naito AS, et al., 2021より一部改変〕

　鎮静の妥当性を数字で評価するということには賛否があるが，筆者らが本論文を投稿した時の査読者の１名のコメントが興味深かった。曰く，「鎮静を行うかどうかを判断することは確かに難しい状況が多い。この評価尺度はもっと研究を続けることで，施設の緩和ケアの基準となるだけでなく，数字を提供してくれる――医療関係者は数字が大好きだ（We in the medical field love numbers）」。この「we love numbers」にすべての苦悩の根源があるような気もするが，「何をもってそれなりの理由があるとするか」に関しては何らかの合意形成が必要である。

二重効果に関する Sulmasyの思考の展開

　（もう頭が痛くなっている読者も多いと思われるが），このChapterの最後に，二重効果に鎮静の倫理的妥当性を求める大御所Sulmasy DPがさらに整理を進めた考えを提言しているので紹介しておきたい[14]。Sulmasyは医師であるがいまや倫理学者であり，2007-10年にはオバマ政権においてPresidential Commission for the Study of Bioethical Issuesの委員長を務めた。Sulmasyの2018年の著作で，鎮静について述べているところをまとめる（鎮静以外のところが莫大になるので鎮静のところだけを論じる）。

◉─────Sulmasyによる鎮静の３分類

　Sulmasyは，現在ひとからげにされている「鎮静」に関して，二重効果で許容されるdouble-effect sedation（二重効果による鎮静），二重効果では正当化できないが医療の責任として許容されるparsimonious direct sedation（苦痛緩和のために最小限意識を下げる鎮静），いかなる場合も許容されないsedation to unconsciousness and death（深い鎮静）の３つに分けて論じた（**表4**）。
　二重効果による鎮静とは，苦痛に対して**薬効がある**場合に，苦痛を緩和するという

| 表4 | Sulmasyによる鎮静の3分類

	臨床の例	許容する倫理原則
double-effect sedation (二重効果による鎮静) 苦痛に対して薬効がある場合に，苦痛を緩和する目的で，鎮静薬を増量して意識が低下すること	・痛みや呼吸困難にモルヒネを増量して苦痛を緩和することで意識が低下した。 ・せん妄に対して効果がある抗精神病薬を増量してせん妄症状を緩和することで意識が低下した。 ・呼吸困難に伴う不安に対して効果があるミダゾラムを増量して呼吸困難を緩和することで意識が低下した。	・二重効果で許容される（意識が低下することは意図されていない）。
parsimonious direct sedation (苦痛緩和のために最小限意識を下げる鎮静) 苦痛に対して薬効がない場合に，苦痛を緩和するという目的で，鎮静薬を投与して意識を最小限(parsimonious)低下させること	・痛みに対して治療効果がないと考えられるミダゾラムを増量して，痛みを感じないくらいにまで最小限意識を低下させた。 ・せん妄に対して治療効果がないと考えられるミダゾラムを増量して，せん妄症状を感じないくらいにまで最小限意識を低下させた。	・鎮静薬には苦痛に対する治療効果がなく，意識の低下を介して苦痛を緩和するため，二重効果では説明できない(canons of restoration)。 ・しかし，相応性を含むメタ倫理で妥当化する。つまり，鎮静は最小限，患者の苦痛を回復できる可能性を最大限残した状況で，医学の提供できる限界を超えないように，提供されるべきであるとする。 ・ただし，相応な苦痛の程度というのは，患者が人として成り立つことすらできないくらいの苦痛で意識が占められている場合に限る。
sedation to unconsciousness and death (深い鎮静) 苦痛に対して薬効がない場合に，苦痛を緩和するという目的で，鎮静薬を投与して意識を完全に低下させること	・痛みに対して治療効果がないと考えられるミダゾラムを増量して，痛みを感じないくらいにまで完全に意識を低下させた。 ・せん妄に対して治療効果がないと考えられるミダゾラムを増量して，せん妄症状を感じないくらいにまで完全に意識を低下させた。	・許容できる倫理原則はない。 ・もし患者の意識をなくすことが許されるとしたならば，parsimonious direct sedationの一環として，徐々に意識を低下させても苦痛が緩和されずに，やむなく患者が全く意識を感じないようにしなければ苦痛が取れなくなった時だけである（調節型鎮静で深い鎮静となった場合のみといえる）。

〔Sulmasy DP, 2018より表を作成〕

目的で，鎮静薬を増量して意識が低下することであり，苦痛が緩和される結果は意識を低下させるということを経由せずに達成が可能である（**図4a**）。二重効果の原則を鎮静に当てはめると，「苦痛緩和は意識の低下によってもたらされてはならない」という原則がこの鎮静ではクリアされる。ミダゾラムを不安に対して使用した場合に，ミダゾラムは抗不安薬でもあるから，不安に対して治療効果を期待できる，意識低下は生じたとしても有害事象とみなせるという考えになる。

　それに対して，鎮静に苦痛を緩和する効果がない場合には，「意識を下げることによって苦痛を緩和する」という一直線の矢印（パス）になり，二重効果の原則では説明できない。しかし，苦痛を緩和するのに最小限の意識の低下をもたらす鎮静も禁じてしまうと実際的に苦しいまま患者を放置することにもなるので，意識を下げること

| 図4 | Sulmasyの鎮静の倫理上の分類

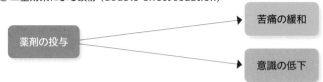

ⓐ二重効果による鎮静（double-effect sedation）

薬剤の投与 → 苦痛の緩和 / 意識の低下

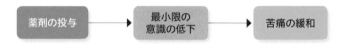

ⓑ苦痛緩和のために最小限意識を下げる鎮静（parsimonious direct sedation）

薬剤の投与 → 最小限の意識の低下 → 苦痛の緩和

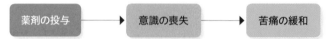

ⓒ深い鎮静（sedation to unconsciousness and death）

薬剤の投与 → 意識の喪失 → 苦痛の緩和

を直接の目的とした鎮静でも苦痛緩和のために最小限意識を下げるなら許されるとした（国内では調節型鎮静と呼ばれている，**図4b**）。この説明としては，相応性を含むメタ倫理としてcanons of therapy（医学治療の大原則）を立て，行きすぎではない最小の害をもたらすなら許容するとした（**表5**）。

　深い鎮静については辛口であり，許容できる倫理原則はないとした。許容されるとすれば，調節型鎮静で効果がない結果として深い鎮静になった時のみであるとしている（**表4**）。

◉──────── Sulmasyの提案の意義

　注目すべき3つの視点がある。

　1つ目は，「薬効」という概念を用いて論じるようになったことだ。苦痛に治療効果のある薬剤を薬効のある限りにおいて使用して，その結果，生命が短縮するとか意識が低下するというのは，古典的な二重効果でよく説明される状況である。これを二重効果による鎮静と呼んで，二重効果の原則で正当化される通常の医療であると位置づけた。例えば，せん妄であれば治療としても用いられうるクロルプロマジンを使うほうが，ミダゾラムを使うよりはよいという考えになる。医学治療の大原則として，canons of restoration（使用する薬剤は患者の苦痛の回復につながるものでなければならない）を挙げて，「本来は苦痛を和らげる作用がある鎮静薬」と「本来苦痛を和らげる作用はない，眠るだけに用いる鎮静薬」の使用に線を引いたことが理論上の根拠になっている。

　ただ，緩和治療の専門家からすると，「薬効がある」のかないのかの判断が実は医学的に難しいところがありすっきりしない。「モルヒネが呼吸困難に効く」ことを認めたとしても，「20mg/日で効果のなかったモルヒネは，60mg/日なら効果があるのか？」

| 表5 | Sulmasyによるcanons of therapy（医学治療の大原則）

❶ canons of proportionality（相応性）：通常はよい効果と悪い効果が釣り合っているという意味で用いられる（end-end proportionality）が，この他に，目的から見て相応である（means-end proportionality）という意味がある。

❷ canons of parsimony（節制）：治療は行きすぎてはいけない。

❸ canons of restoration（回復）：治療は患者の回復をめざすものでなければいけない（使用する薬剤は患者の苦痛の回復につながるものでなければならない）。

❹ canons of holism（全体性）：治療は患者の全体に対する影響を考慮したものでなければならない。

❺ canons of discretion（限界）：治療は医学の限界を踏まえたものでなければいけない。

は自明ではない（効果がある用量に上限がある薬物療法が多いためである）。どの薬がどの症状に本来薬効があるのかも実はわからない（「ミダゾラムは呼吸困難に有効である」「レボメプロマジンはせん妄に有効である」も現状では確信を持って言えない）。しかし，概念上，薬効のある薬剤を必要な分使用することは（一見使用している薬剤が鎮静薬であったとしても）通常の治療である，という見方は肯定できるものである。

　2つ目は，二重効果の原則の前提としている，よい効果（苦痛緩和）と悪い効果（意識の低下）は独立していなければならない（independentであるべきである）ことを明示したことである。モルヒネを投与した結果，「痛みが減る」と「呼吸が抑制される」は，相互に別々の事象である。一方，鎮静においては，「ミダゾラムを使用した結果，苦痛が緩和する」と「意識が低下する」は，「意識が低下することによって苦痛を緩和する」という一直線の関係（パス）があるため，二重効果の原則を当てはめることができないとした。二重効果をいくら文字で読んでもピンと来なくても，図4のaとbを比べると「よい効果は悪い効果でもたらされてはならない」の意味はわかりやすい。

　3つ目は，人間存在としての意識の重要性を強調した点である。人間が人間たりえているのは，意識があり考えられることによって，愛する，感謝する，よろこぶ，考えるといったよいことがなされるのだから，意識をなくすことは本当に本当の最終手段であって，苦痛が取れないというだけでは相応ではないとした。許容されるのは，「すでに意識があることによってもたらされる人間の善い行いを何も達成できない」ほど，苦痛に24時間ずっとさいなまれている状況になってはじめて，意識を低下せることが許される。それも，苦痛を低下するだけの最小の程度に限るべきで，その延長線上で意識が全くなくならなければ苦痛が取れなかった，は許容されうるが，最初から患者の意識を完全になくすことはいかなる場合でも許容できないとした。同じ視点から，いわゆる精神的苦痛に対する鎮静に関しては，意識をなくすことついては回復をめざすという原則（canons of restoration）を犯すためいかなる場合でも許容できないとしている。

「意識があることによってもたらされる人間の善い行いを何も達成できないほどの苦痛」を鎮静の適応とするという考え方は，概念としては明瞭に思われ，この視点は国内では有馬斉が述べている[15]。

図示するとわかりやすいので図にしてみた（**図5**）。頭の中が「苦しい苦しいばかりで1mmも人間らしい体験がない」（**図5a**）のであれば，すでに，深い鎮静で「眠っていて人間らしい体験がない」（**図5b**）と同じであるから鎮静をすることは妥当であるが，「苦しい苦しいの中でも，ありがとうと思える気持ちや，生きていることのよろこび，あるいは，苦痛が自分に与えられた意義を考える時間が少しでもある」（**図5c**）のであれば，深い鎮静をすることによって人間らしさをなくしてしまうので倫理的によくないとする考えである。苦しみにも意味があると考える価値観に従えば，鎮静は「苦しんでいることの価値を人間から奪う行為」としてとらえることもできる。

確かに，気管からの出血で気道が次々ふさがっている時，肝腫瘍からの出血で激痛となっている時，横隔神経麻痺で窒息がまさに生じている時…といった確かに「苦しい苦しいばかりで人間らしい体験を持つ余裕がない」時には深い鎮静が許されることを説明しやすい。しかしながら，臨床的には実際には，人間らしい思考がある状態な

| 図5 | 深い鎮静と人間らしさの概念図

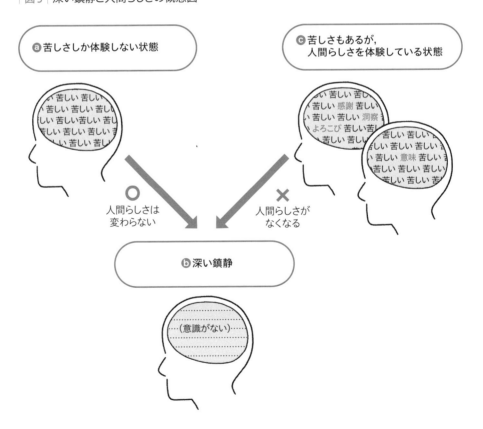

がら，「もう耐えがたいので眠りたい」と希望する患者のほうが絶対数としては多く，「苦しい苦しい」の中に少しでも人間らしい体験があるなら深い鎮静の対象にならないというのは，「厳しすぎる」という反論はありうる。「苦しい」の意義は個人の価値観に沿ったものでもよいと思われるからである。

鎮静で亡くなるのは「自然な最期（natural death）」という議論

　余談になるが，重厚な議論のひと休みに，Raus KというベルギーGuent大学の哲学系の倫理学者が，鎮静を自然な最期（natural death，自然死）との共通点から論じているものを紹介したい。Rausは鎮静に関して多くの論説を発表している。医学と自然の関係でいえば，Illich Iの一連の論考が有名であり，『脱病院化社会—医療の限界』（金子嗣郎訳，晶文社，1979年）の中で死が医学化されていることを指摘した。鎮静を受けた後の死は「自然な死」からは遠いように感じられるが，どういうことだろうか？

　さて，自然な死とは何か？——自然な死の要素として，これまでの（人文系の）研究で共通して見られるものは，①眠っている（deep sleep），眠るように最期を迎えていくこと，②徐々に生じる（fading away），急な変化ではなく，だんだんとお別れの時が近づいていくこと，③内因死である（外傷や自殺ではない）こと，④生命予後を長くも短くもしないこと，少し言い方を変えると死がいつ来るかは自然に任されている（人間がコントロールできない）こと，を挙げている。…確かに，持続的深い鎮静の後に生じる死はこの要素をすべて満たしている。「生命予後を長くも短くもしない」については，多くの研究で確かに鎮静は長くも短くもしていないと述べているが，Chapter 6で見たように医学的には永遠に未知ではある。ただ，これを「死がいつ来るかは自然に任されている」と言い換えてよいのであれば，鎮静については確実にそういえる（図6）。

　この論文を読んで筆者が思いついたのは，かつて，フェノバルビタールによる浅い鎮静という実践がはやっていた時代のことであった。現在ではミダゾラムを使うのが第一選択とされているが，それほど薬剤の選択についても明確化されておらず，施設によってはフェノバルビタールの持続皮下注射を好んで使用していた。この薬剤は血中濃度の上りが遅く，「急に眠る」という感じではなく，苦痛が強くなった時に少しか

図6｜natural death（自然な死）と持続的深い鎮静に共通する要素

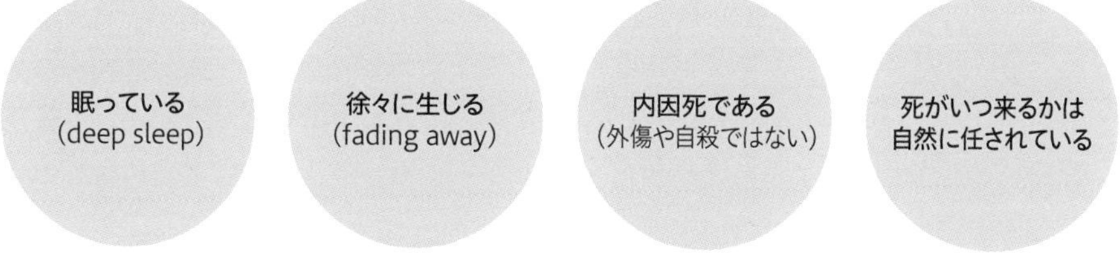

眠っている
（deep sleep）

徐々に生じる
（fading away）

内因死である
（外傷や自殺ではない）

死がいつ来るかは
自然に任されている

ら始めると，その後数日の間，「すべての苦痛が取れたように，気持ちよくうとうとしている」感じになることが多い。患者に「どうですか？」と聞くと，「…あ…ああ…寝てましたか？？…うとうとしていい感じです」と言えるようなくらいで，家族と話したりできる時間が数日ある。その後だんだんと蓄積した薬剤の影響で眠りが深くなるのであるが，全体を通してみると，苦しかったのがだんだんとうとうとしていい感じの数日があってから深く眠って亡くなるという経過になる。ご家族には（たぶん患者にも）とてもよろこばれることが多く，「落ち着いて見ていられました」「ほんと眠るような穏やかな最期でした」「自然な感じにすっとあっちに行けたように思います」のように表現された。

持続的深い鎮静を，「自然な最期をまねたもの（mimic of the natural death）」という表現もされており，当時確かに，自然な最期を人工的に作っているようだという感覚があった。その後，鎮静は最小限にするべきだから，うとうとになった時点で鎮静薬の濃度が下がる方向にするべき，フェノバルビタールを優先して使うべきではないとされ，この方法は用いなくなった。「薬物療法によって作られた自然な最期」に対する倫理的な観点は興味深い。

◉————まとめ

このChapterでは，鎮静を妥当とする倫理原則についての議論の経緯を振り返った。鎮静が許容されるなら，それはどういう倫理原則に基づいているのか？ 大きな流れは以下のようである。

当初鎮静が生命予後を短くするという前提から，二重効果の原則による説明が試みられた。しかし，二重効果の原則の拠って立つ医師の意図はあいまいであり，意図を客観的に評価できないという弱みのために，二重効果の原則だけで鎮静が妥当であるとの論の立て方は完全には受け入れられなかった。意図にあまりに重きを置くと，「苦痛の緩和を意図している」とさえ言えばどのような状況でも鎮静を行っていいのかという問題が頻繁に生じる一方，「鎮静の時には意識の低下を意図している」という臨床家の報告と矛盾を生じる。したがって，「苦痛の緩和を目的としている」「生命の短縮は意図していない」ことを前提とした上で，「意識の低下を意図する」ことを許容するかしないかはその国の倫理原則によって異なる考えを許容せざるをえない。

そこで，相応性原則が中核的な倫理原則として考えられるようになった。相応性原則には，苦痛の強さと釣り合っている（苦痛を緩和するだけの最も害の少ない鎮静を行う）とする考え方と，苦痛の強さ，治療抵抗性の確実さ，患者の予測される生命予後などの状況から「それなりの理由がある」とする考え方の2通りがある。鎮静の臨床において相応であるということが何を意味しているかは，論者によって範囲が異なる。

鎮静の倫理的基盤は，大きくいえば，意図（苦痛緩和），患者の意思，相応性が根本にあるところでは共通している。しかし，各論的な議論で一致は見られていない。

何に価値を置くかの考えは個人によって異なることから考えると，（国際的にはもちろん，国内でも）永遠に一致はしないかもしれない。

謝辞
　本Chapterの内容，特にSulmasyの論説の解釈は，有馬斉先生（横浜市立大学）と田代志門先生（東北大学）との検討会から示唆を得ました。丁寧な議論に感謝します。

Summary

- 苦痛緩和の鎮静を説明する倫理原則として，二重効果の原則と相応性原則がある。

- 二重効果の原則では，もともと意図のあいまいさや意図と予見の区別の難しさから批判があったが，鎮静ではさらに，意識の低下を意図してよいかに意見の一致をみることができない。

- 相応性原則は，「得られる益と害の釣り合いが取れる＝苦痛を緩和するだけの最も害の少ない鎮静を行う」という考えと，「それのなりの，もっともな理由がある（患者の予測される生命予後や苦痛の強さなどの状況からなるほどといえる理由がある）という考えがある。具体的にどういう時に相応性があるのかの結論は一致していない。

文献

1）
Papavasiliou EE, Payne S, Brearley S, et al., on behalf of EUROIMPACT: Current debates on end-of-life sedation: an international expert elicitation study. Support Care Cancer, 22(8): 2141-9, 2014.
国内外の専門家の鎮静についての意見を集約した論文。1-3)は多少古いものであるが，一度に多彩な意見の要約を見ることができる。

2）
Rys S, Mortier F, Deliens L, et al.: Continuous sedation until death: moral justifications of physicians and nurses: a content analysis of opinion pieces. Med Health Care Philos, 16(3): 533-42, 2013.
鎮静と安楽死の違いの倫理的根拠とする原則を，専門家のインタビューから意見集約している。

3）
Rys S, Deschepper R, Mortier F, et al.: The moral difference or equivalence between continuous sedation until death and physician-assisted death: word games or war games? : a qualitative content analysis of opinion pieces in the indexed medical and nursing literature. J Bioeth Inq, 9(2): 171-83, 2012.
鎮静と安楽死の違いの倫理的根拠とする原則を，文献から意見集約している。

4）
Jansen LA, Sulmasy DP: Sedation, alimentation, hydration, and equivocation: careful conversation about care at the end of life. Ann Intern Med, 136(11): 845-9, 2002.
鎮静の是非が問われ出した頃の倫理的問題をSulmasyらが考察した古典的研究。

5）
Quill TE, Lo B, Brock DW: Palliative options of last resort: a comparison of voluntarily stopping eating and drinking, terminal sedation, physician-assisted suicide, and voluntary active euthanasia. JAMA, 278(23): 2099-104, 1997.
鎮静の是非が問われ出した頃の倫理的問題を考察したQuillらによる古典的研究。相応性を前面に出している。

6）

Quill TE: The ambiguity of clinical intentions. N Engl J Med, 329(14): 1039-40, 1993.
意図のあいまいさについて述べた古典。

7）

Swart SJ, Brinkkemper T, Rietjens JA, et al.: Physicians' and nurses' experiences with continuous palliative sedation in the Netherlands. Arch Intern Med, 170(14): 1271-4, 2010.
オランダの調査で，医師の相当数が鎮静において生命の短縮を意図していると回答した。

8）

Heijltjes MT, Morita T, Mori M, et al.: Physicians' opinion and practice with the continuous use of sedatives in the last days of life. J Pain Symptom Manage, 63(1):78-87, 2022.
本書を通して登場機会の多い研究。7か国の医師の鎮静を行う時の意図を質問している。イギリスでは意識の低下を意図しない。

9）

Putman MS, Yoon JD, Rasinski KA, et al.: Intentional sedation to unconsciousness at the end of life: findings from a national physician survey. J Pain Symptom Manage, 46(3): 326-34, 2013.
米国の調査で，医師の90％は鎮静において意識低下を意図するべきでないと回答した。二重効果の原則が基盤である国における鎮静のとらえ方がわかる。

10）

Materstvedt LJ, Bosshard G: Deep and continuous palliative sedation (terminal sedation): clinical-ethical and philosophical aspects. Lancet Oncol, 10(6):622-7, 2009.
「人間とは考える葦である」「人間とは選択できるものである」など，人間の本質は意識であることをパスカルやカントを登場させて論じたLancet Oncologyの論考。

11）

Hermerén G: The principle of proportionality revisited: interpretations and applications. Med Health Care Philos, 15(4):373-82, 2012.
相応性の原則を「最も害の少ないものを選択せよ」と定式化した論考の例。

12）

Morita T, Imai K, Yokomichi N, et al.: Continuous deep sedation: a proposal for performing more rigorous empirical research. J Pain Symptom Manage, 53(1):146-52, 2017.
「それなりの理由がある」を図示して概念を示した論考。図2bのもとになっている。

13）

Naito AS, Morita T, Imai K, et al.: Development of a scoring system to determine proportional appropriateness of continuous deep sedation: a concept-of-proof study. J Palliat Med, 24(10):1539-44, 2021.
鎮静の相応性を数値化しようという試み。臨床で実用するには賛否があるだろうが，「それなりの理由がある」相応性とは何かを議論をする土台にはなる。

14）

Sulmasy DP: Sedation and care at the end of life. Theor Med Bioeth, 39(3):171-80, 2018.
Sulmasy DP: The last low whispers of our dead: when is it ethically justifiable to render a patient unconscious until death? Theor Med Bioeth. 39(3):233-63, 2018.
Sulmasyの鎮静に関する倫理的考察を深めたもの。Theor Med Bioethの同じ号に掲載された序文と論文だが，医療者には序文のほうが短くまとまっていて読みやすい。倫理的議論を鎮静薬の薬効（治療効果）にまで話を深めている。

15）

有馬 斉：死ぬ権利はあるか──安楽死，尊厳死，自殺幇助の是非と命の価値，春風社，2019.
安楽死・尊厳死だけでなく，鎮静についても言及している数少ない国内の倫理学者の論考。

Chapter

12

終末期の苦痛が
なくならない時，
どこまでできるのか？

　本書のまとめとして，緩和医学，精神医学・心理学，麻酔学，倫理学，法学
から総合的に見て，「終末期の苦痛がなくならない時，どこまでできるのか」に対
する筆者なりの解を示す。
　個々の臨床家が「なるべく無難なところにいたい」と思うか，「できるだけチャレ
ンジしたい」と考えるかに幅があると思われるため，「最も保守的な解」と「最大
限の解」を示した。当然ながらこれが唯一の正解ではなく，将来に向けて，患者
の幸せに貢献できるような「どこまでできるのか」の議論を行うことが必要である。

いよいよ最後のChapterである。最初から通してこのChapterにたどり着いた方もいるだろうが，ここから読み始めた方，途中でギブアップして（疲れが極限に達して，つまらなくなって）結論を見てみたくなった方もいるだろう。当然のことだと思う。鎮静に関する議論は，まるで各専門家たちがめいめいの専門領域を地面から深く深く掘っていった奥にあるものを，なんとかつなぎ合わせられる細い横穴をさぐる作業に似ている（**図1**）。あっちでは○○になっていることが，こっちでは「○○はだめだ，△△だよ！」のようなことが日常茶飯事であり，しかも，自然科学と異なり正解が1つではない。専門外のこともほどほどに理解した上で，世界中でまだ合意に到達していない内容について，国内での（暫定的ではあるが，少なくともまあまあ合意できる）解をなんとか見出さねばならない。

このChapterでは，これまでに各専門領域でとっちらかって議論された内容をまとめて俯瞰しながら，筆者なりの現状での最も保守的な（安全な）解と，少しチャレンジしてもよいと考える人向けの現状で最大限の解を示す。最後に，将来に向けてこの範囲は検討する必要があるという点も（あくまでも参考として）示したい。個人の価値観がからむことであるから，筆者と全く同じである必要はない。自分なりの（暫定的な）解をみつけてほしい。

何を目標とした議論なのか？

以降，この時のこの鎮静はいいのか，あの時のあの鎮静はよくないのかという細かい話が始まるが，大きく鎮静について議論する目的を掲げておきたい（**表1**）。苦痛緩和のための鎮静の妥当性をめぐる議論をどうしてするのかといえば，鎮静によって苦痛緩和が得られる適切な状況で鎮静が使用されずに，患者が苦しいまま亡くなることのないこと（underuseへの対応）と，本来鎮静が用いられるべきではない状況で鎮静が使用されて，関係者が法的な訴追を受けたり倫理的な罪悪感に苦しむことのないこと（overuseへの対応）の両方を達成することが目標である。この視点は常に失わずにいたい。

鎮静についての勉強会をしている時も，このunderuseとoveruseの綱引きになることがある。検討会の参加者は緩和ケアの専門家が多いので，鎮静をどの範囲まで拡張できるのかという認識を持っていることが多い。一方，2021年だったか，ある著名人が，彼の友人が地方の病院に入院した時のことを書いた文章が知り合い経由でSNSに上がった。真実が何かということには立ち入らないが，話の概要はこうだ：肺がんの終末期なのか，呼吸困難がモルヒネの持続注射でも取れない状態で，医師からはもう時間の問題だと言われた。患者にはまだ意識があり，「死ぬのはわかっているが，せめてこの苦しいのを取ってほしい。意識はなくなってもかまわない」と医師に依頼

| 図1 | 鎮静の議論が複雑なわけ

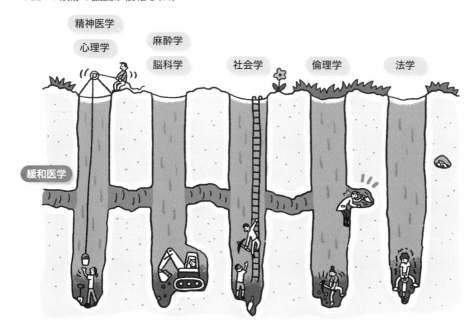

| 表1 | 鎮静について議論する目的

❶ underuseをなくしたい
鎮静によって苦痛緩和が得られる正しい状況で鎮静が使用されずに，患者が苦しいまま亡くなることのないようにしたい。

❷ overuseをなくしたい
本来鎮静が用いられるべきではない状況で鎮静が使用されて，関係者が法的な訴追を受けたり倫理的な罪悪感に苦しむことのないようにしたい。

したが，医師は「これ以上薬を使うと呼吸が止まる可能性があるから，これ以上はもう使えない」と言った。結局，患者の意識が自然に下がってくるまで見ているしかなく，いたたまれなかったと記述していた。胃カメラをする時にも麻酔して行う時代に，どうして麻酔薬を使わないのか，どうして患者が希望していても眠ることもできないのか…。このような話は筆者もまだちらほら聞く（ある程度の都市ではかなり少なくなってきたが，いわゆる地方ではまだ多いように感じている）。SNSの投稿ではあったが，そこにはリアルな風景が，まだあった。（死亡直前の身体的苦痛に対する）鎮静を法律上も倫理上も問題のない医療行為であると位置づけることで，underuseにもならないようにすることが殊のほか重要であるという認識を筆者は持っている。overuseの問題を安楽死問題と切り離すことで，死亡直前期の鎮静は，より確実に鎮静を医療行為として位置づけることができる。

鎮静薬の使い方として想定できるもの

まず，治療内容として，鎮静薬の使い方として想定できるものの類型を明確にして

おく。Chapter 7で検討した「鎮静薬の使い方」をもとに，①間欠的鎮静，②調節型鎮静（ローディングはあってもなくてもよい），③持続的深い鎮静（中止できるもの），④死亡まで継続させる持続的深い鎮静（continuous deep sedation until death: CDSUD　以下，③と区別するためCDSUDとする）を区別する（表2，図2）。

　概念は表2に示す通りであり，重要なことは「薬の使い方」として臨床現場で再現性のある記述可能な方法であることである。調節型鎮静は意識低下そのものが目的ではなく，治療目標として苦痛緩和を挙げるので，結果として意識は低下することもしないこともある。苦しさを取るために，苦痛に合わせて相応な量を使用する。イギリスにおけるproportional use of sedativesと同じ概念である。これを「鎮静」と呼ぶことに抵抗がある人も多いようなので，何か「鎮静薬を苦痛緩和ができる最小量使った」ことを表現できる用語のほうがいいのかもしれない。持続的深い鎮静は，深い鎮静でなければ苦痛は緩和できないという医師の判断のもとに，治療目標として深い鎮静をめざすものである。ただし，治療目標が深い鎮静を維持することでよいのかを再

| 表2 | 鎮静薬の使い方から区別できる4つの鎮静 |

	間欠的鎮静	調節型鎮静	持続的深い鎮静	死亡まで継続させる持続的深い鎮静（CDSUD）
概念図	—	図2a	図2b	図2c
薬の使い方	数時間鎮静薬を投与して，数時間後に中止する。	苦痛が緩和できることを治療目標として，鎮静薬を投与する。鎮静薬の投与量は苦痛を緩和できる範囲内で最小量に調節する。	深い鎮静を治療目標として，鎮静薬を投与する。治療目標を定期的に見直し，適切であれば調節型鎮静に移行する。	深い鎮静を治療目標として，鎮静薬を投与する。治療目標の見直しはなく，深い鎮静が達成されているかのみである。
目的とされる状態	数時間就眠している間は苦痛を感じず，就眠した後は苦痛により耐えやすくなっている。	最小限の意識の低下で苦痛が緩和される。	深い鎮静によって，必要とみなされる期間だけ深い鎮静が維持される。	深い鎮静が死亡まで維持される。
意義	治療抵抗性の苦痛に対して，一時期眠ることで苦痛をやり過ごす緩和治療であるが，同時に，休息した後には患者が回復していることを期待している。	治療抵抗性の苦痛に対して，患者の苦痛が取れるだけの最小量の鎮静薬を投与して苦痛を緩和しようとする。苦痛の程度を見ながら意識の低下を最小になるように調節するため，結果的に深い鎮静になることもならないこともある。深い鎮静になった後に「苦痛の悪化の懸念がある」場合には深い鎮静のまま維持してもよい。苦痛の切迫さによってローディングがあってもなくてもよい。	治療抵抗性の苦痛に対して，深い鎮静によって苦痛緩和を得ようとする。理由としては，❶患者の苦痛を取るには意識がなくなくらいでないと緩和できないという医師の判断か，または，❷患者の希望する確実な苦痛緩和を得るにはこの方法しかないという医師の判断による。深い鎮静になった後も定期的に必要性を見直して，可能であれば調節型鎮静に移行する。また，深い鎮静になる前に苦痛緩和が得られれば調節型鎮静とする。したがって，理論的に，鎮静を中止する可能性がある。	治療抵抗性の苦痛に対して，深い鎮静によって苦痛緩和を得ようとする。深い鎮静になった後に治療目標を再検討することはなく，深い鎮静を維持することを目標とする。したがって，死亡まで深い鎮静を継続させることになる。

検討する機会が鎮静開始後に定期的にあるため，調節型鎮静に移行し中止できる理論上の可能性がある（鎮静を中止する可能性があるということが重要である）。CDSUDは，治療目標を深い鎮静としたまま見直しを行わないため，死亡まで深い鎮静が継続されることが目標になる（鎮静を中止する可能性がない。安楽死とのグレーゾーンに位置する行為とも考えられる）。

　この中で，筆者は，国内の診療ガイドライン，倫理・法的な検討から考えて，CDSUDを用いることをやめることをまず強調したい。これは，鎮静の概念が日本に導入されてから，ガイドラインでは初版から明記されている。鎮静は深い鎮静であっても苦痛があるとみなされる間に限って行うものであり，治療目標の再評価が必要である。再評価を行うことで，鎮静がいまこの患者に必要であると医学的に主張することができる。もし深い鎮静に導入した後に見直しが行われないなら，鎮静を始めた段階で，苦痛にかかわらず死亡まで深い鎮静を継続することが目標になってしまう。鎮静と安楽死を区別する方法として，reversibility（もとに戻る可能性があるか）を挙げる論者も多いため，少なくとも現状のコンセンサスの範囲で，一度始めたら何があってもやめられないというタイプの深い鎮静は医療行為として行うべきではない（Chapter 7 参照）。

　わかりやすい例を挙げると，深い鎮静になっている患者が，自然にだんだんと目を覚まして，「苦しそうでない」感じになった時にどうするかを考えるとよい（このようなことは鎮静薬に耐性が生じやすい患者であれば生じうる）。たいていの臨床家は，「あ！ 起きちゃった！ 眠らせなきゃ！！」と言って鎮静薬を増量することはなく，患者が苦しそうかどうかを基準にして判断するだろう。つまり，「鎮静が浅くなってき

│図2│鎮静薬の使い方の類型

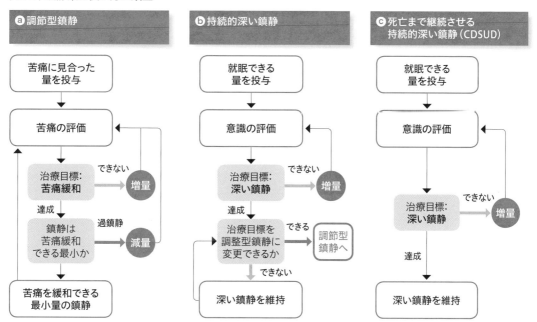

たな，でもなんか深くなくても苦しくなさそうだな…」と考えて，患者が覚醒しつつあっても鎮静を深くしないならば，治療目標が深い鎮静から苦痛の緩和に変更されたことを意味する。つまり，はっきりとは意識していないかもしれないが，臨床家が考える効果の指標は苦痛緩和であり，深い鎮静ではない，すなわち，調節型鎮静に移行したということになる。安楽死が認められている国では，「目が覚めて長引くのはよくない」という家族の気持ちもあり，鎮静をしている時により確実に眠ることを求められることがあるが，国内において「苦痛もないのに鎮静薬を投与し続ける」「苦痛もないのに鎮静を深くする」のは，医療行為として妥当とみなせないことを意識する必要がある。

患者の状態との組み合わせで是非を問う❶ 最も保守的な解

鎮静薬の投与方法を，前記のように概念化したものに安楽死・自殺幇助を（対比のために）加えて，患者の状態ごとに「最も保守的な（安全な，批判はまず出ないと考えられる）解」を表3にまとめた。医学的・倫理的には国際的に，法的には国内法に照らして，この範囲なら非難が生じることはまずないだろうという守備範囲を想定した。逆にいえば，この範囲は苦痛緩和のために自信を持ってとることのできる範囲ともいえる（おそらく…）。

患者の状態を示す項目に患者の意思が含まれていないが，患者の意思に「反して」医療行為が行われることはないと考えられるため，すべての場合で何らかの患者の意思の反映が行われている前提である。すなわち，患者がしっかりと希望している，しっかりと希望していた推定意思がある，最後は苦しまないようにしてほしいといった程度の意思がある，（患者の推定意思もない場合は）患者の価値観や意向をふまえてチームで検討した結果，最善の利益と考えられる，とする。

以下，表3の左から順に説明する（表の〇×にはとらわれずに，背景・考え方を理解するほうがよい）。

◎―――生命予後

まず前提とする患者の生命予後の予測であるが，「日の単位」でも短ければ短いほど，生命予後を短縮したと判断される危険性が小さくなる。最も保守的ということであれば，数日以内（1週間以内）を念頭に置くとよい。国際的なガイドラインや国内法上の意見では，2週間は長すぎるという意見があるからである。長いほうにも何か制限をつけないと，1年，5年と生存の見込める時の痛み（慢性疼痛）やうつ病といった状態も入ってくるため，1か月以下に狭めて検討する。

◎―――苦痛

次に，身体的苦痛と精神的苦痛はどんな苦痛であるのかを区別して対応する必要が

| 表3 | 終末期の苦痛が緩和しない時にどこまでできるのか──最も保守的な解

生命予後	苦痛	想定される頻度/全患者	間欠的鎮静	調節型鎮静	持続的深い鎮静	CDSUD	自殺幇助・安楽死
時間〜日の単位（7日以下）	身体的苦痛	18%	○	○（症状に薬効のある鎮静薬を優先）	×	×	×
	身体的苦痛と一体化した精神的期苦痛	2%	○	○（身体的苦痛に対する鎮静とみなす）	×	×	×
	精神的苦痛のみ	1%	○	×	×	×	×
2〜3週以上1か月以下	身体的苦痛	1%	○	△（症状に薬効のある鎮静薬のみ，生命予後を短縮しない範囲）	×	×	×
	精神疾患としての精神的苦痛	—	○	×	×	×	×
	精神疾患ではない精神的苦痛（実存的苦痛）	7%	△（回復目的のみ）	×	×	×	×

○：適応にする　×：適応にしない　△：限定された状態で適応にする
※想定される頻度の算出根拠は，Chapter5,9を参照（概算の目安である）。

ある。国内法における間接的安楽死の要件が身体的苦痛に限られていることから，保守的にいくなら，鎮静の対象とする苦痛は身体的苦痛に限るというスタンスでよい。精神的苦痛を対象としない理由は，「治療抵抗性である評価が確実にできない」という主張が主である。死亡数日前の「精神的苦痛」は，実際には身体的苦痛と一体化しているものも多いが，「心身の苦痛が一体となった苦痛（トータルペイン）」の考えには合意が得られない可能性もありうるため，保守的には，併存している身体的苦痛に対する鎮静と考えるべきである（つまり，身体的苦痛に対する鎮静と考えられない場合には，間欠的鎮静までにとどめる）。

◉────間欠的鎮静

　間欠的鎮静は原則的にどのような場合でも一時的な苦痛の回避には適用しうるが，もともと医学の介入対象としていない実存的苦痛の場合は適応範囲が狭くなる。つまり，間欠的鎮静の目的として，ただ数時間苦痛がなくなるということではなく，数時間休んだ後には気力が回復していることが治療であるという主張が根拠になる。したがって，実存的苦痛を対象とする間欠的鎮静を行う場合には，回復目的のみに限るスタンスがよい（つまり，間欠的鎮静を数日行って回復に寄与していないと考えられれば継続しない）。Twycrossが「お昼寝してまた起きたらリフレッシュできるようにしましょう」と言った，あれである（Chapter 9 参照）。

◉────── 調節型鎮静

　調節型鎮静は，身体的苦痛についてのみ適応とし，さらに，症状に薬効のある鎮静薬を優先する。例えば，せん妄に対しては抗精神病薬（レボメプロマジンやクロルプロマジン，鎮静効果は少ないがハロペリドール），呼吸困難と不安に対してはミダゾラムを選択する（疼痛に対してはここに相当する鎮静薬があまりなく，ケタミンとデクスメデトミジンになる。あまり使用したことがないなど，安全に使用するハードルが高い場合には検討しなくてもよい）。これは，Chapter11で見たSulmasyを代表とする二重効果の原則で鎮静を正当化する議論において，「（ただ意識を下げるのではなく），もとの症状に対する効果のある鎮静薬を使用するほうがよい（鎮静を経由して苦痛緩和を得るのは他に手段がない時に限るべきだ）」との批判に対応するものである。国内では二重効果の原則にそれほど信頼がないため，そんなにこだわらなくてもいいかもしれないが，臨床上も，何か薬を使うならまずもとの苦痛を和らげることのできそうな薬を選ぶというのが自然だと考えて，この基準を置いた。

　2週間以上の生命予後の患者に調節型鎮静を行う場合には，保守的な考えでは，行っても生命予後を縮めていないと主張できる範囲にとどめることになる。これは，生命予後が2週間以上は間接的安楽死の要件を満たさないとされる可能性があるためであり，法律上最も保守的である。例えば，経口摂取ができる範囲の鎮静にとどめる，経口摂取ができなくなった場合には補液を行うなどである。しかし，この患者群は実際上難治性の強い苦痛になることがまれではあるがありうるので，保守的な方針では苦痛緩和をそれ以上得る手段はないことに直面しうる（間欠的鎮静の反復など，とれる手段が限られる）。

◉────── 持続的深い鎮静，CDSUD，自殺幇助・安楽死

　持続的深い鎮静（深い鎮静を明示できる治療目標とするもの）については，「深い鎮静を治療目標とするのは間違っている」とする二重効果の原則に基づく批判や，「人間の意識を奪うことは，苦痛のことしか頭になく，他のことを考えられないくらいでないと適応にならない」とする相応性の原則に基づく批判があるため，「誰からも反対されない」ことをめざすならば，検討に含めないほうがよい。もちろん，CDSUDや安楽死は検討しない。持続的深い鎮静をとらなくても，調節型鎮静の結果深い鎮静となった場合（苦痛を取る目的で少量の鎮静薬を投与した結果，深い鎮静になってやっと苦痛がなくなった場合）は否定されないので，調節型鎮静を最大限活用するというスタンスでよい。

◉────── 最も保守的な場合のまとめ

　この立場では，患者の苦痛に立ち向かう最後の手段（last resort）は，間欠的鎮静と調節型鎮静である。イギリスの臨床スタンスに近く，深い鎮静を最初から意図して行

うことはない。精神的苦痛が前面に出る場合や，2週間以上の予後があるにもかかわらず身体的苦痛が緩和されない場合には，守備範囲に有効な緩和手段が見つからなくなる可能性はあるものの，それでも，緩和困難な苦痛の大部分を占めるであろう死亡前数日の身体的苦痛には対応できる。間欠的鎮静か調節型鎮静を用いることによって，苦痛の緩和をはかることができるからである。さらにいえば，もし，患者が明示した意思やはっきりした推定意思を持っている場合には，間接的安楽死の要件から見ても，調節型鎮静をとることは法律上も問題ない。むしろ，これらの患者では，死亡直前に「苦しい苦しいなんとかしてなんとかして…」と言ったまま患者が亡くならないように，調節型鎮静を適切に使用することが医療者の責務である。

患者の状態との組み合わせで是非を問う❷ 国内でとりうる最大限の解

　保守的な解では，自分の直感としてものたりない——「患者の苦痛に応えられない」「自分はもう少し幅を広げてもいい」と考える人も（特に本書の読者には）多いと思う。そこで，「反論はあるかもしれないが，反論に反論する主張はできるくらいのまあまあ妥当な解」として国内でとりうる最大限の解を**表4**に示した（この辺スパッと割り切って書くのは筆者でもなかなか困難なところである）。

　やはり，**表4**の左から順に説明する。

| 表4 | 終末期の苦痛が緩和しない時にどこまできるのか——国内でとりうる最大限の解

生命予後	苦痛	間欠的鎮静	調節型鎮静	持続的深い鎮静	CDSUD	自殺幇助・安楽死
時間〜日の単位（14日以下）	身体的苦痛	○	○（症状に薬効のある鎮静薬を優先）	○（調節型鎮静では緩和が得られないと判断した場合）	×	×
	身体的苦痛と一体化した精神的期苦痛	○	○（身体的苦痛に対する鎮静とみなす）	○（同上）	×	×
	精神的苦痛のみ	○	○（症状に薬効のある鎮静薬を優先）	○（同上）	×	×
2〜3週以上1か月以下	身体的苦痛	○	○（症状に薬効のある鎮静薬を優先，深い鎮静になる場合は相当の根拠を準備）	×	×	×
	精神疾患としての精神的苦痛	○	○（同上）	×	×	×
	精神疾患ではない精神的苦痛（実存的苦痛）	△（回復目的のみ）	×	×	×	×

苦痛緩和の守備範囲を広めに持ちたいと考える場合には，まず，生命予後が日の単位の基準を14日まで伸ばすとよい。ここは賛否あるところで結論は出ないが，国際的なガイドラインで14日を指標としているものがあることや，医師の生命予後の予測は長めになる傾向があること（つまり，２週間くらいと予測していると実際上は７～10日くらいであること）を主張はできるだろう。

◉────── 苦痛

次に，身体的苦痛と精神的苦痛の区別については，精神的苦痛を①死亡直前の身体的苦痛と一体化した精神的苦痛，②精神疾患としての精神的苦痛（脳転移による器質的精神疾患，うつ病や不安障害など，もともと薬物療法の適応になる状態），③精神疾患ではない精神的苦痛（実存的苦痛：もともと薬物療法の適応にならない状態）を区別すると判断しやすい（これも確立したものではないが──Chapter 9 参照）。

①の死亡直前の精神的苦痛は，「身体的苦痛と一体化した苦痛（トータルペイン）」を主張してもよい。イタリアにおける倫理委員会の声明や，鎮静の実証研究での症状の重複が根拠になる（Chapter 3，5 参照）。精神的苦痛のみを対象とした鎮静は国内法の間接的安楽死の要件を満たさないが，これに対しては，死亡直前に用いられているなら患者の経過から，「生命予後を短縮させない」との主張をしうる。したがって，「そもそも生命予後を縮めていない」か「身体的苦痛と一体化している」との主張に基づいて，精神的苦痛であっても死亡直前のものは鎮静の対象とみなせる。

②の精神疾患としての精神的苦痛に対しても，薬物療法を行うことは通常の医学治療であるため，薬効のある鎮静薬であれば（不安に対する抗不安薬など），鎮静の対象として説明できる。

◉────── 間欠的鎮静

間欠的鎮静については，保守的な立場と同じである。どのような場合にも一時的な苦痛の回避には適用しうるが，もともと医学の介入対象としていない実存的苦痛の場合は，回復目的のみに限るのが適切である。間欠的鎮静の効果がなくなってきたとしても，本来薬物治療の対象ではないことを根拠にして，それ以上の鎮静は行わない（もっと幅を広げてもいいと考える臨床家はいるかもしれないが，倫理と法律の両方から正当化できないとの批判がありうる。Chapter 9，10参照）。

◉────── 調節型鎮静

調節型鎮静は，もともと薬物療法の対象ではない実存的苦痛を除いて，広く対象とできる。一般的な原則として，症状に薬効のある鎮静薬を優先するのは同じである。２～３週間以上の生命予後の患者に調節型鎮静を行う場合には，患者の生命予後から

考えて適切な鎮静の深さにとどめる必要がある（生命予後を縮めていないと主張できる範囲にとどめたい）。生命予後が縮まったと解釈した場合に，間接的安楽死の要件の「死期が差し迫っている」に該当しないからである。

しかし，患者の苦痛が全く緩和されない場合は，「例外的」な扱いとして調節型鎮静の結果としての深い鎮静に踏み込まざるをえない場合はありうる。臓器障害を伴わない身体的苦痛，特に痛みでは治療オプションが限られる状況では，調節型鎮静からの深い鎮静にならないと苦痛が緩和しない場合は想定できる。この場合，国内法において間接的安楽死の要件では説明できないので，理論上は，正当業務（認知された診療行為である）という説明で挑むことになる。その場合は，他の方法をあれこれ検討して試みたが効果がなかった，より害を少なく苦痛を緩和する手段が他になかった，患者の真摯な希望があった，という点が個別の事情に即して説明できることが重要である。痛みであれば例えば，複数の薬物療法を検討した，インターベンショナル治療を検討した，ペインスペシャリスト（緩和治療専門医ではなく，痛みの治療を専門にしている医師）に相談した，チームで検討したなどが正当な医療行為であるという担保になる。このあたりの例外的な状況に対しては，明確に許容する理論がないからしないという立場よりも，明確に否定されているわけでもないので，患者の利益になるように手順を透明化するというスタンスがよい（手続き的正義を確保するといわれる）。

◉───── 持続的深い鎮静

持続的深い鎮静については，保守的な立場と異なり，選択肢として考える臨床家が多いと思う。調節型鎮静では苦痛が取れないと判断される場合に，深い鎮静から始めたいという場合はあるだろう。持続的深い鎮静の対象は，生命予後が時間〜日の単位（2週間以内）が前提である。

一般的には，意識の低下を最小限にすることが好まれるから，調節型鎮静では苦痛が十分に緩和できないと判断した場合に「行ってもよい」とするくらいの位置づけである。「確実に苦痛を取ってほしい」という患者の希望を加味してもよいが，あくまでも，「調節型鎮静では苦痛が緩和されない」という医学的判断を根拠とするべきである。患者自身が自分の価値観に従って，調節型鎮静よりも持続的深い鎮静を選択できるかは現状でははっきりとしておらず，患者が希望すれば提供できるというものではない。持続的深い鎮静を予後が長い場合にも適応とするかは，少し判断に迷う。表4では，調節型鎮静の連続として考える深い鎮静があれば，最初から行う持続的深い鎮静の代替手段になりうるため「×」とした。苦痛が著しく強く，調節型鎮静では全く苦痛が取れないと見込まれた時には，「例外中のさらに例外的な」扱いとして「△」に位置づける考え方もあるかもしれない。

◉───── CDSUD，自殺幇助・安楽死

最大限に広げた場合でも，CDSUDは国内のガイドラインでも認められていないの

で選択肢にならず，安楽死は検討しない。

◉────とりうる最大限の場合のまとめ

　この立場は，おそらく，日本では比較的多くの緩和ケア専門医がとる立場ではないかと考えられるが，もともと薬物療法の対象となる苦痛をすべてカバーすることができる。守備範囲として，間欠的鎮静，調節型鎮静に加えて，死亡直前には持続的深い鎮静も使用する（非常に極端な状況では，例外的に数週以上の予後でも使ってもよいかもしれない）。精神的苦痛に対しても，もともと薬物療法の適応ではない実存的苦痛を除いてカバーすることができる。

患者の状態との組み合わせで是非を問う❸ 将来へのチャレンジ

　ここからは完全に個人によって違う考え方になるところだが，将来へのチャレンジとしてまとめておきたい。現状国内でとりうる最大限の方法を用いても苦痛が緩和しない，または，その緩和手段が患者の希望するものではない時（こちらのほうが課題としては大きい），何を検討する必要があるのかを**表5**にまとめた。6つの視点から説明する。

| 表5 | 終末期の苦痛が緩和しない時にどこまでできるのか──将来へのチャレンジ

生命予後	苦痛	間欠的鎮静	調節型鎮静	持続的深い鎮静	CDSUD	自殺幇助・安楽死
時間～日の単位（14日以下）	身体的苦痛	○	○ b（症状に薬効のある鎮静薬を優先）	○（調節型鎮静では緩和が得られないと判断した場合）	×	×
	身体的苦痛と一体化した精神的期苦痛	○ a	○（身体的苦痛に対する鎮静とみなす）	○（同上）	×	×
	精神的苦痛のみ	○	○（症状に薬効のある鎮静薬を優先）	○（同上）	×	×
2～3週以上1か月以下	身体的苦痛	○	○（症状に薬効のある鎮静薬を優先，深い鎮静になる場合は相当の根拠を準備）	c ×	×	×
	精神疾患としての精神的苦痛	○	○（同上）	×	×	×
	精神疾患ではない精神的苦痛（実存的苦痛）	△（回復目的のみ）	d ×	× e	×	×

f 予防的鎮静

◉━━━━━ 調節型鎮静における使用薬物の選択（表5a）

1つ目は，（一般的には小さい課題かもしれないが），調節型鎮静における使用薬物の選択である。二重効果の原則からは，「症状に薬効のある鎮静薬を優先する」という大原則が提示されるのは理解できる。しかし，「症状に薬効のある薬物」が具体的に各症状の時に何なのかがわかっていない。実証的には，「症状に薬効のある薬物を使った調節型鎮静」よりも，「（薬効があるかどうかはわからないが）鎮静薬Aを使った調節型鎮静」のほうが効果が高く，副作用も少ないかもしれない。鎮静薬の使用方法によるプロトコールでの定義という考え方をさらに発展させて，治療レジメンAとBの比較のような作業を繰り返すことで，実際に，最も患者にメリットのある鎮静薬の投与方法をみつけていければよい。

◉━━━━━ 持続的深い鎮静は，患者の希望で選択できるのか？（表5b）

2つ目は，持続的深い鎮静は，患者の希望で選択できるのか？ という課題である。現状の解釈では，持続的深い鎮静は，調節型鎮静で苦痛が緩和されないと医師が判断した時に選択しうるという考え方である。

しかし，Chapter8で見たように，鎮静でどの程度苦痛が取れているかを現代医学ははっきりと提示することができない。であるならば，「私の価値観では，その調節型鎮静というのは苦しかったらいやなので，いま取れる方法で一番苦痛が取れそうな深い鎮静を希望します」という患者の希望に従って深い鎮静を選択するのはありなように筆者には感じられる。このことは，生命予後が数週以上の時にも該当し，苦痛緩和できそうな方法のうち最小の害が生じるものを医師が選ぶという視点ではなく，患者が医学の限界を聞いた上で選択できるという視点になる。もちろん，すべての患者に「実は苦痛が緩和されるかは本当のところはわかってなくてですね…」と説明する必要はない。デフォルトは調節型鎮静でいいが，患者自身が勉強して「深い鎮静を選びたい」と自ら言ってきた場合のことになる。

◉━━━━━ 生命予後が比較的長い（週の単位）時の持続的深い鎮静（表5c）

3つ目は，生命予後が比較的長い（週の単位）時の持続的深い鎮静である。例えば，疼痛は，呼吸困難やせん妄と違って必ずしも予後が日の単位の患者にみられるものばかりではない。全身状態が比較的よい患者でも「深く眠る」以外に緩和する手段がない場合はありうる。治療抵抗性のうつ病でも，やはり同じような状況はありうる。

現在のところ，「調節型鎮静を行った結果として深い鎮静となった」ことを許容することによってやがては苦痛緩和を得ることはできるが，「最初から」深い鎮静とするほうが確実な苦痛緩和を得られるという論点はありうる。この場合，鎮静によって生命予後が短縮する可能性が（少なくとも理論上）高まるため，現行の国内法の「死期が切迫している（身体的苦痛）」を満たさない可能性がある。医学のみならず学際的な議

論が必要な領域である。

◉━━━━━ 薬物療法の対象としない実存的苦痛に対する鎮静 (表5d)
CDSUD, 自殺幇助・安楽死の是非 (表5e)

4つ目は, 本来は薬物療法の対象としない実存的苦痛に対して, 鎮静による苦痛緩和を是とするか? である。そして5つ目が, CDSUD (死亡まで継続させる持続的深い鎮静), 自殺幇助・安楽死の是非である。

この2点について, 筆者は現状, 緩和ケア専門医として是とも非ともいえる確たる考えを持っていない。正直な個人的感想を言えば, 自分が患者であるならば, いずれも選択できるといいと思う。一方で, 自分が医師として, または, 社会の一員として, これらが制度化された場合に体験する負荷にうまく付き合っていけるのか未知であり, あまり自信がない。ただ, 鎮静に関して研究してきた目から見て1ついえることは, 海外の事例でみられるように, CDSUDを自殺幇助・安楽死の代替のようなかたちで十分に定義しないうちに制度化するのはやめるべきだということだ。もし「死ぬ権利」としての自殺幇助・安楽死を制度化するという目標を立てるならば, CDSUDではなく, 正面から自殺幇助・安楽死 (medical assistance in dying：MAID) に取り組むほうがよい。CDSUDが自殺幇助・安楽死の代替として使われることで, CDSUDと苦痛緩和のための鎮静との境界もあいまいになり, かえって鎮静によって苦痛緩和を得られるはずの人たちが安楽死と同一視されて鎮静を受けられないことも生じそうである。総じて, 鎮静は他に方法のない時の最後の手段 (last resort) にとどまるべきであり, 安楽死とのグレーゾーンに「わざわざ」行くことによって生じる害も慎重に見極めなければならないと思う。

◉━━━━━ 患者の希望により死亡直前の苦痛出現前に行う
持続鎮静 (予防的鎮静) をありとするか? (表5f)

6つ目は (表には示されていないが), 患者の希望によって, 死亡直前の苦痛が出る前に行う持続鎮静 (予防的鎮静) をありとするか? である。苦痛に対する予防投与に関しては, 鎮静ではないが, 1つ興味深い議論がある。

死前喘鳴といって, 唾液の嚥下ができなくなると気管に唾液が流れ込んで, ゼロゼロいう音がする現象がある。亡くなる患者の40%くらいに生じるのだが, その時患者の意識はないため, これまでは「自然の経過なので, 患者さんは苦しくないですよ」と説明すればよいとされてきた。しかし, 死前喘鳴も予防できるならしたほうがいいのでは? というパラダイムに立った薬物的な予防投与の臨床試験が行われた[1]。議論の上で参考になるのは,「自然現象だから医学介入はしないほうがよい」という考えと,「自然現象であっても苦痛を取り除くための治療を (患者の希望のもとに) 行ったほうがよい」という考えがいずれもありうることだ。同じ議論が予防的鎮静にもありうるが, 筆者の価値観でいえば, 死亡前数日に限定するのであれば, 苦痛の予防目

的での鎮静薬投与は，患者の明確な希望に基づいて行われるのなら選択肢に加えても
よいように感じられる。しかし，苦痛そのものが生じていないのだから，これを妥当
化するためには，何らかの法律上の位置づけがないと，臨床ガイドラインだけでは厳
しい。

◉————まとめ

　本書のまとめとして，「終末期の苦痛が緩和しない時にどこまでできるのか？」に対す
る対応について，現状得られる国内外の医学的知見，倫理的議論，法律上の検討をふ
まえて，保守的な立場と，最大限とりうる立場を示した。これは両端を具体的に示し
て見せるものであり，当然ながらその中間や，あるいは，より「しない」方向かより
「する」方向へのはみだしがあってもいい。複数の立場からの賛否があることなので，
「どこからもまあ全否定はされない」ような論じ方が学問的に合っているかどうかは
微妙である（今回は，立場Aからも立場Bからも批判が出ないような検討方法を行っ
たが，本来，立場Aに立てば立場Bでは否定されるものがあってもよい，とするほう
が一貫している）。

　自分は，または，自分たちの施設はどの範囲をめざしているのかを言語化し，理由
を根拠づけられ，数年したら実践を見直せることに役立てばと思う。

文献

1）
死前喘鳴の予防に関する賛否——臨床試験は以下の2件。
van Esch HJ, van Zuylen L, Geijteman ECT, et al.: Effect of prophylactic subcutaneous scopolamine butylbromide on death rattle in patients at the end of life: the silence randomized clinical trial. JAMA, 326(13):1268-76, 2021.
Mercadante S, Marinangeli F, Masedu F, et al.: Hyoscine butylbromide for the management of death rattle: sooner rather than later. J Pain Symptom Manage, 56(6):902-7, 2018.

議論として興味深いのは，「自然現象」を医学的に予防するべきかどうかに対して賛否があること。例えば，上記論文について以下のコメントのやりとりがある。
Campbell ML: Response to Hyoscine butylbromide for the management of death rattle: sooner rather than later. J Pain Symptom Manage, 57(1):e14-e15, 2019.
Mercadante S: Author's Response. J Pain Symptom Manage. 57(1):e15-e16, 2019.

Epilogue

おわかりの読者も多いと思うが，本書の冒頭，Prologue（p.1）で示した7つの事例は，Chapter12で示した「患者の状態との組み合わせで是非を問う」の表3，4，5を実際のケースに当てはめたものである。保守的な立場，国内でとりうる最大限の立場でそれぞれの鎮静をどう判断したかを右の**表**にまとめた。

この**表**が「正解」ではないが，自分が，または，自分の施設がどのような傾向にあるのか，どうしてここが×なのか，どうしてそこは○なのか──本書全体を通して，読者一人ひとりの自分の落ち着きどころが定まってくることを願う。何度も言うようで恐縮だが，はっきりした答えがあるわけではない。覚悟というか立ち位置を決めて，自分の言葉で説明できるようになることが大事である。

個別の事例について少し。［事例6］はこの文脈ではちょっと極端な事例かもしれないし，少し無理がある。事例にどういう要素が加わるかでかなり印象も違ってしまうので，基本的な考え方の補助線になるくらいに受けとってほしい。

Prologueで示した選択肢

❶ 苦しい時だけ鎮静薬（睡眠薬）を投与する。➡ 間欠的鎮静

❷ 鎮静薬を少量から開始して，苦痛が取れるまで増量する（うとうとしているくらいで苦痛が取れたら，それ以上増量しない）。➡ 調節型鎮静

❸ 鎮静薬を深い鎮静になるように持続投与する。日に2回程度鎮静の深さが適切かを見直し，場合によっては浅くする。➡ 持続的深い鎮静

❹ 鎮静薬を深い鎮静になるように投与し，死亡まで維持する。➡ CDSUD

| 表 | 鎮静を選択肢として持つか，持たないか

	❶間欠的鎮静	❷調節型鎮静	❸持続的深い鎮静	❹CDSUD
死亡直前期				
事例1 **身体的苦痛** 生命に直結する低酸素血症による呼吸困難	○	○*1	×／○*3	×
事例2 **身体的苦痛に合併した精神的苦痛** 生命に直結する低酸素血症による呼吸困難と強い不安	○	○*2	×／○*3	×
事例3 **精神的苦痛（身体的苦痛は伴わない）** 強い不安。意識が混濁している。	○	×／○*1	×／○*3	×
事例4 **これから生じる苦痛の予防** 今は苦しくないが，将来の呼吸困難の予防のために眠りたいと希望している	×	×	×	×
生命予後が2〜3週間以上				
事例5 **身体的苦痛** 緩和不十分な難治性疼痛	○	△*4／○*5	×	×
事例6 **精神疾患による精神的苦痛** 治療の効果がないうつ病	○	×／○*5	×	×
事例7 **精神疾患ではない精神的苦痛** うつ病ではない実存的苦痛	△*6	×	×	×

／：保守的な立場／国内でとりうる最大限の立場
＊1：症状に薬効のある鎮静薬を優先
＊2：身体的苦痛に対する鎮静とみなす
＊3：調節型鎮静では緩和が得られないと判断した場合
＊4：症状に薬効のある鎮静薬のみ，生命予後を短縮しない範囲
＊5：症状に薬効のある鎮静薬を優先，深い鎮静になる場合は相当の根拠を準備
＊6：回復目的のみ

欧文

A

advance directive（AD）27, 68
advance euthanasia directives 67
analgesia nociception index（ANI）146
autonomy 167

B

best interest 192
BISモニター 144

C

canons of therapy 212
Chantal Sébire事例 26, 35, 69
Claeys-Léonetti法 14, 24, **27**, 29, 69
connected unconsciousness 14
continuous deep sedation（CDS）10, 53, 83
continuous deep sedation until death（CDSUD）10, 27, 29, 123, 124, 128, 222, 232
continuous use of sedatives（CUS）17, 40
control profile 31

D

death with dignity act（death with dignity）67
deep and continuous palliative sedation in the imminent of death 59
deep sedation with a chance of cessation 124
Dignitas 69
Dignity in Dying 69, 71
disconnected consciousness 142
disconnectedness 142

E

euthanasia 66
existential distress 168
existential suffering 166, 168
——, 定義 170

F

French exception 29
fundamental right 58

G

Ghent大学 140
good death 17, 46

H

Hemlock Society 74

Hervé Pierra事例 26, 30, 34

I, K

integrated palliative care outcome scale（IPOS）123
intolerable suffering 189
Kurtosis 41

L

last resortとしての鎮静 14, 18, 20, 28, 34, 194
Léonetti・Sicard合同提案 27
Léonetti法 25
Liverpool care pathway 52
locked-in症候群 140

M

matched cohort 109
medical assistance in dying（MAID）66, 232
medical fact 47
mental anguish 49
mind-body dualism 165

N

Nancy Cruzan事例 67
natural death 215
near death experience（NDE）149
necessity 179
normal medical act 180
normalizing the dying process 149

O

overtreatment 150
overuse 220

P, Q

palliative performance scale（PPS）110
palliative prognosis score（PaP score）111
palliative prognostic index（PPI）111
palliative sedation 10, 178
palliative sedation therapy 10
palliative sedation to unconsciousness（PSU）120
performance status（PS）32, 111
physician-assisted suicide（PAS）67
PiPs尺度 191
potentially to unconsciousness 178
prepotency score 109
principle medical act 181
principle of autonomy 198
principle of justice/equality 198
principle of beneficence 198
principle of non maleficence 198

proportional palliative sedation（PPS） 120
proportional sedation 124
proportional use 9, 51, 61
proportional use of sedatives 126, 222
Quill TE 72, **73**, 120, 136, 178, 205

R

Ramsay score 145
rapid proportional sedation 124, 127
refractory suffering 11
respite sedation 159, 172
restlessness 90
Richmond agitation-sedation scale（RASS） 125, 127, 143

S

Saunders C 51
slippery slope 72, 75
slow euthanasia 10, 13, 20, 60
St. Christopher's Hospice 9, 50, 113, 114
suffering論 166
Sulmasy DP 168, 210
support team assessment schedule（STAS） 123, 125, 127
Sykes N 50

T

terminal sedation 10
terminal spreading depolarization 148
Twycross R 29, 51, 130, 172

U

UNBIASED study 51, 121, 169
unconsciousness 53, 140, 142
undertreatment 150
underuse 220
unresponsiveness 140
use of sedatives 47, 48, 50, 60

V

Ventafridda V 8, 29, 53
Vincent Humbert事例 24, 28
Vincent Lambert事例 28
voluntary stopping eating and drinking（VSED） 178
Vrije大学 72, 140

W

WAV値 146
WHO方式がん疼痛治療法 8
withholding or withdrawal life-supporting treatment 67

和文

あ

アドバンス・ディレクティブ 27, 68
安寧緩和医療条例 68
安楽死 10, 14, 20, 154, 178, 185, 224, 232
　——，オランダ 13, 69
　——，ベルギー 72
　——と鎮静の区別 32, 60
　——の希望 31, 35, 76
　——の合法化 13, 19, 66, 68, 71, 76
　——の合法化，オランダ 66
　——の代替手段としての鎮静 32, 36, 76, 232
　——の定義 66
　——の定義，国内法 185
　——の要求 155

い

医学治療の大原則 212
意識 140
　——，死亡直前の 148
　——，鎮静中の 140
　——，麻酔学における 142
　——がない 53, 140
　——と苦痛の関係 144
　——の重要性 213
意識低下，意図 45, 47, 51, 53, 61, 205
意思決定 60, 96
医師による自殺幇助 67, 178
　——の定義 66
意図
　——，意識低下 45, 47, 51, 53, 205
　——，生命予後の短縮 201
　——，鎮静の 12, 45, 129, 200, 216
　——と予見の区別 200
　——のあいまいさ 200
命は最大の法益 188
違法性阻却事由 184
意味のなさ 156, 168, 170

う

ヴァンサン・アンベール事例 24, 28
ヴァンサン・ランベール事例 28
うつ病 169, 231

え，お

英米法 180
エルヴェ・ピエール事例 26, 30, 34
オランダ，安楽死 13, 69

か

ガイドライン，鎮静 11
下顎呼吸 149
加重平均 108
川崎協同病院事件 71
がん患者の治療抵抗性の苦痛と鎮静に関する基本的な考
　え方の手引き 82, 121, 208
間欠的鎮静 159, 170, 172, 222
患者の希望，鎮静 16, 51, 191, 231
患者の権利法 24
患者の根本的な権利 58
患者の同意 60
間接的安楽死 48, 185, 186, 194, 225
　──の4要件 189
緩和ケア専門医 40
緩和困難な苦痛の生じる頻度 93
緩和的鎮静 10
緩和できない苦痛 75

き

希死念慮 154
業務上過失致死罪 183
共約不可能 207
緊急避難 179, 183, **184**

く

苦痛，鎮静中の 140
苦痛緩和のための鎮静 10
苦痛緩和のための深い鎮静 178
苦痛に相応な鎮静薬の使用 48
苦痛の他者了解性 12
クラスター分析 156
クレス・レオネッティ法 14, 24, **27**, 29, 69
クロルプロマジン，せん妄 95, 126, 212, 226

け

傾向スコアマッチング 109
経口摂取の停止 178
経口摂取量，鎮静 113
刑法 180
倦怠感 90, 156

こ

構成要件 181
呼吸困難 90
好ましくない効果 204

さ，し

殺人罪 182

ジアゼパム，不安 48
死期の切迫 190
自己決定 167
自殺幇助 224, 232
　──，スイス 69
　──，ドイツ 70
　──の希望 35
　──の合法化 19, 66, 68, 71, 76
　──の代替手段としての鎮静 36, 76
事前指示（書） 27, 68
死前喘鳴 232
自然な最期 215
持続鎮静，フランス 29, 33
持続鎮静法 24, 27, 69
持続的に鎮静薬を投与する時の意図 43, 45
持続的深い鎮静 10, 53, 83, 124, 126, 222, 226
　──，ガイドラインの定義 122
　──，精神的苦痛に対する 158
　──に関する声明，イタリア 58
　──の実施率 15
実存的苦痛 15, 31, 166, 168, 170, 232
　──の定義 170
質的研究 51, 162
死ぬ権利 19, 27
死の過程のノーマリゼーション 149
死亡直前期
　──の持続的深い鎮静 59
　──の身体的苦痛 1
　──の精神的苦痛 2
　──の鎮静 221
死亡直前の精神的苦悩 49
死亡まで継続する（させる）持続深い鎮静 10, 27, 29, 123,
　124, 128, 222, 232
社会的望ましさバイアス 14
シャンタル・セビル事例 26, 35, 69
終末期拡延性脱分極 148
終末期法 25
主観的体験 143
純粋安楽死 186
消極的安楽死 67
使用薬剤，鎮静 52, 53, 62, 94
自律性原則 198
心身二元論 165, 189
人生の最終段階における医療・ケアの決定プロセスに関す
　るガイドライン 180, 192, 194
迅速な調節型鎮静 124, 126
身体的苦痛と精神的苦痛の区別 18, 48, 53, 59, 156, 169,
　189, 228
心拍変動 146

す

スイス安楽死ツアー 69
推定意思 191

スピリチュアルペイン 166
　——の定義 170
滑り坂 72

せ

正義・公正原則 198
精神疾患ではない精神的苦痛 5
精神疾患による精神的苦痛 4
精神的苦痛
　——，医師の賛否 163
　——，概念的分類 168
　——，法学での扱い 189
　——に対する鎮静 13, 14, 17, 19, 41, 53, 59, 91, **154**, 194
　——の扱い，ガイドライン 160
正当業務 180, 183, **184**, 229
正当防衛 183
成文法 180
生命予後 13
　——，生理学的機序 116
　——数週以上の鎮静 3, 41
　——の短縮 14, 46, 53, 72, **104**, 115, 182, 192
　——の短縮，意図 201
　——への影響，鎮静 104
生命倫理の4原則 198
積極的安楽死 71
尖度 41
セントクリストファーズホスピス 9, 50, 113, 114
せん妄 90

そ

相応性 167
　——の評価尺度 209
相応性原則 180, 205, **206**, 261
尊厳死協会 73
尊厳死法 58

た

大陸法 180
耐えがたい苦痛 53, 188, 189
　——の定義 12
耐えがたい精神的苦痛 154
他者了解性，苦痛 12
脱水，鎮静による 115

ち

調節型鎮静 51, 124, 141, 212, 222
　——，ガイドラインの定義 122
治療中止 14, 19, 27, 178
　——後の苦痛 33
　——と同時に行う鎮静 29, 36
　——に伴う予防鎮静 28, 30

治療抵抗性の苦痛 11
治療抵抗性の判断 166
治療の差し控え・中止 67, 68
　——の合法化 68
　——の定義 66
治療レジメン 120
鎮静
　——，家族の体験 134
　——，患者の希望 16, 51, 191, 231
　——，患者の選択 136
　——，使用薬剤 52, 53, 62, 94
　——，適切さを表す尺度 209
　——，不適切さを表す尺度 209
　——，法律上の議論 178
　——，予防的 3, 14, 19, 28, 232
　——が生命予後に与える影響 104
　——と安楽死とのグレーゾーン 14, 232
　——と安楽死の区別 46
　——に関する声明，イタリア 58
　——に関連した死亡 115
　——の意図 12, 45, 129, 200, 216
　——のガイドライン 11
　——の苦痛 140
　——の効果，系統的レビュー 96
　——の対象症状 15, 31, 90, 91
　——の中止 29
　——の定義，イタリア 53
　——の適応の拡張 19
　——の適切さ，患者・家族の思い 164
　——の頻度 83, 88
　——のプロトコール化 120
　——の法制度化，フランス 25
　——の有効率 96
　——前の患者の状態 105
　——を受けた患者の観察 114
　——を求める権利 45
鎮静研究，イタリア 53
鎮静作用のある薬剤 50
鎮静前の患者の状態 105
鎮静薬，症状緩和目的 48
鎮静薬の持続投与 17, 40
　——，適切さ 41, 42

つ，て

通常の医療行為 180
適用されない法律 26

と

ドイツ法 180
同意殺人罪 183
東海大学安楽死事件 70
トータルペイン 60, 165, 225, 228

な

亡くなる直前の体験　149
ナンシー・クルーザン事例　67

に

二重効果　167, 210
　――による鎮静　210
　――の原則　25, 35, 47, 50, 179, 181, **199**, 205, 213, 216, 226
　――の原則に対する反論　200
人間らしさ　214

ね，の

眠ったように最期を迎える　46, 58
脳幹機能の抑制　116
望ましい最期　46

は

ハロペリドール，制吐　48
ハロペリドール，投与量　50
反応がない　140
判例法　180

ひ，ふ

必要性　179
フェノバルビタール，浅い鎮静　215
フランスの例外　29
プロセスガイドライン　180
プロトコール化，鎮静　120, 131

ま，み，む

マッチドコホート　109
眉間のしわ　143, 148
ミダゾラム
　――，抗けいれん作用　34
　――，呼吸困難　49, 226
　――，在宅　33
　――，投与量　9, 32, 50, 96
　――，不安　211, 226
看取りのパス　52
身の置き所のなさ　90
未必の故意　179, 182, 203
無加害原則　198

や，ゆ

薬効，苦痛に対する　210, 212, 226, 228, 231
有害事象，鎮静薬の投与による　114
輸液中止　13

よ

与益原則　198
与益・無危害原則　167
予後予測　190
予防鎮静，治療中止に伴う　28, 30
予防的鎮静　3, 14, 19, 28, 232

ら，り

ランダム化試験　105
臨死体験　149

れ

レオネッティ・シカール合同提案　27
レオネッティ法　25
レオネッティ報告　26
レスパイト・セデーション　159, 172
レボメプロマジン，せん妄　49, 95, 126
レボメプロマジン，投与量　50